AF715840

Mike Mandl

DIE FÜNF ELEMENTE

Das beliebte chinesische Analogie-System verstehen

MIKE MANDL

DIE FÜNF ELEMENTE

DAS BELIEBTE CHINESISCHE ANALOGIE-SYSTEM VERSTEHEN

BACOPA VERLAG

Haftung: Alle Angaben in diesem Buch sind nach bestem wissenschaftlichen Können des Autors gemacht. Weder der Verfasser noch der Verlag können für Angaben über Dosis und Wirkung Gewähr übernehmen. Es bleibt in der alleinigen Verantwortung des Lesers, diese Angaben einer eigenen Prüfung zu unterziehen. Auf die geltenden gesetzlichen Bestimmungen wird ausdrücklich hingewiesen.

Alle Rechte, insbesondere die des Nachdrucks, der Übersetzung, des Vortrags, der Radio- und Fernsehsendung und der Verfilmung sowie jeder Art der fotomechanischen Wiedergabe, der Telefonübertragung und der Speicherung in Datenverarbeitungsanlagen und Verwendung in Computerprogrammen, auch auszugsweise, vorbehalten.

© BACOPA Handels- & Kulturges.m.b.H., BACOPA Verlag
Waidern 42, 4521 Schiedlberg/Österreich
e-Mail: office@bacopa.at, verlag@bacopa.at
www.bacopa.at

ISBN 9783903071988
3. Auflage, 2022

Printed in the European Union

„Wer andere kennt, ist klug.
Wer sich selbst kennt, ist weise.
Wer andere besiegt, hat Kraft.
Wer sich selber besiegt, ist stark.
Wer sich durchsetzt, hat Willen.
Wer sich genügen läßt, ist reich.
Wer seinen Platz nicht verliert, hat Dauer.
Wer auch im Tode nicht untergeht, der lebt."

Laotse, Tao Te King

Danke an meine Familie:
Linde, Klaus, Andrea, Kirsten, Malia, Phoenix, Ronja

Danke die Lehrer, die mich am meisten beeinflusst haben:
Tomas Nelissen, Claude Diolosa

Danke an meine Wegefährt/inn/en:
Gemeinsamkeit verbindet

Danke an meine Klient/inn/en und Student/inn/en:
Sie ermöglichen mir das zu tun, was ich vom Herzen liebe.
Sie machen die Materie lebendig und beweisen Tag für Tag, was für eine Kraft,
Tiefe und Wahrheit sich in der Traditionellen Chinesischen Medizin verbirgt.

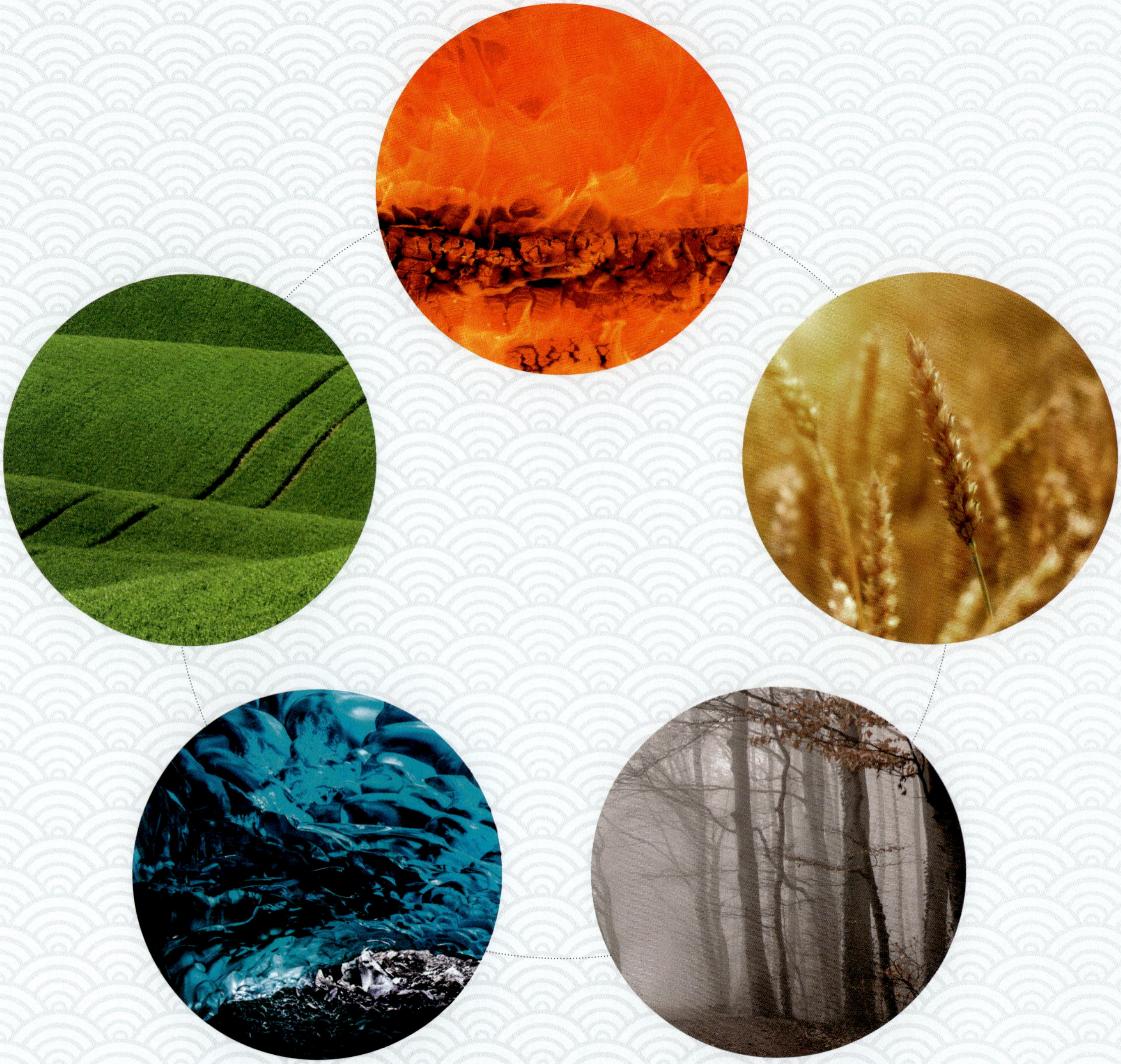

INHALT

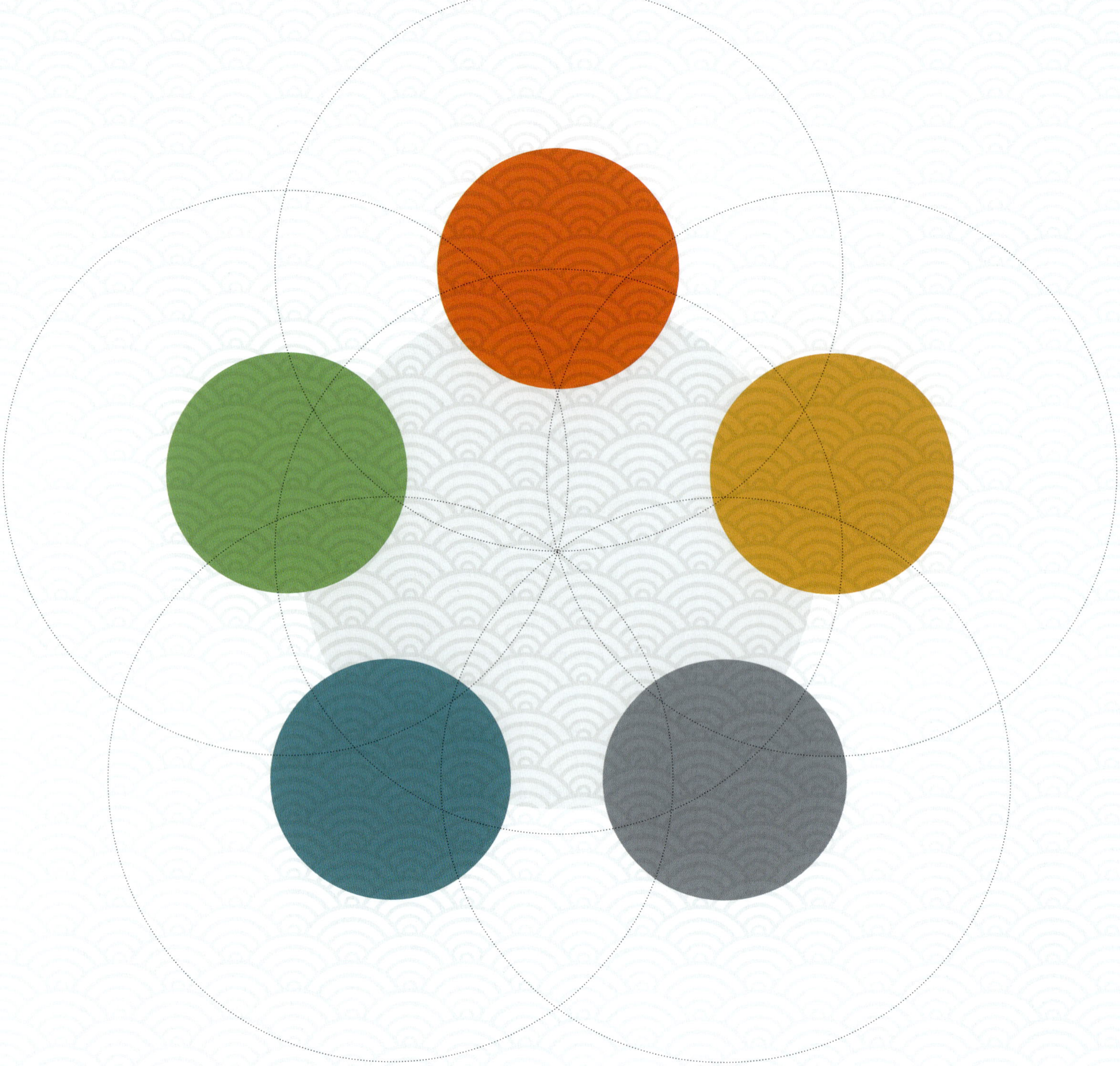

DIE WELT DER FÜNF ELEMENTE

Die Welt der Fünf Elemente lädt Sie herzlich ein...

...zu verstehen: Was haben der Frühling, die Leber und die Morgendämmerung gemeinsam? Warum beginnt der Herbst eigentlich schon im August? Und wieso sollte man im Winter salzig und im Sommer bitter essen? Das System der Fünf Elemente kann man sich wie eine universelle Betriebsanleitung vorstellen, mit der man die vielfältigen Herausforderungen des Lebens leichter meistern kann. mit der man die vielfältigen Herausforderungen des Lebens leichter meistern kann. Der Schlüssel ist ein auf Zusammenhänge basierendes Verständnis. Kein System ist so schlüssig, nachvollziehbar und lebendig wie diese alte chinesische Philosophie. Sie lässt sich im Alltag erfahren und bestätigen. Dafür ist sie auch gedacht, diese Betriebsanleitung: Für den Alltag. Eine Übereinstimmung mit sich und der Umwelt ist das Ziel. Das führt zu mehr Gelassenheit und Ruhe. Aber auch zu mehr Vitalität und Lebensfreude.

...zu erforschen: Im modernen Leben folgen wir hauptsächlich Regeln und Gesetzen, die wir oder die Gesellschaft erschaffen haben. Diese Regeln machen Sinn: Sie ermöglichen ein harmonisches Zusammenleben. Unabhängig davon gibt es natürliche Ordnungsprinzipien. Von diesen haben wir uns entfernt. Wir leben nicht mehr in Übereinstimmung mit den Rhythmen und Zyklen der Natur. Um diesen Zugang wieder zu finden, muss man sich lediglich auf eine Entdeckungsreise begeben. Denn die auf natürlichen Ordnungsprinzipien basierenden Rhythmen und Zyklen spiegeln sich in den meisten Prozessen, die unseren Alltag ausmachen. Jede Beziehung hat ihren Frühling, ihren Sommer, ihren Herbst und ihren Winter. Das trifft auch auf die großen Lebensabschnitte zu. Auf den beruflichen Werdegang. Auf Projekte. Auf Visionen. Alles hat seine Zeit und jede Phase hat ihre spezifische Charakteristik. Erkennt man diese, dann kann ein spannender Lern- und Erkenntnisprozess einsetzen, der uns vor allem auch wachsen lässt.

...zu wachsen: Wachstum passiert von selber, wenn sich eine Pflanze am idealen Standort befindet und ausreichend Licht und Wasser bekommt. Wo ist unser perfekter Standort im Leben? Wie viel Sonne brauchen wir? Wie viel Wasser? Welche Form von Nährstoffen und in welcher Dosis? Das ist individuell und muss immer wieder neu betrachtet und angepasst werden. Es gibt kein Einheitskonzept, welches alle Menschen gleich zum Blühen bringt. Das System der Fünf Elemente ist wie ein Baukasten. Man kann ihm genau die Steine entnehmen, die man gerade braucht. Ob ein Bezug auf die Ernährung, das Management der Emotionen oder den geistigen Fokus. Natürlich: Auf der Grundlage einer klaren Standortbestimmung. Auch diese ist mit Hilfe der Fünf Elemente möglich...

In diesem Sinne lade ich Sie herzlich ein, mit mir die Welt der Fünf Elemente zu betreten.

Was Sie erwarten dürfen...

Es gibt viele Bücher über die Fünf Elemente. Dieses Buch hat es sich zum Ziel gesetzt, die Analogien und Zusammenhänge in den Mittelpunkt zu stellen. Als Leitfaden dienen die Jahreszeiten. Jede Jahreszeit hat eine bestimmte Charakteristik. Bei diesen Qualitäten handelt es sich um archetypische Grundenergien. Es besteht eine Analogie zwischen dem Frühling im Kreislauf der Jahreszeiten und dem Frühling im Leben, der Kindheit, in der ebenfalls alles auf Wachstum und Entfaltung ausgerichtet ist. Das Buch nimmt Sie mit auf eine Reise durch die Jahreszeiten und die korrespondierenden Qualitäten in unserem Leben. Derart will es eine Inspiration für Laien wie für Therapeut*innen sein.
Mike Mandl

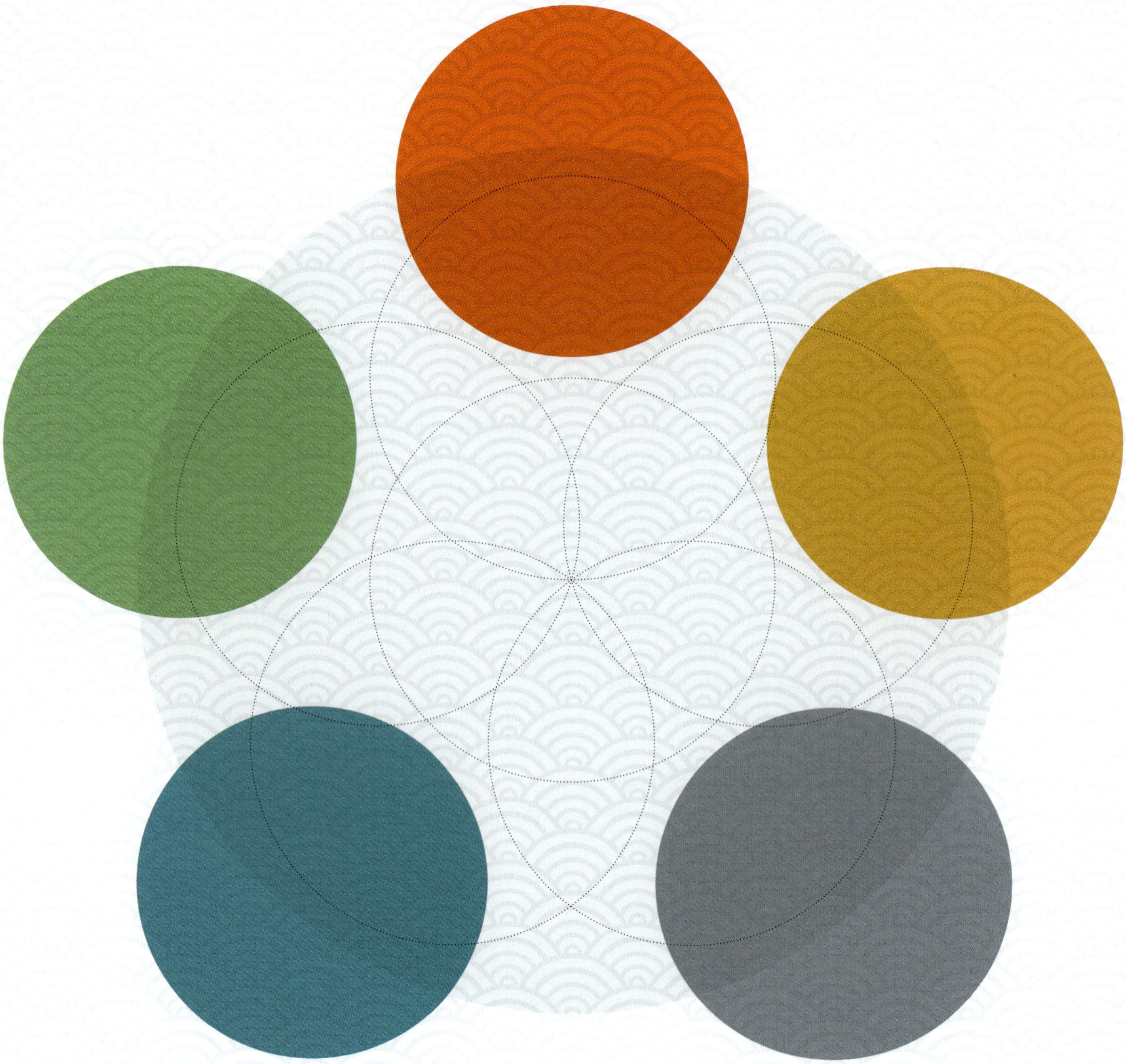

DIE FÜNF ELEMENTE - EIN ANALOGIE-SYSTEM

Beobachtet man die Natur im Herbst, lässt sich feststellen, dass sich die Ressourcen im großen Stil von außen nach innen verlagern. Die Blätter der Bäume werden welk und beginnen abzufallen. Die Wiesen werden dürr und braun. Rückzug ist die Devise. Ein Sammeln der Kraft in den Wurzeln. Was an der Peripherie passiert, verliert an Bedeutung. Befinden wir uns im Herbst des Lebens, dann beginnen wir ebenfalls zu welken. Die Haut wird trocken und faltig, die Haare verlieren an Fülle und Lebendigkeit. Die nach außen gerichteten Sinnesorgane büßen an Schärfe ein. Es findet ein sanfter Rückzug statt, ein Sammeln der Kraft im Inneren. Ist eine partnerschaftliche Beziehung in ihrem Herbst angelangt, dann schrumpfen die Fäden der Verbindung, das Herz kühlt aus. Man besinnt sich auf sich selbst. Die Kommunikation ist spärlich. Der Fokus verlagert sich auf die eigene Person. Der Frühling mit seinen Blüten und Schmetterlingen in der Luft ist vorbei. Rückzug, nach innen gehen, eine verminderte Aktivität im Außen: Das alles kann als eine Grundqualität gesehen werden. Es ist Herbst, auf allen Ebenen. Es gibt auch Gefühle, die einen derartigen Prozess auslösen. Trauer initiiert eine Abkehr vom gesellschaftlichen Leben, um sich neu orientieren zu können. Und dann gibt es Menschen, die vom Charakter her sehr introvertiert sind, die wenig von sich zeigen, die sich mit karger Körpersprache und schwacher Stimme ausdrücken, still und leise, wie ein Baum im Herbst. Es gibt also Analogien im Leben.

EINE FRAGE DES GLEICHGEWICHTS

Diese Analogien systematisch zu erfassen ist ein Bedürfnis, das in mehr oder weniger allen Kulturen zum Ausdruck gebracht wurde: Mit Analogie-Systemen. Diese Systeme sollen eine Hilfestellung bieten, das Leben besser ordnen und verstehen zu können. Analogie-Systeme gehen davon aus, dass es bestimmte Grundqualitäten gibt. Alle materiellen, psychischen, emotionalen und geistigen Prozesse entwickeln sich, so unterschiedlich ihre Ausprägungen auch sein mögen, entsprechend der Charakteristik dieser Grundqualitäten. Darin liegt eine tiefe Wahrheit verborgen, die für unser kompliziert gewordenes Leben sehr bereichernd sein kann. Warum? Ganz unabhängig von den Schwerpunkten unterschiedlicher Analogie-Systeme, in einem Aspekt sind alle einer Meinung: Es geht um ein fruchtbares Gleichgewicht. Es geht um eine harmonische Balance zwischen den Grundqualitäten. Diese Balance ist die Basis für natürliche Gesundheit, für Wohlbefinden auf allen Ebenen. Kippt diese Balance, dann können Probleme entstehen.

Viele Probleme, mit denen wir zurzeit gesellschaftlich wie global konfrontiert werden, sind das Resultat eines solchen Ungleichgewichts. Eine Grundqualität ist zu dominant geworden, hat die anderen an den Rand gedrängt. Unser Zeitgeist unterliegt einer Frühlingsdiktatur. Alles muss wachsen, rund um die Uhr. Die Wirtschaft, das

Einkommen, das Ansehen, der Wohlstand, der Bildungsstatus, die Flugmeilen, die Pferdestärken, die Garderobe, der Lebensradius, der Horizont. Wer nicht mitmacht, ist raus aus dem Spiel. Aber was passiert mit einem Jahr, in dem es nur den Frühling gibt? Die Natur wird sich dabei ganz schön verausgaben. Sie wird ihre Ressourcen verbrauchen. Irgendwann wird sie mürbe. Irgendwann geht nichts mehr. Ausgelaugt.

Ist es nicht so: In der Wirtschaft leidet zumindest schon einmal das Finanzsystem unter der Idee des permanenten Frühlings. Es ist hochgewachsen. Darunter gibt es keinen Boden mehr. Jahr für Jahr muss dieser, schwindelerregende in den Himmel geschossene, Baum mal da, mal dort gestützt werden, damit er bloß nicht kippt und uns mit seiner Last erschlägt. Weiters: Der Erde, der wir begierig all ihre Schätze entreißen, geht es nicht unähnlich. Einst blühende Ökosysteme haben so oft und so lange und so intensiv Frühling für uns spielen müssen, dass sie einfach nicht mehr können. Zurück bleibt lebloser Boden und lebloses Wasser. Schaut es in unserem Innenleben denn wirklich anders aus? In unserer Burnout-Gesellschaft, die immer mehr will, obwohl sie eigentlich schon alles hat? Bräuchten wir nicht öfters auch einmal einen Herbst der Besinnung? Einen Winter der Ruhe? Das sind Aspekte, die wir von Analogie-Systemen lernen können. Oder: An die sie uns erinnern können. Denn irgendwie wissen wir das ja, legen aber trotzdem eine beharrliche Ignoranz gegenüber derartigen Ansätzen an den Tag. Wir haben ein Gespür für die natürlichen Zyklen und Rhythmen verloren. Es ist Zeit, dieses wieder zu entdecken.

DAS SYSTEM DER WANDLUNGEN

Zurück zu den Fünf Elementen: Das ist eines der ganz großen Analogie-Systeme der chinesischen Kultur. Dessen Ursprünge sind nicht eindeutig zu eruieren, liegen jedoch über 3.000 Jahre zurück. Fragestellung und Methodik der Fünf Elemente ähneln dem Buch der Wandlungen, dem großen Grundlagenwerk „I Ging“. Das „I Ging“ und die Fünf Elemente wurzeln im geistigen Boden des Taoismus, der davon ausgeht, dass es eine große Einheit gibt, die sich nicht benennen lässt, aber als Ursprung von allen Erscheinungen gesehen werden kann. Unsere und andere Kulturen haben für diese Einheit den Gottesbegriff etabliert. Aus dieser Einheit heraus entstehen zuerst zwei komplementäre Pole: Yin und Yang. Die Interaktion dieser Pole ist wiederum die Grundlage für eine weitere Differenzierung: Die „10.000 Dinge“ entfalten sich. Und mit ihnen die Fünf Elemente.

Im chinesischen werden die Fünf Elemente als Wu Xing bezeichnet. Wu Xing lässt sich vielfach übersetzen: Man spricht von den Fünf Wandlungsphasen, den Fünf Prozessen, den Fünf Agenten, den Fünf Bewegungen oder den Fünf Planenten. Nach chinesischer Vorstellung haben sich nach der Sonne (Yang) und dem Mond (Yin) die fünf Planeten Jupiter, Saturn, Venus, Mars und Merkur entwickelt, die für fünf Grundqualitäten stehen, die sich wiederum in unserer Erde verdichtet haben und sich in einem ständigen Wechselspiel ausdrücken. Eine bildhafte Beschreibung des Schöpfungs- oder Entstehungsprozesses.
Im Westen hat sich die Übersetzung Fünf Elemente durchgesetzt, wohl auch, um den eigenen philosophischen Wurzeln Respekt zu zollen. In der griechischen Antike erlebte die Vier Elemente Lehre ihre Blüte. Man sprach von Luft, Feuer, Wasser und Erde, teilweise auch von Äther, der Quintessenz als fünftes Element. In den Grundzügen

ist dieses System dem chinesischen sehr ähnlich. Was naheliegend ist: Für das Leben zutreffende Grundqualitäten sollten universeller und nicht kultureller Natur sein und sich geographisch oder zeitlich unabhängig beobachten und bestätigen lassen. Die spezielle Eigenheit des Fünf Elemente Systems liegt darin, dass es sich, im Unterschied zum griechischen System der Vier Elemente, nicht auf „Ursubstanzen" fokussiert, sondern auf das Werden, Wandeln und Vergehen von Grundqualitäten. Daher wurden für dieses Buch bewusst die Jahreszeiten als Leitfaden in den Mittelpunkt gestellt. Anhand dieser können wir den Prozess des Werdens, Wandels und Vergehens leicht nachvollziehen.

DIE ELEMENTE

Die Kategorisierung der Fünf Elemente basiert auf der sogenannten Wirkrichtung. Im chinesischen Denken spricht man von der Wirkrichtung der Energie, von der Wirkrichtung des Qi. Aber man muss sich nicht mit dem Gedanken an eine abstrakte Form von Lebensenergie anfreunden, um in das System der Fünf Elemente einzutauchen. Die Wu Xing sind äußert praxisnah. Man spricht von fünf Grundwirkrichtungen. Wasser fließt entsprechend seiner Natur nach unten. Je tiefer es in den Boden eindringt, desto mehr kühlt es ab. Lebensprozesse, die eine nach unten gehende Wirkrichtung haben, die mit Kälte einhergehen, werden unter der Kategorie Wasser-Element zusammengefasst. Dazu zählt der Winter, wo sich alles Lebendige in die Erde verkriecht, um sich vor der den klammen Fingern des Frostes zu schützen. Feuer steigt auf und bringt Hitze mit sich. Das Feuer-Element ist das Element des Sommers. Holz wächst, dehnt sich aus, ist in lebendigem Zustand flexibel. Es hat eine expansive Charakteristik. Das sind Qualitäten, die man primär im Frühling findet, der Zeit des Holz-Elements. Metalle sind von ihrer Eigenschaft wiederum sehr dicht, Ausdruck einer sich zusammenziehenden Energie. Das passt zum Herbst, der dem Metall-Element zugeordnet wird. Und die Erde? Die ist stabil, die bewegt sich nicht. Dafür bringt sie die Früchte hervor, die uns alle ernähren. Das Erd-Element ist die Zeit der Ernte.

Diese Elemente hängen zusammen. Sie befinden sich in einem ständigen Wechselspiel. Wasser ernährt das Holz. Holz verbrennt zu Feuer. Die fruchtbare Asche düngt die Erde. In der Tiefe einer fruchtbaren Erde bilden sich Metalle. Metalle, zu denen auch Mineralien zählen, machen das Wasser lebendig. Das ist der Kreislauf der Elemente. Es handelt sich dabei um ein Erklärungsmodell der Realität, aber nicht um die Realität selbst. Diese erfahren wir immer noch am besten mit allen Sinnen und einem wachen Geist.

WAS WIR LERNEN KÖNNEN

Was wir vom System der Fünf Elemente lernen können: Dass sich das Leben zyklisch entfaltet. Dass dieser Prozess entsprechend bestimmter Qualität passiert. Dass es Sinn macht, die Eigenheiten der jeweiligen Phasen zu erkennen, sie anzunehmen und mit „ihnen zu gehen", anstatt sich gegen sie zu stemmen. Das ist die Grundidee des Taoismus: Ein Leben im Einklang mit sich selbst. Ein Leben im Einklang mit der Umgebung. Das geht auch mitten in der Stadt. Das geht auch im Spannungsfeld zwischen beruflicher und familiärer Herausforderung. Es braucht nur eine kleine Bedienungsanleitung dafür. Die ist nicht kompliziert. Die ist logisch und nachvollziehbar. Oder würden Sie mitten im Winter in den Garten gehen, um die sich unter einer dicken Schneedecke befindliche Wiese zu düngen? Würden Sie im Hochsommer die Wasserleitungen abdrehen und frostsicher machen? Würden Sie im Herbst den Gemüsegarten bepflanzen? Würden Sie im Frühjahr die Obstbäume zurückschneiden? Natürlich. Das würden Sie alles nicht tun. Leider agieren wir im Leben aber oft genauso. In Bezug auf Ernährung, in Bezug auf das Verhalten in bestimmten Lebensphasen, in Bezug auf unseren geistigen Fokus. Wir agieren an den Anforderungen der Umwelt und unseren eigentlichen Bedürfnissen vorbei. Hier kann das System der Fünf Elemente für Einsicht und Verstehen sorgen. Von daher: Lesen Sie sich ein. Probieren Sie es aus. Sie werden überrascht sein, wie nachvollziehbar sich die Fünf Elemente im Alltag zeigen...

DIE BETRIEBSANLEITUNG

Ziel des Buches ist es, die Grundqualität eines jeden Elements nachvollziehbar zu machen. Der Einstieg in das jeweilige Element erfolgt über die ihm zugeordnete Jahreszeit.

Jahreszeit

Jede Jahreszeit steht für eine Grundqualität. Im Frühling geht es um das Wachstum. Im Sommer um die Blüte. Im Spätsommer um die Reife. Im Herbst um den Rückzug. Im Winter um Bewahren und Ruhen. Diese Grundqualitäten werden zu den entsprechenden Jahreszeiten auch in uns besonders lebendig. Passen wir uns dem Rhythmus der Natur an, unterstützt dieser unser Tun. Im Frühling macht es Sinn, aktiv zu sein, Neues zu beginnen, sich zu bewegen, selber zu wachsen. Im Sommer sollten wir es uns gestatten aufzublühen und die Leichtigkeit des Seins zu genießen. Der Spätsommer ist eine Phase des Übergangs. Es gilt sich auf die kargen Zeiten vorzubereiten, die Energiespeicher noch einmal richtig aufzuladen. Ab dem Herbst kann man das Leben ruhiger angehen. Und im Winter ist es förderlich, mehr und länger zu schlafen und sich aus Stresssituationen heraus zu halten. Das alles gelingt natürlich nicht immer. Das Leben fordert seinen Tribut. Die übernommenen Verantwortungen müssen getragen werden. Dieses Tragen fällt leichter, je mehr Energie wir zu Verfügung haben. Mehr Energie gewinnen wir, wenn wir uns mit und nicht gegen die Jahreszeiten bewegen. Zudem kommt: Die Jahreszeiten helfen uns, nicht einseitig zu werden. Wir kommen mit verschiedenen Qualitäten in Kontakt. Wir lassen uns von diesen kitzeln. Leben wir sie aus, fördern wir damit ein Gleichgewicht in unserem System.

Das jeweilige Element im Leben

Alle Jahreszeiten spiegeln sich in unserem Lebenszyklus. Der Kindheit gehört dem Frühling. Dem frühen Erwachsenenalter gehört der Sommer. Die Mitte des Lebens wird durch den Spätsommer repräsentiert. Der Herbst setzt ab den Wechseljahren ein. Und der Winter steht für das hohe Alter. Natürlich kann man sich im Herbst wie ein Frühling verhalten. Warum auch nicht? Aber der Frühling braucht Dynamik und Energie. Ab einem gewissen Alter steht uns nicht mehr so viel davon zu Verfügung. Angepasster wäre es, die Lebenskraft zu schützen und zu bewahren. Umgekehrt ist ein Winter im Sommer auch nicht das Gelbe vom Ei. Oft wird versucht, ausgesparte Entwicklungsphasen nachzuholen. Dann agieren wir mit 50 wie junge Erwachsene. Das ist gut und wichtig. Runder ist die Sache jedoch, wenn ein Zyklus auf den anderen aufbaut. Wenn zuerst der Keller, dann das Haus, dann der Dachstuhl gebaut wird. Das bedeutet nicht, dass es nicht andersrum geht. Aber es benötigt einen höheren Aufwand. Das ist alles.

Die entsprechende Emotion

Emotionen haben einen wichtigen Sinn: Sie unterstützen die Entfaltung des jeweiligen Elements in uns. Sie zeigen an, ob wir möglicherweise in einer Grundqualität fest gefahren sind. Wer immer traurig ist, befindet sich in einem permanenten Herbstzustand. Wer immer aufbrausend ist, den lässt der Frühling nicht mehr los. Bei den Emotionen geht es um ein fließendes Gleichgewicht. Je nach Situation helfen uns Zorn, Freude, Sorge, Trauer und Angst angepasst zu reagieren. Wie die Jahreszeiten drücken sich Emotionen gerne aus. Geben Sie ihnen den entsprechenden Raum. Nur so kann sich die Energie entladen und verändern.

Die entsprechende Farbe

Mit Farben können wir die Grundqualitäten der Elemente in uns stützen und fördern. Farben können anzeigen, mit welchen Elementen wir gar nichts können. Manche lieben rot. Andere hassen rot. Warum? Das System der Fünf Elemente hilft, dies zu verstehen.

Der zugehörige Elementargeist

Unter Elementargeist werden in der Traditionellen Chinesischen Medizin (TCM) artverwandte geistige und emotionale Funktionen zusammengefasst. Die Lehre der Elementargeister ist die Psychologie der TCM. Je nach Lebensphase und individuellem Lebensentwurf, können wir die jeweiligen Qualitäten der Elementargeister bewusst einsetzen, um die Entfaltung eines Elementes zu fördern.

Die zugehörige Geschmacksrichtung

Was wir gerne und oft essen, bindet uns an ein Element. Umgekehrt bestimmt die Dominanz eines bestimmten Elements unsere geschmacklichen Vorlieben. Du bist, was du isst. Wichtig ist, nachvollziehen zu können, welche Auswirkungen sich durch die unterschiedlichen Geschmäcker ergeben. Dass ein Übermaß an Süßem das Erd-Element, also unsere Mitte, ganz schön aus dem Gleichgewicht bringen kann, liegt auf der Hand. Aber wie wirkt sich Saures, Salziges, Bitteres oder Scharfes auf unser System aus? Wie können wir diese Geschmacksrichtungen bewusst einsetzen, um ein bestimmtes Element zu stärken? Um uns besser an die Anforderungen der jeweiligen Jahreszeiten anzupassen?

Das Ziel der Betriebsanleitung

Finden Sie heraus, welche Elemente-Qualität in Ihnen vorherrscht. Hilft Ihnen diese Qualität, Ihr Leben fruchtbar und konstruktiv zu gestalten? Haben Sie das Element im Griff? Oder hat das Element Sie im Griff? Würden Sie vielleicht die Eigenschaften eines anderen Elements benötigen, damit sich ihre Kraft und ihre Wünsche freisetzen können? Wählen Sie die entsprechenden Steine aus dem Baukasten. Und vergessen Sie bitte nicht: Es geht um Wandlungsphasen. Wie im Zyklus der Jahreszeiten. Das Leben ist bunt und vielfältig. Genießen Sie diese Reise.

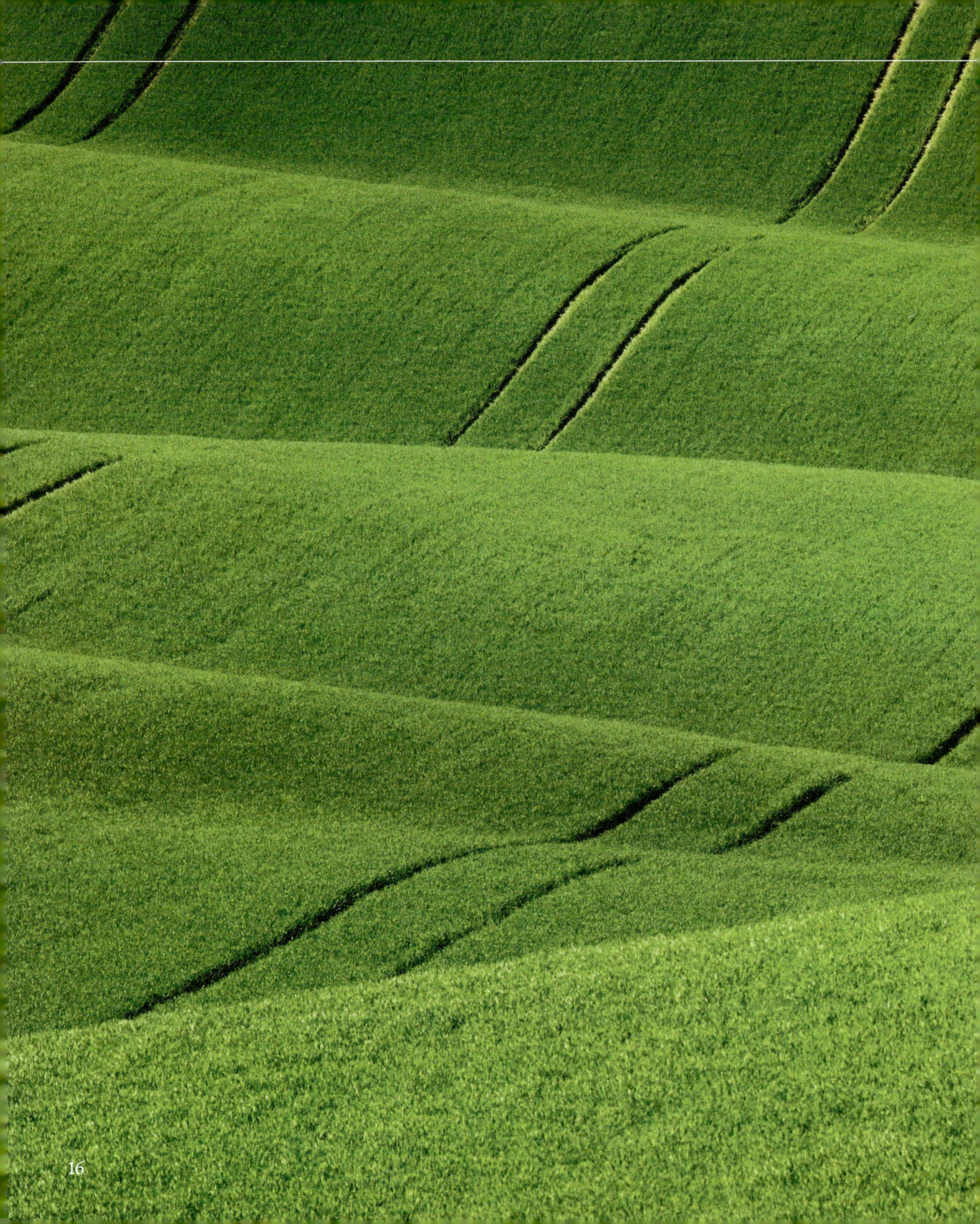

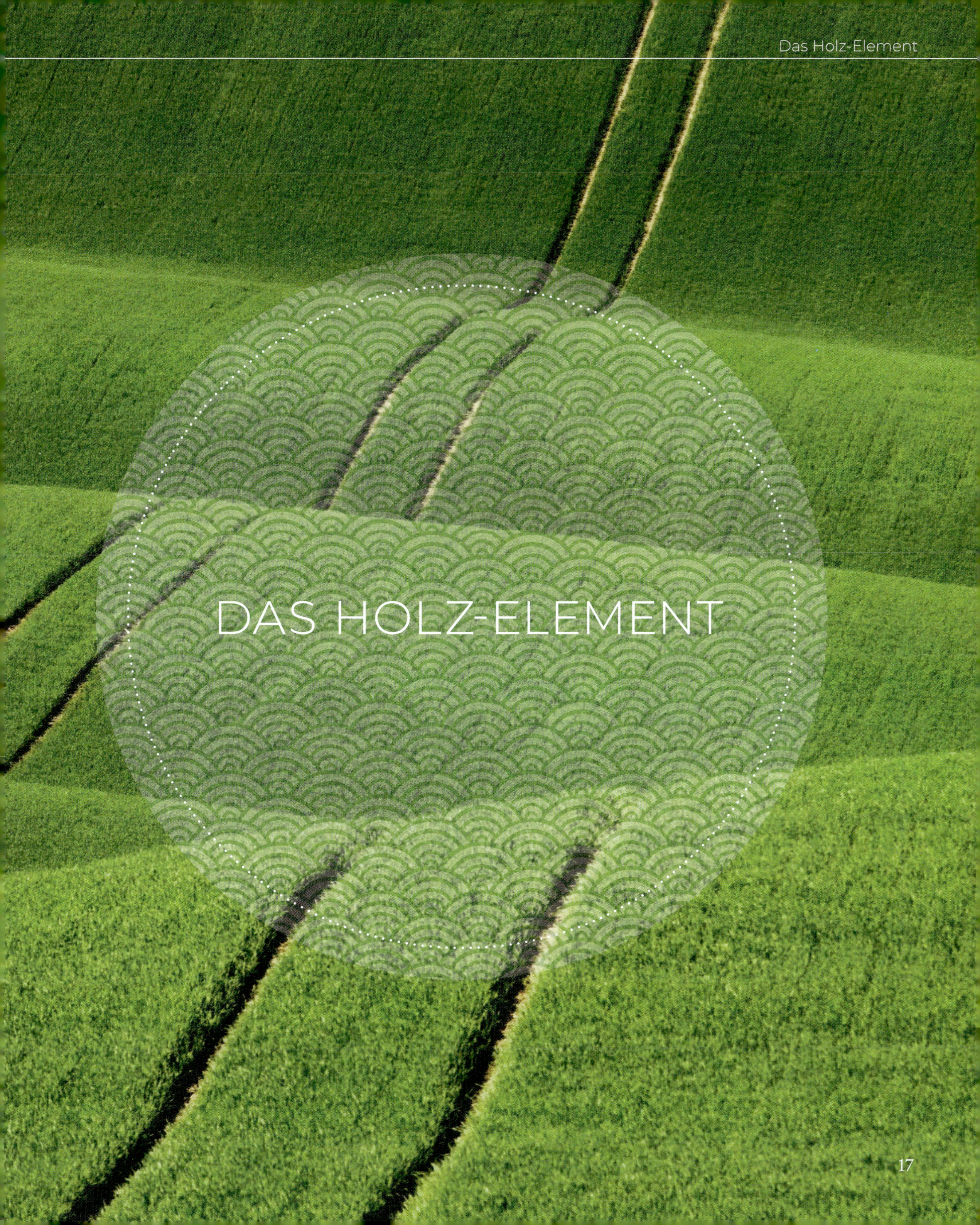

DAS HOLZ-ELEMENT

DAS HOLZ-ELEMENT

Jahreszeit: **Frühling**
Tageszeit: **Morgen**
Lebenszeit: **Kindheit**
Wachstumsphase: **Geburt und Wachstum**
Energetische Wirkrichtung: **Nach oben, expandierend**
Klimatischer Faktor: **Wind**
Himmelsrichtung: **Osten**
Planet: **Jupiter**
Emotion: **Aggression**
Tugend: **Geduld**
Farbe: **Grün**
Elementargeist: **Hun**
Geschmack: **Sauer**
Sinnesorgan: **Augen**
Sinnesfunktion: **Sehen**
Gewebe: **Sehnen**
Körperregion: **Kopf**
Körperflüssigkeit: **Tränenflüssigkeit**
Symptom: **Kopfhweh**
Klang: **Schreiend**
Yin Organ: **Leber (1.00 – 3.00)**
Yang Organ: **Gallenblase (23.00 - 1.00)**
Frage: **Warum**

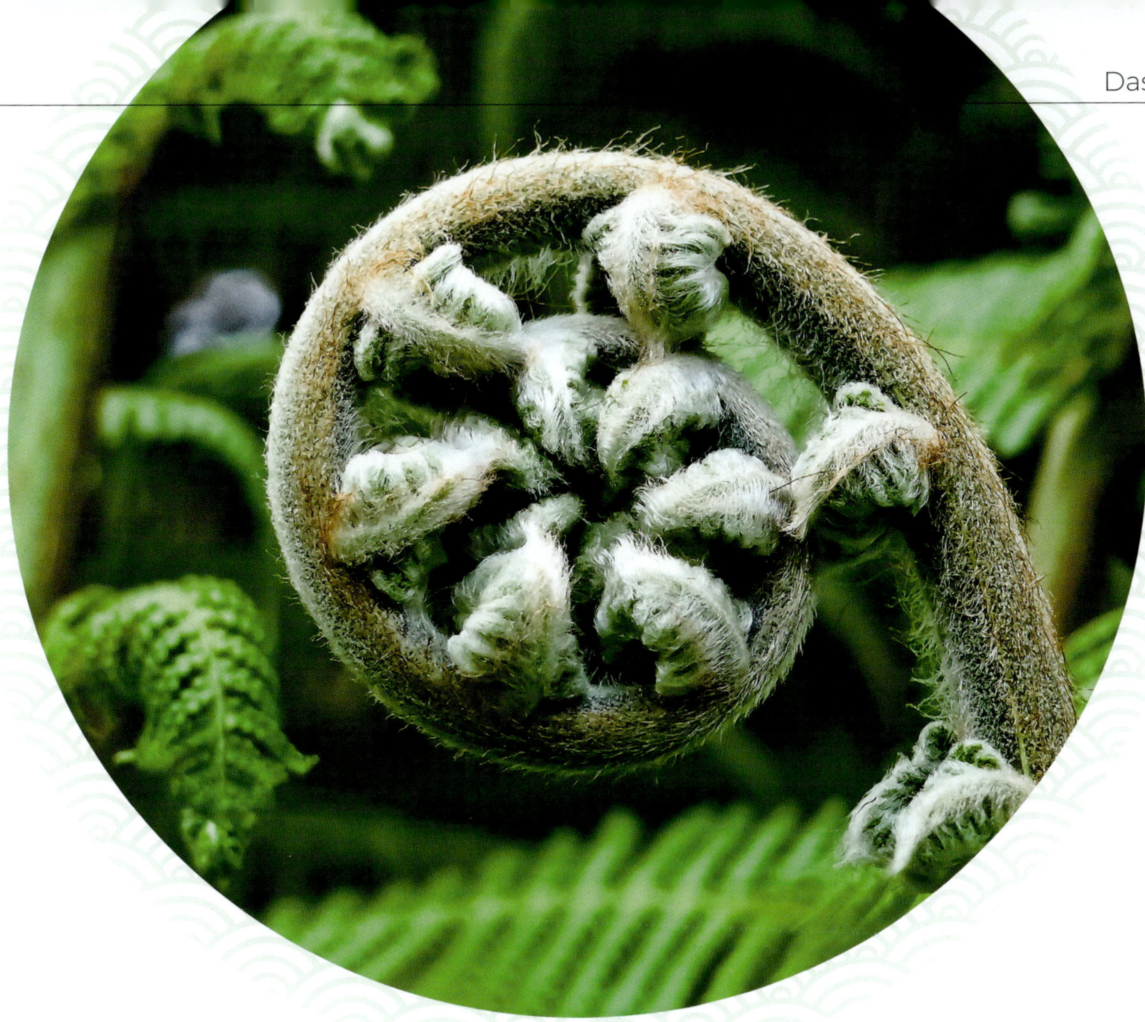

DIE JAHRESZEIT FRÜHLING:

WACHSTUM UND DYNAMIK

Endlich: Geschafft! Das große Aufwachen kann beginnen. Der Frühling ist die Jahreszeit des kleinen Yang. Licht und Wärme haben nun genügend Schwung aufgenommen, um sich gegen das große Yin des Winters zu stellen und es zu vertreiben. Lange Zeit lag die Dunkelheit wie eine jede Lebensregung im Keim erstickende Decke über Land und Leute und nötigte sie zu Ruhe und Stillstand. Jetzt erobert sich das Tageslicht sein angestammtes Territorium zurück. Der immer früher beginnende Morgen verliert sein Grauen. Man hat nicht mehr das Gefühl mitten in der Nacht aufstehen zu müssen. Der später einsetzende Abend treibt einen nach der Arbeit nicht mehr gleich nach Hause in die schützenden vier Wände. In guten Momenten kann untertags sogar das wohl beste aller Gefühle genossen werden: Sanfte Sonnenstrahlen auf der Haut. Sonnenstrahlen, wie eine liebevolle Umarmung, die das Eis in den bis ins Mark ausgekühlten Knochen zu schmelzen vermögen. Sonnenstrahlen, die der Seele und dem Gemüt schmeicheln. Was gefroren war, fängt wieder an zu fließen. Die Lebensgeister beginnen sich nach dem von der Natur verordneten Winterschlaf zu regen. Eine leichte Unruhe macht sich im Inneren und im Äußeren breit: Es herrscht Aufbruchstimmung. Und das ist erst der Anfang!

Dieser Anfang macht sich bereits wesentlich früher bemerkbar als unser klassischer Frühlingsbeginn am 21. März. 40 Tage nach Weihnachten, genau genommen am 2. Februar, wird in unserem Kulturkreis Maria Lichtmess gefeiert. Die Kirche hat sich viele naturkundliche Bräuche

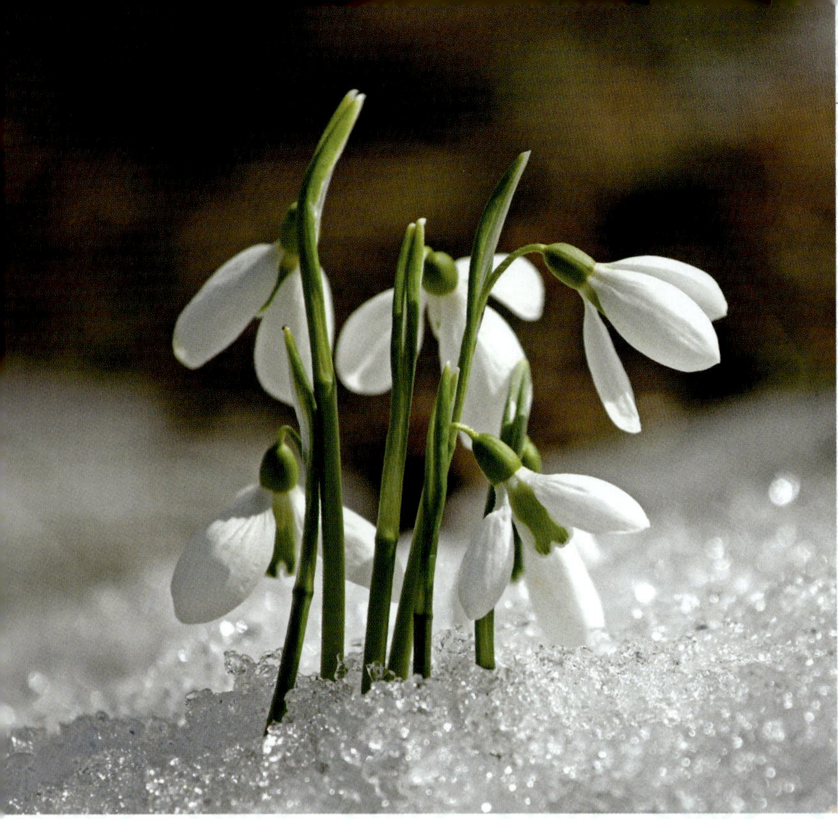

Das Yang ist so stark geworden, dass es sich deutlich wahrnehmen lässt. Das bedeutet allerdings auch, dass das Yin rückläufig ist, sprich: Der Winter ist eigentlich vorbei.

einverleibt und einen katholischen Feiertag daraus gebastelt. So auch diesen Tag. Subtrahiert man jedoch die Maria weg, dann bleibt Lichtmess, der Zeitpunkt, an dem die Zunahme des Lichts spürbar „gemessen" werden kann: „Zu Weihnachtn um an Hahnentritt, zu Neujahr um an Mannerschritt, zu Dreikinig um an Hirschensprung und zu Lichtmess um a ganze Stund!" Lichtmess markierte den Beginn des bäuerlichen Neujahrs: Mit den nun längeren Tagen ließen sich vermehrt Tätigkeiten draußen verrichten: „Lichtmess, spinn vergess" hieß es anno dazumal. Die in der Winterzeit Hochbetrieb habende Spinnstube wurde zugunsten dringenderer Arbeiten in Feld oder Wald geschlossen. Nicht geschlossen, aber beendet wurde nun auch die Weihnachtszeit: Die Christbäume wurden aus den Haushalten entsorgt. Wenn draußen das Grün sanft an die Türe klopfte, brauchte man es drinnen nicht mehr.

Lichtmess aus Perspektive der TCM: Das Yang ist so stark geworden, dass es sich deutlich wahrnehmen lässt. Das bedeutet allerdings auch, dass das Yin rückläufig ist, sprich: Der Winter ist eigentlich vorbei. Im Februar mag er das aber oft noch nicht wahrhaben. Da bäumt er sich gerne nochmal auf. Schnee, Eis, Minusgrade. Ein letztes Lebenszeichen. Tatsache ist: Der Frühling hat die Staffel der Jahreszeiten längst übernommen und läuft damit. Zu Beginn zwar etwas langsam, denn auch seine Beine sind noch kalt und müssen erst durchblutet werden. Aber die Richtung stimmt und aufhalten kann man ihn nicht mehr: „Chinesisch" verlässt der Winter zwischen Ende Jänner und Anfang Februar das Land. Etwas Neues beginnt. Das chinesische Neujahr beginnt. Der Frühling beginnt. Und der Frühling will vor allem eines: Hoch hinaus.

Die Bewegungsrichtung des Holz-Elements geht nach oben. Es tickt da gänzlich anderes als das vorangehende Wasser-Element, das sich vor allem in der Tiefe wohl fühlt. In der Tiefe hat sich im Winter die Lebensenergie der Natur gesammelt: In den Samen, in den Wurzeln. Was sich über der Erde befand, ist abgestorben. Damit ist nun Schluss. Jetzt ist Zeit für einen neuen Anfang, für neues Wachstum, für neue Entfaltung. Von der Tiefe aus in Richtung Himmel. Gerne wird das Holz-Element als Element des Keimlings übersetzt. Der Keimling bringt die Idee des Holz-Elements auf den Punkt. Ein Keimling wächst. Schnell. Stark. Intensiv. Dabei durchbricht er die Erdoberfläche und streckt sein genauso neugieriges wie nach Leben gierendes Haupt in Richtung Sonne. Auch das kann schon im Februar passieren.

Im Februar beginnt sie, die Jagd nach Licht, die Jagd nach Wärme. Der Frühling steht diesbezüglich in Opposition

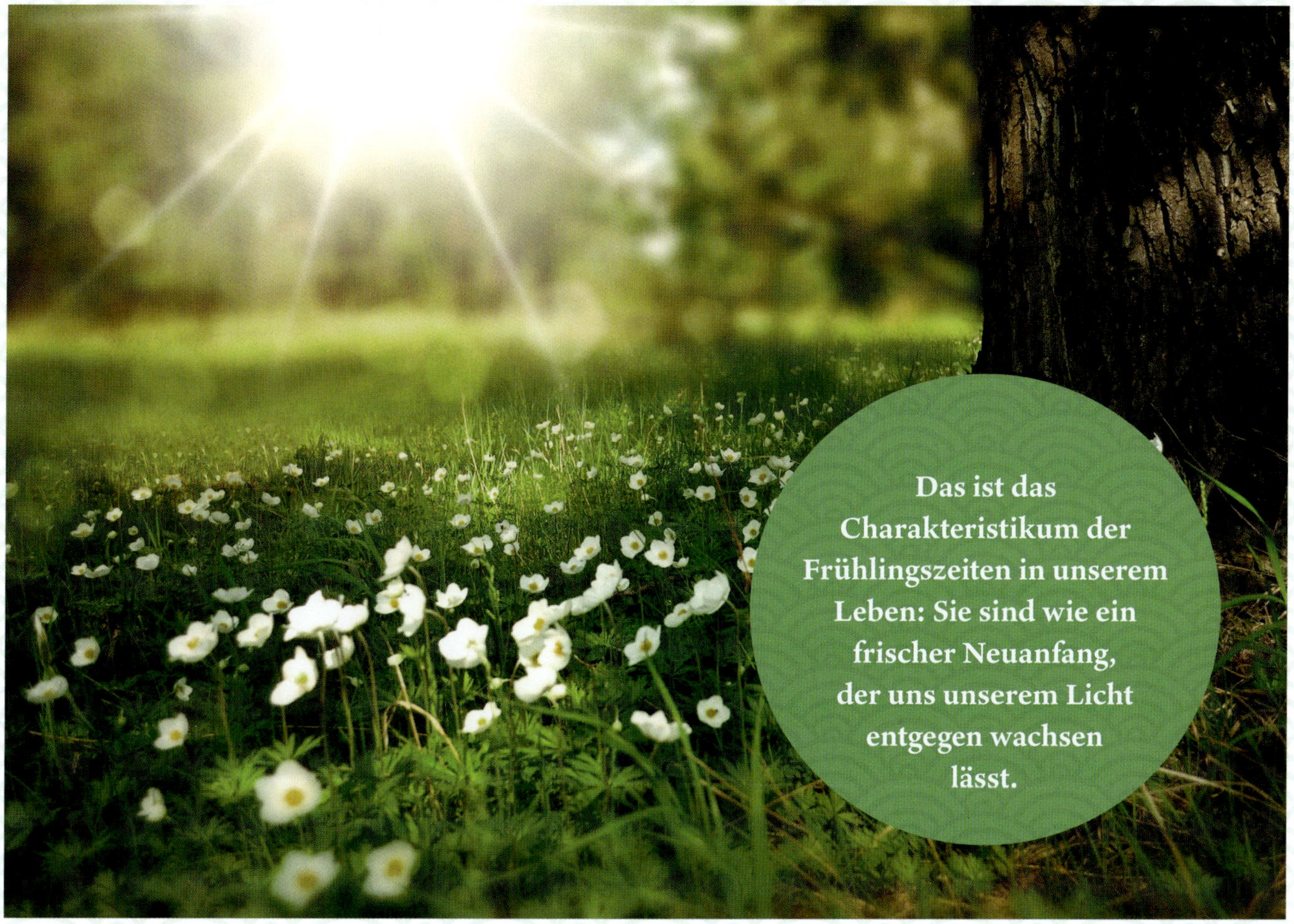
Das ist das
Charakteristikum der
Frühlingszeiten in unserem
Leben: Sie sind wie ein
frischer Neuanfang,
der uns unserem Licht
entgegen wachsen
lässt.

zum Herbst, wo eine Ressourcenverlagerung von außen nach innen stattfindet. Jetzt passiert das genaue Gegenteil davon: Alles möchte so schnell wie möglich von drinnen nach draußen. Der Frühling ist wie ein neugieriger und abenteuerlustiger Pfeil, der - seit mehr oder weniger einem halben Jahr im straff gespannten Bogen der Yin-Jahreszeiten zurückgehalten - nun endlich losgelassen wird. Der Frühling ist zuerst eine kleine und leise, dann eine große und laute Explosion. Ein verstecktes Grün hier. Ein vorsichtiges Grün dort. Dann aber: Ein Feuerwerk an Wachstum. Alles verändert sich, innerhalb kürzester Zeit. Das Holz-Element strebt nicht nur ein bisschen nach oben. Es tut dies mit einer Dynamik, der keines der anderen Elemente das Wasser reichen kann. Das Holz-Element hat den Punch, das Durchsetzungsvermögen, bis hin zur Aggression.

Es geht um maximale Expansion. Der Keimling macht es vor: So zart er auch sein mag, er durchbricht die Erde, schiebt Widerstände auf die Seite. Oft bannt er sich seinen Weg sogar durch Beton. Das Holz-Element mag sich ausbreiten. Das ist seine Natur. Jeder mag sich einen Platz an der Sonne sichern. Je mehr Raum dabei besetzt wird, desto besser. Der Frühling hat nun einmal einen Hang zum Übertreiben. So als wollte das Leben auf einmal all das nachholen, was es die letzten Monate verabsäumt hat. So als wollte es allen zeigen, was in ihm steckt. Das macht das Holz-Element zu einem latent unruhigen Element. Impulsiv. Rastlos. Nicht ohne Grund ist der mit ihm in Verbindung stehende klimatische Faktor der Wind.

Wind gibt es vor allem im Frühjahr oft und reichlich. Das sich ausbreitende Yang der Sonne trifft auf das träge Yin der Erde, das nur ungern weichen will. Auf der einen Seite der Boden: Nass und kalt. Auf der anderen Seite Wärme und Licht: Forsch und fordernd. Da baut sich eine Spannung auf, die sich immer wieder entladen muss. Am deutlichsten zum Ausdruck gebracht in Form der mit fortschreitendem Frühling vermehrt auftretenden Gewittern. Aber auch die genauso häufigen wie unvorhersehbaren

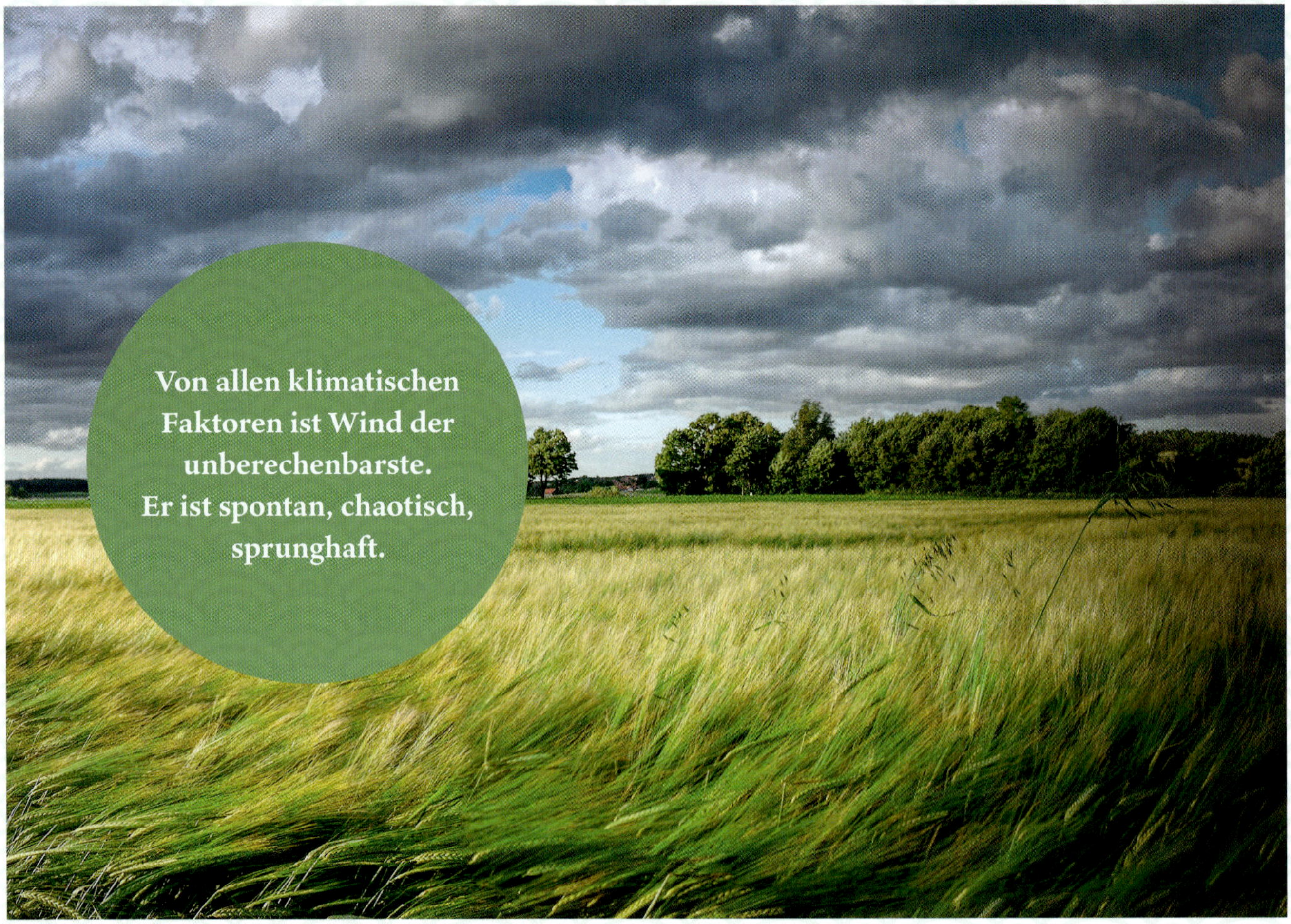

Wetterwechsel dieser Jahreszeit spiegeln diese Dynamik: Der April macht was er will. Da kämpfen Yin und Yang noch miteinander. Mal dominiert das Yin und es schüttet in Strömen. Mitunter kann es sogar noch schneien. Und frieren kann es bis in den Mai hinein, bis zu den sogenannten Eisheiligen, dem wirklich allerletzten Rest des schwindenden Yin. Erst dann hat das Yang das Yin endgültig verdrängt. Ab Mitte Mai beginnt in der TCM der Sommer. Apropos Sommer: Der kann natürlich schon wesentlich früher einen Gruß vom Himmel schicken. Oft gibt es die ersten Badetage schon um Ostern herum. Yin und Yang. Yang und Yin. Kalt. Heiß. Heiß. Kalt. Der Frühling ist ständig in Bewegung. Der Frühling ist eine windige Zeit. Und der Wind ist ein direkter Spiegel der Frühlingsenergie.

Von allen klimatischen Faktoren ist Wind der unberechenbarste. Er ist spontan, chaotisch, sprunghaft. Er kann sich über größte Distanzen Raum nehmen. Er kennt keine Grenzen. Er ist der Inbegriff von Veränderung: Weil er sich in kürzester Zeit so stark verwandeln kann wie kein anderes Element. Vom lauen Lüftchen zum Orkan. Vom Orkan zum lauen Lüftchen. Im Bruchteil einer Sekunde. The Wind of Change. Daher kitzelt uns der Wind als klimatischer Faktor vor allem dort, wo wir in unserem System Widerstand gegen Veränderung zum Ausdruck bringen: Im Nacken zum Beispiel. Sind wir hartnäckig, dann gehen wir gerne mit dem Kopf durch die Wand. Kein Blick nach links, kein Blick nach rechts, wenig Flexibilität. Sind wir angespannt, dann braucht es zur Überspannung nicht viel. Ein bisschen Wind zum Beispiel. Einmal bei offenem Fester geschlafen und schon ist der Nacken steif. Hartnäckig kann aber nicht nur der Nacken sein, sondern vor allem das, was sich in unserem Kopf befindet: Unsere Glaubenssysteme, Werte oder Überzeugungen. Je hartnäckiger wir an diesen festhalten, desto dickköpfiger sind wir und je dicker der Kopf, desto leichter zerspringt er: Vor allem Migräne kann durch Wind und Wetterwechsel hervorgerufen werden. Wir sind umso sensibler gegenüber Veränderungen, wenn wir starr sind, ob körperlich, geistig

Die Frühlingsenergie ist die Energie des Anfangs und jeder Morgen ist der Beginn eines neuen Tages.

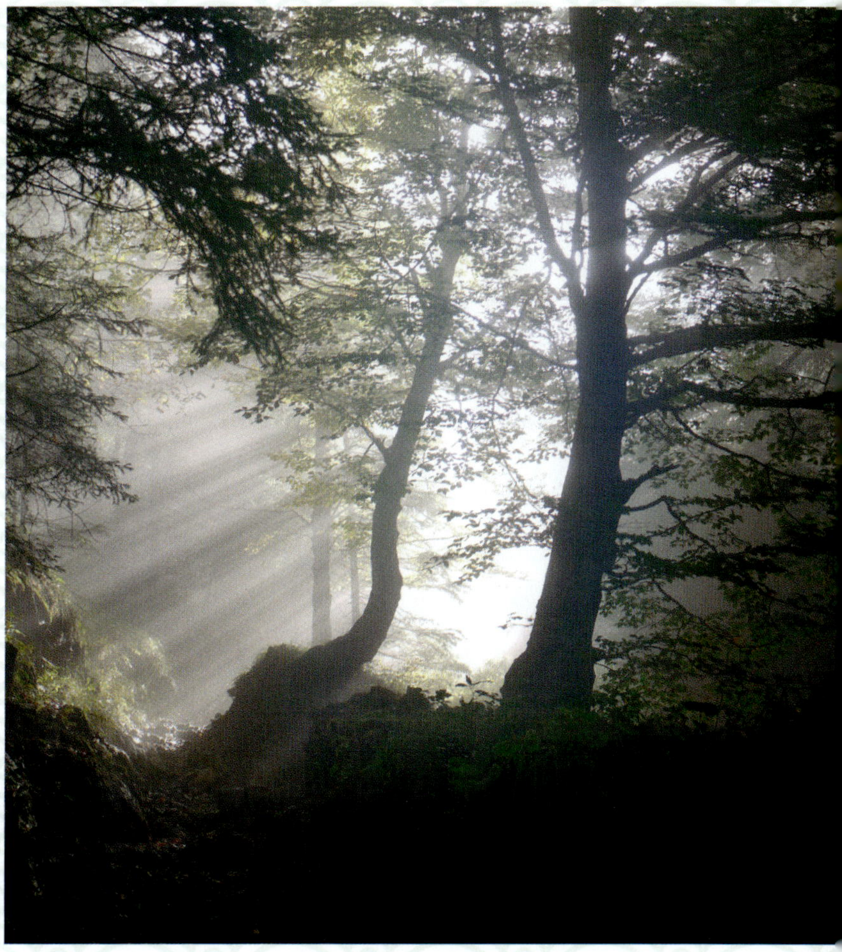

oder emotional. Was jetzt nicht heißen muss, dass jede Person mit Migräne oder steifem Hals ein hartnäckiger, sturer Dickkopf ist. Keinesfalls. Aber es gibt Zusammenhänge. Anpassungsfähigkeit ist Flexibilität und Flexibilität ist eine Kernqualität des Frühlings.

Im Frühling ist die Natur noch vollgesogen mit dem Wasser der Winterzeit. Alles ist saftig, frisch, jung, lebendig, beweglich. Holz wird erst dann brüchig, wenn ihm die Flüssigkeit fehlt. Als besonders flexibel gilt der Bambus, der sogar dem stärksten Sturm widerstehen kann, ganz einfach, weil er so biegsam ist, dass er sich immer wieder von Neuem aufrichten kann. Das ist das Charakteristikum der Frühlingszeiten in unserem Leben: Sie sind wie ein frischer Neuanfang, der uns dynamisch, aber ausreichend flexibel unserem Licht entgegenwachsen lässt.

Kernqualitäten des Holz-Elements
Jahreszeit: Frühling
Charakteristik: Wachstum und Expansion
Wirkrichtung: Nach oben, expandierend
Klimatischer Faktor: Wind

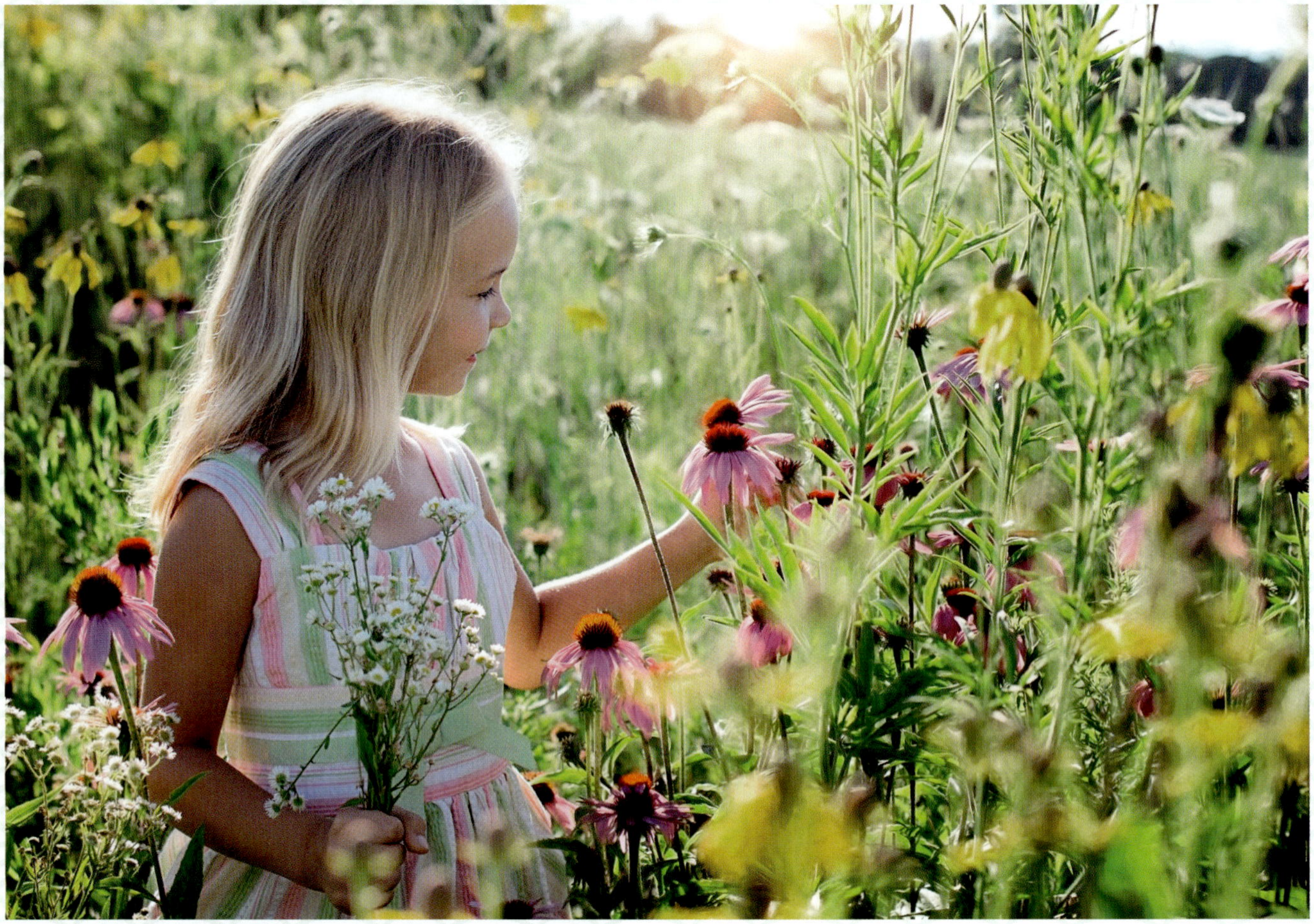

DER FRÜHLING IM LEBEN

Das größte Yin hat seine dunkle Blüte rund um Mitternacht, wenn alles ruht und schläft. Die Mitternacht kann als die Winterzeit des Tages gesehen werden. Das größte Yang regiert zu Mittag, wenn die Sonne ihren Zenit erreicht und ihre Maximalkraft ausspielt: Der Mittag spiegelt die Sommerqualität des Tages. Und der Frühling? Der schnappt sich den Morgen. Früh(ling). Die Frühlingsenergie ist die Energie des Anfangs und jeder Morgen ist der Beginn eines neuen Tages: Es ist Zeit zum Aufwachen, Zeit sich zu regen, Zeit aktiv zu werden. Je nach Jahreszeit kann das früher oder später geschehen. Während im Sommer die Vögel um vier Uhr morgens schon emsig zwitschern, tut sich im Winter in derselben Stunde mehr oder weniger nichts. Es tut sich auch in der nächsten Stunde nichts. Und auch in der übernächsten muss man viel Phantasie und einen kaum zu erschütternden Enthusiasmus an den Tag legen, um in das Schwarz der nicht endend wollenden Nacht einen herannahenden Morgen hinein zu interpretieren. Zeit zum Aufstehen? Mitnichten. Zudem gilt es im Winter so oder so mehr auf die Bewahrung der Energie zu achten, vor allem durch ausreichenden Schlaf. Trotzdem: Auch im Winter ist der Morgen die Zeit des Holz-Elements.

Wann sich das Yang in der Früh merkbar zu regen beginnt ist also variabel. Fix ist, dass sich das Yang von Mitternacht bis Mittag am aufsteigenden Ast befindet, dass es in die Höhe wandert, nach oben, der Wirkrichtung des Holz-Elements entsprechend. Wenn das Yang steigt und der Frühling des Tages an die Tür klopft, dann ist das eigentlich der ideale Zeitpunkt, um Bewegung zu machen. Etwas Sport, etwas Dehnen. Man muss nicht gleich übertreiben. Ein bisschen nur. Das reicht um dynamisch und flexibel wie der Frühling zu bleiben. In unserer Kultur leben wir den Bewegungsdrang bevorzugt in der

Diese lebendige Neugier ist charakteristisch für die Lebensphase der Kindheit, die denFrühling unseres Werdungsprozesses markiert und dem Holz-Element zugeordnet wird.

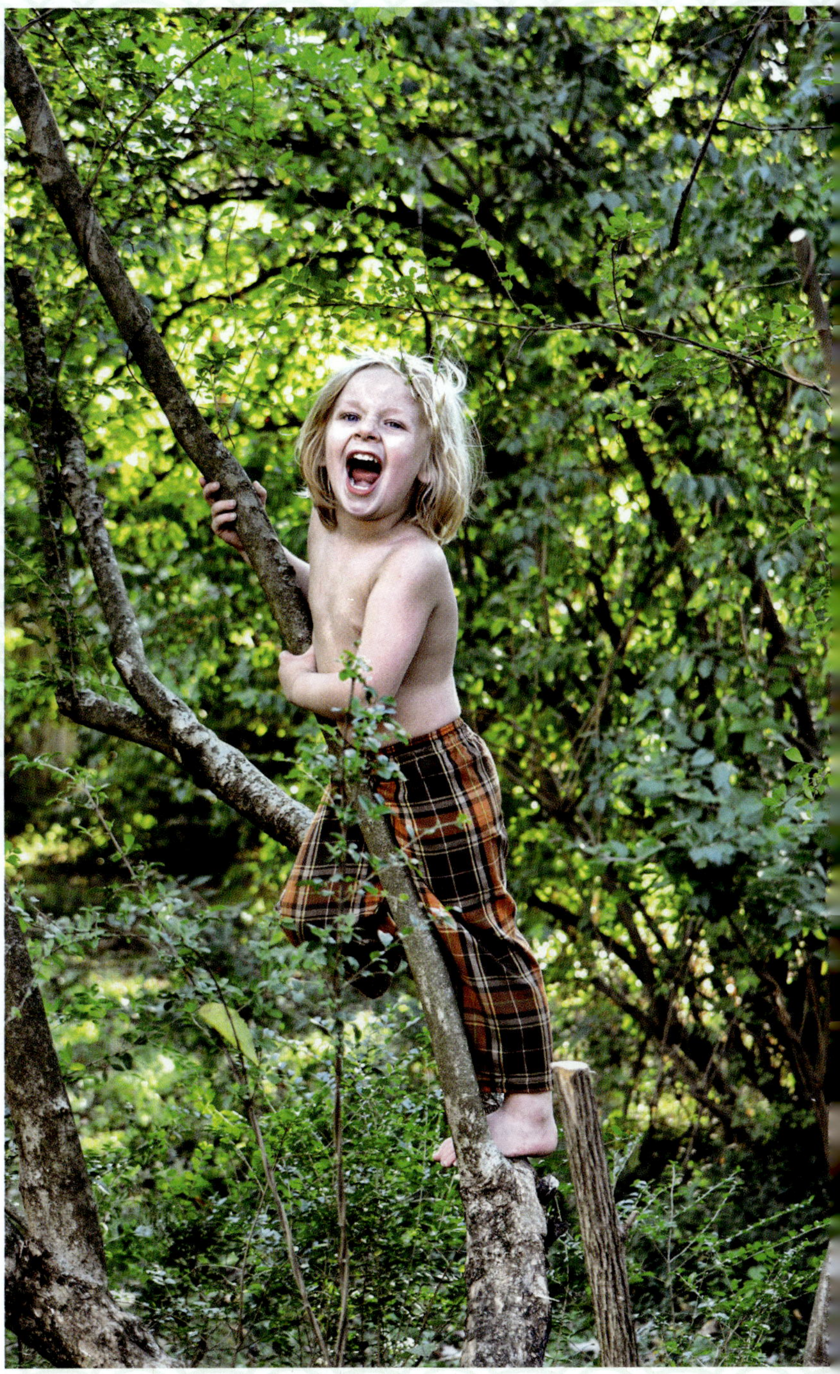

Herbstzeit des Tages aus, am späten Nachmittag oder am Abend. Dafür setzten wir in der Früh auf Kaffee als Kickstarter. In der asiatischen Kultur strömen in der Morgendämmerung unzählige Menschen in die Parks, um ihre Energie nach dem kleinen Winter der Nacht wieder in Bewegung zu bringen. Dazu gibt es Tee in der Farbe des Holz-Elements: Grün. Gerne wird dabei auch die Sonne begrüßt.

Die aufstrebende Qualität des Holz-Elements ist unschwer zu erkennen, ebenso der expansive Charakter.

Die Sonne geht im Osten auf. Der Osten ist die dem Holz-Element zugeordnete Himmelsrichtung. Alle Analogie-Systeme sind sich einig, ob Traditionelle Chinesische Medizin, keltischer Naturkult oder die Spiritualität der Indianer: Der Osten steht für den Neuanfang. Wie der Morgen. Wie der Frühling. Es beginnt etwas Frisches,

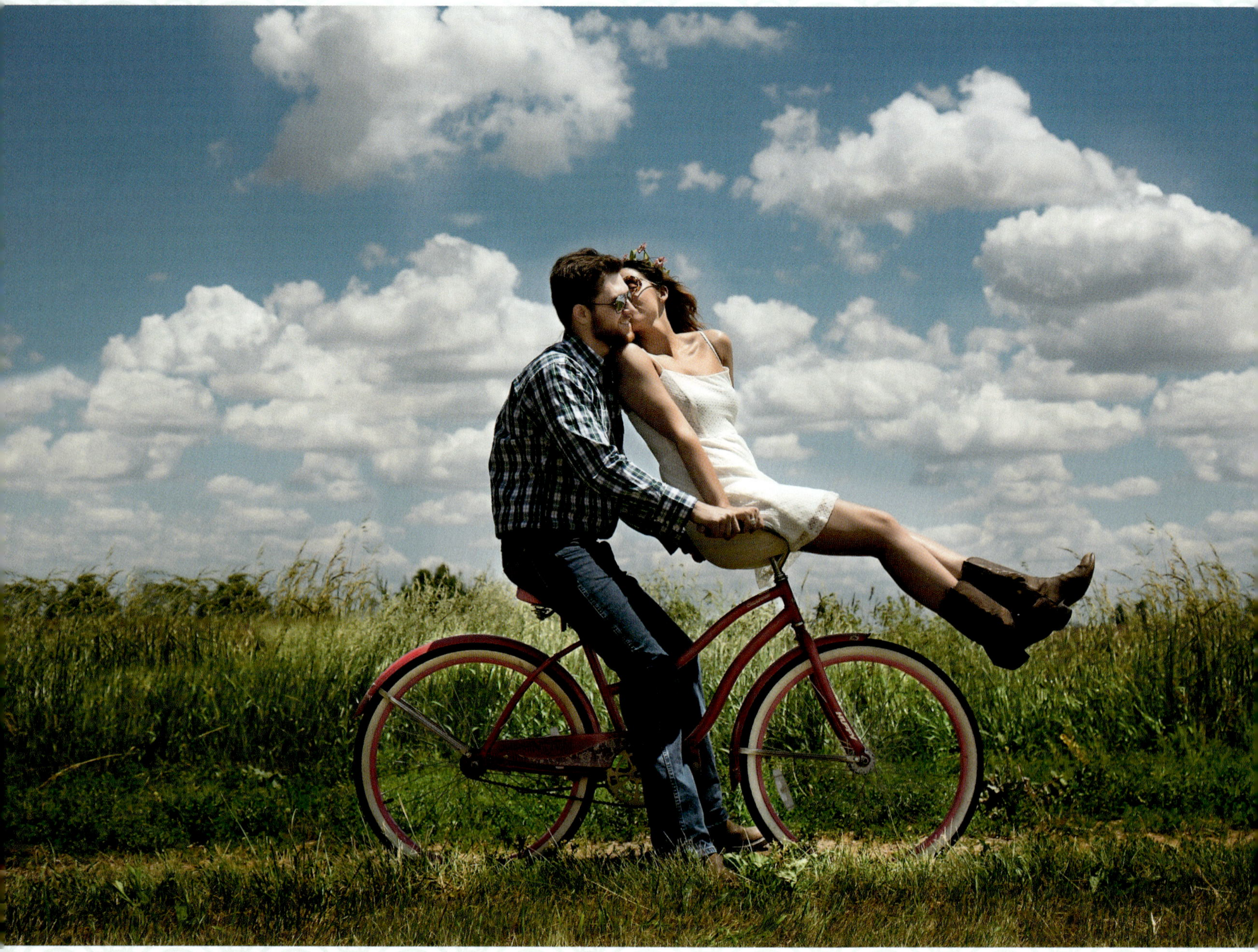

etwas Unverbrauchtes. Es ist Zeit für einen Aufbruch. Hinaus in die Welt, in den Kindergarten, in die Schule, in die Arbeit. Von innen nach außen. Hat uns das Yin der Nacht gestärkt und regeneriert, können wir den auf uns wartenden Herausforderungen des Tages frisch und saftig gegenübertreten. Voller Neugier auf das, was noch kommen wird.

Diese lebendige Neugier ist charakteristisch für die Lebensphase der Kindheit, die den Frühling unseres Werdungsprozesses markiert und dementsprechend dem Holz-Element zugeordnet wird. Die Geburt ist der Startschuss und wird zum Wasser-Element gezählt. Dann geht es aber los, in einem frühlingshaften Tempo und mit einer frühlingshaften Dynamik: Entwicklung im Zeitraffer, jede Minute, jede Stunde, jeden Tag. In der Kindheit will man Wachsen. Man will größer werden, älter werden. Die Orientierung erfolgt - ganz der Grundqualität des Holz-Elements entsprechend - nach oben. Wer kann sich nicht an die Markierungen im Türstock oder an der Wand erinnern? Gerade hinstellen, dabei natürlich schummeln, sprich Strecken was geht, dann kommt der Strich, dann wird gemessen, dann das Datum dazu. Wie wichtig war jeder an Größe gewonnene Zentimeter! Wie wichtig war

Im zwischenmenschlichen Bereich liegt es auf der Hand, dass die Phase der Verliebtheit den Frühling symbolisiert. Wir blühen erneut auf. Wir fangen wieder an zu leben.

jedes an Alter gewonnene Monat! Man ist nicht drei Jahre, sondern schon dreieinhalb, also eigentlich schon vier, wenn nicht sogar schon am Fünfer kratzend. Der Frühling mag sich entfalten und hat große Freude an seinem Voranschreiten.

Hoch hinaus geht es für Kinder dann auch und gerade beim Spielen. Hoch, höher, am höchsten. Beim Klettern auf Bäume, beim Schaukeln, beim Turm bauen, beim Hüpfen. Die aufstrebende Qualität des Holz-Elements ist unschwer zu erkennen, ebenso der expansive Charakter. Was Raum einnehmen betrifft, sticht der Frühling in unserem Leben besonders hervor: Kinder nehmen sich Raum, je mehr, desto besser. Ob mit Bewegung, mit einem beständigen Hin und Her, ob mit der Kraft der Stimme, sprich raumgreifender Lärmpegel oder Mark und Bein durchdringendes Kreischen. Ob mit dem Spielzeug, das sich im ganzen Haus verteilt findet, auch in der Küche, auch im Wohnzimmer. Die Kindheit, wie ein junger Baum, der mit Turbo gegossen wurde. Eine Explosion an Intensität in alle Richtungen. Die Kindheit, die Wirbelwindphase unseres Lebens: Denn natürlich spiegelt sich auch der dem Holz-Element zugeordnete klimatische Faktor in den rasch heranwachsenden Wesen. Wind, das ist Unberechenbarkeit, das ist schnelle Wandelbarkeit. Freudig erregt in dem einen Moment. Tief betrübt im anderen. Vom Frühlingslüftchen zum Frühlingsgewitter innerhalb eines Wimpernschlages. Nicht selten finden Lachen und Weinen gleichzeitig statt. Wie Regen und Sonne. Die bunte Vielfalt der Erfahrungswelten durch einen emotionalen Regenbogen zum Ausdruck gebracht. So eine Bandbreite an Leben und Erleben geht natürlich nur, wenn ausreichend Flexibilität vorhanden ist.

Und Flexibilität ist vorhanden. Im Übermaß sogar. Wie eine Wiese nach einem langen Winter vollgesogen ist mit Feuchtigkeit, sprich wenn alle Speicher des Yin gefüllt sind, wenn es nichts Hartes, nichts Trockenes, nichts Nichtlebendiges gibt, so verfügen Kinder über Flexibilität und Anpassungsfähigkeit in alle Richtungen, wie wir es in keiner anderen Lebensphase mehr erleben werden. Ob psychisch oder physisch: Alles ist zart und weich, wie der frischeste aller Triebe. Alles ist biegsam und lebendig, wie der grünste aller Zweige. Der Geist wird von Neugier auf Entfaltung getragen. Es existieren noch wenige ausgetrampelte Pfade im neuronalen Netzwerk, die Routine

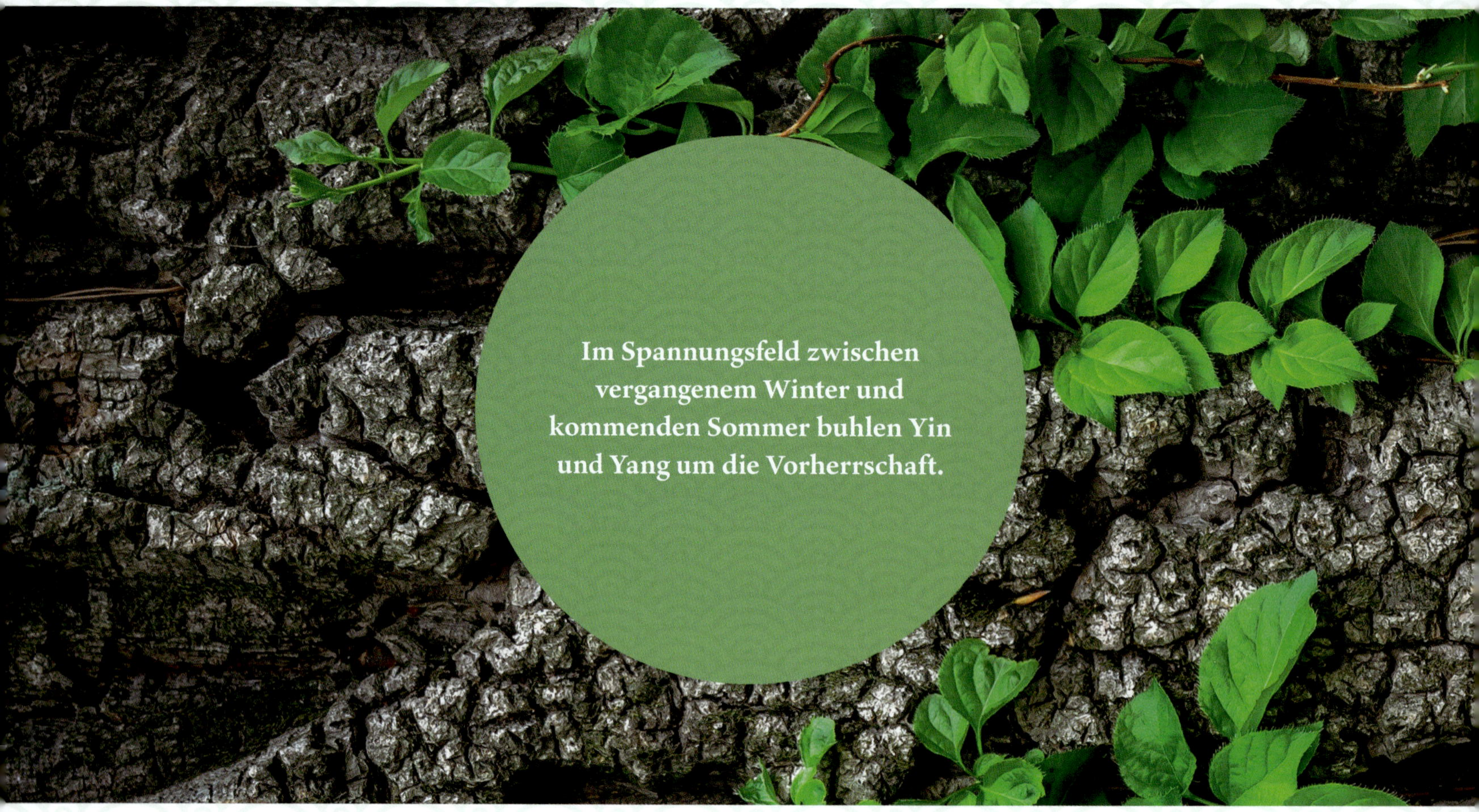
Im Spannungsfeld zwischen
vergangenem Winter und
kommenden Sommer buhlen Yin
und Yang um die Vorherrschaft.

und Langeweile hervorrufen könnten. Im Gegenteil: Jeder Moment ein Neuanfang. Alles wird mit Begeisterung betrachtet und angegangen. Mit Frühlingsenergie.

> Wenn es sein muss, kann man seine tiefste Werte ums Eck biegen, ohne daran zu zerbrechen. Der Frühling macht das Unmögliche möglich.

Davon können wir im Herbst unseres Lebens nur träumen. Die Metall-Zeit, die Zeit der späten Reife, steht in Opposition zur Holz-Zeit. Im Herbst ist der Frühling schon ein bisschen eingetrocknet. Knochentrockener Körper, knochentrockene Mentalität. Das Schmiermittel Yin fehlt. Kein Wunder, dass es da bei Veränderungsprozessen manchmal quietscht und knarrt. Außer natürlich: Wir erleben einen zweiten Frühling. Auch das ist möglich: Wir blühen erneut auf. Wir fangen wieder an zu leben. In diesem Sinne kann jede Phase eines Neubeginns, die uns frühlingshafte Gefühle beschert, als Holz-Phase gesehen werden, wie auch jede Erfahrung, bei der wir Neuland betreten oder unsere Komfortzone verlassen. Das Holz-Element kann sich dementsprechend oft in unserem Leben zeigen.

Im zwischenmenschlichen Bereich liegt es auf der Hand, dass die Phase der Verliebtheit den Frühling symbolisiert. Schmetterlinge im Bauch. Das Abenteuer hat gerade erst begonnen. Aufbruchstimmung. Von den Haarspitzen bis in die kleine Zehe. Ist man verliebt, dann ist man erstaunlich flexibel und anpassungsfähig. Wenn es sein muss, kann man seine tiefsten Werte ums Eck biegen, ohne daran zu zerbrechen. Sportler sind in Nichtsportler verliebt. Nichtraucher in Raucher. Vegetarier in Fleischfresser. Der Frühling macht das Unmögliche möglich. Beziehungen in ihrer Herbst-Phase können hingegen bereits an der berühmten Zahnpastatube scheitern. Gequetscht ist nicht gerollt und gerollt ist nicht gequetscht. Es tut mir leid. Wir passen nicht mehr zusammen. Das ist die

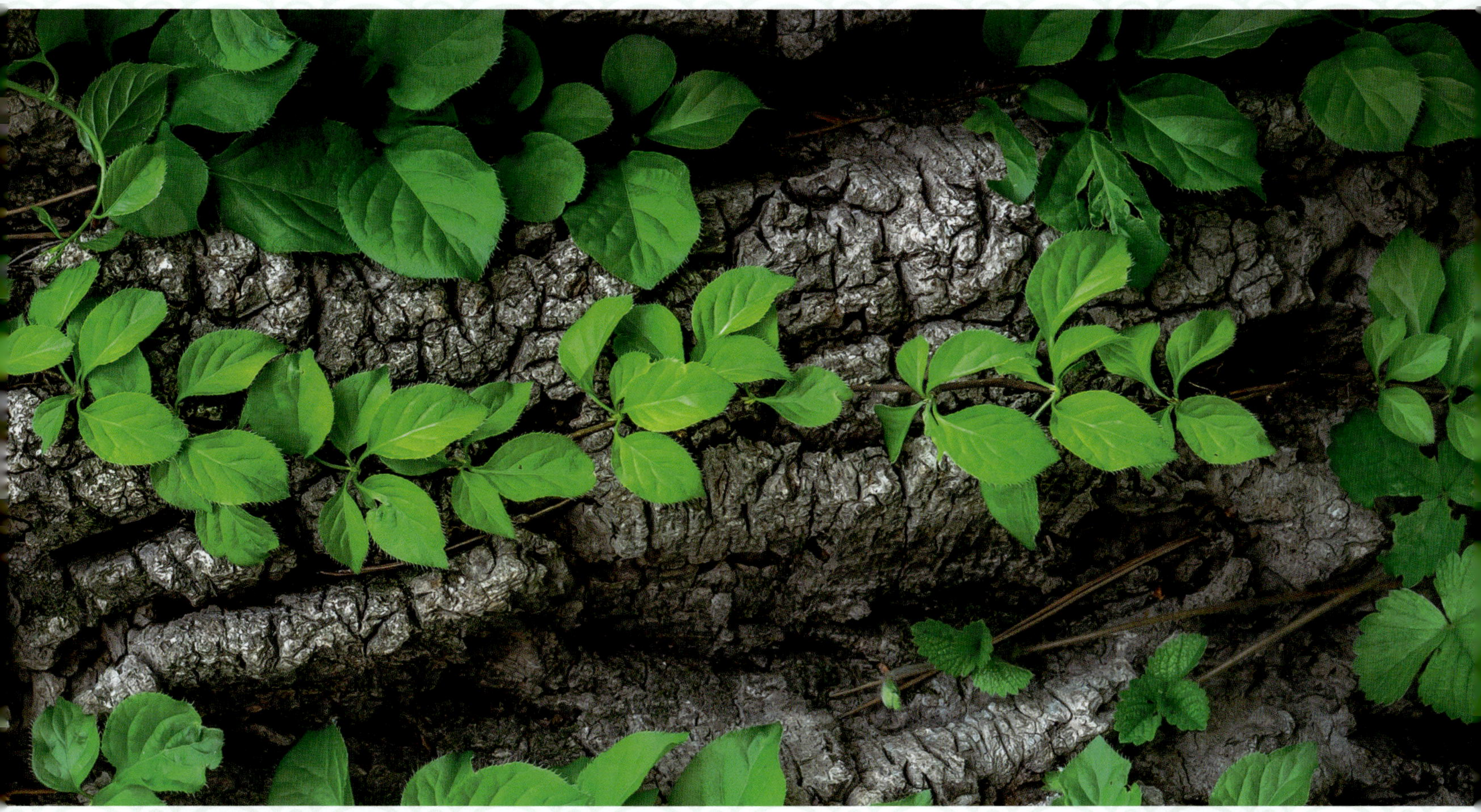

Qualität des Metall-Elements. Im Herbst heißt es sich von dem zu trennen, was man nicht mehr braucht. Man muss einen Teil in sich sterben lassen. Erst dann kann man wieder neu zu wachsen beginnen: Der zweite Frühling.

Im Beruf kann ein neuer Job für Frühlingsgefühle sorgen. Oder eine neuer Verantwortungsbereich. Oder eine saftige Gehaltserhöhung. In Summe also alles, was ein frisches Durchstarten ermöglicht. Mehr Frühling als bei der Gründung eines eigenen Unternehmens oder beim Sprung in die Selbstständigkeit lässt sich jedoch kaum erleben. Weil man dabei ständig wachsen und über sich hinauswachsen muss. Flexibilität braucht man dazu ebenso. Wie auch den Punch des Holz-Elements. Wie auch den entsprechenden Rückenwind. Die Gefühlsintensität ist wie das Wetter im April: Mal Blitz. Mal Donner. Mal Sonne. Mal Regen. Flexibilität. Dynamik. Veränderung. Kommen diese drei Komponenten auf einen Nenner, dann lässt das Holz-Element grüßen.

Im weiteren Sinne ist jede Phase der Veränderung eine Phase des Holz-Elements. Weil der Frühling nicht nur die Jahreszeit des Neubeginns, sondern die Jahreszeit der größten Veränderungen ist. Im Sommer bremst sich dieses Wachstum ein. Es geht um Blüte und Vollendung. Der Herbst ist letztendlich ein stiller Rückzug. Der Winter deckt so oder so alles zu oder friert es ein. Im Frühling geht es zur Sache. Geht es zur Sache, sind wir im Holz-Element. Ohne Holz-Element kein Wachstum. Ohne Holz-Element rufen wir unser Potential nicht ab. Wir bleiben eine Knospe, die sich niemals zu blühen traut und letztendlich unverbraucht und traurig vom Herbst verschluckt wird. Das kann frustrierend sein. Oder ärgerlich. Dabei könnte man so richtig wütend werden. Zornig. Aggressiv. Nicht ohne Grund sind das die Emotionen, die mit dem Holz-Element in Verbindung stehen.

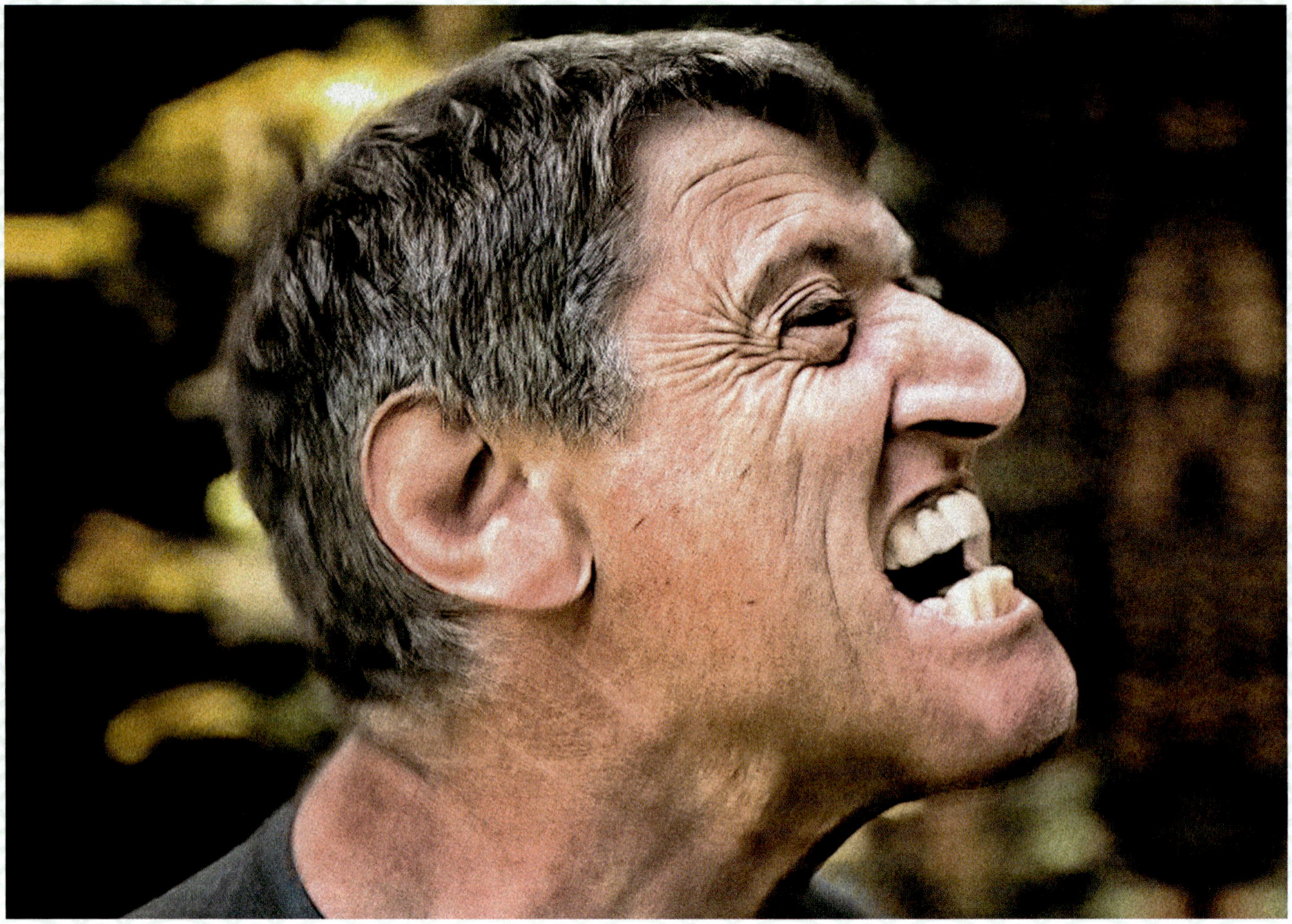

DIE EMOTION WUT

Das Holz-Element ist äußerst emotional. So lebendig wie der Frühling. So wechselhaft und launisch wie das Wetter in dieser Jahreszeit. Mal ist es heiß, mal ist es kalt, mal sonnig, mal regnerisch. Hin und wieder gibt es Gewitter, Sturm und Hagel. Im Spannungsfeld zwischen vergangenem Winter und kommenden Sommer buhlen Yin und Yang um die Vorherrschaft. Unterschiedliche Energien versuchen dabei, die Vorherrschaft zu erlangen. Das sorgt für Abwechslung, Intensität und Turbulenzen. Ähnlich sieht es in unserer Gefühlswelt aus, wenn die Holz-Energie dominiert oder wir uns aufgrund der aktuellen Lebensumstände in einer Holz-Phase befinden. Im für das Holz-Element so charakteristischen Gefühlsmix sticht eine Emotion besonders hervor: Die Wut. Frühling ist Wachstum und Wachstum ist Ausbreitung. Nicht immer kann man sich einfach so seinen Raum nehmen. Oft ist dieser besetzt. Oft gibt es Widerstand. Oft wird einem das schwer gemacht. Da braucht es Biss und Nachdruck, um sein angestammtes Territorium geltend zu machen. Das geht nicht, wenn man mit dem Hintern auf der Couch festklebt. Das geht nicht, wenn man immer und überall klein beigibt. Das geht nicht, wenn man nur Miauen, aber nicht Brüllen kann.

Der Frühling sagt daher: Packen wir's an. Jetzt. Sofort. Hinaus in die weite Welt und Tun, Tun, Tun... Die Frühlingsenergie ist geladen, wie eine Knospe kurz vor dem Aufspringen, wie ein Keimling, der sich durch Erde und andere Hindernisse kämpfen muss, um ans Licht zu gelangen. Dazu braucht es Aggression. Aggression heißt wörtlich übersetzt: Angehen, herangehen. Also quasi: Umsetzen. Solange sich die Frühlingsenergie regelmäßig entladen kann, ist alles gut. Probleme entstehen, wenn es zu Stauungszuständen kommt, wenn der Entfaltungsdrang aufgehalten wird. Das macht die Holz-Energie ins uns wütend. Wut und Zorn unterstützen das Holz-Element, wenn es darum geht, sich einen versperrten Weg freizuboxen oder seinen Raum zu verteidigen.

**Oft gibt es Widerstand.
Oft wird es einem schwer gemacht.
Da braucht es Biss und Nachdruck,
um sein angestammtes Territorium
geltend zu machen.**

Alle Symptome und Zeichen von Wut und Zorn zeigen sich der charakteristischen Wirkrichtung des Holz-Elements entsprechend. Diese ist nach oben und nach außen gerichtet. Wut bringt Energie in Form von Hitze hinauf. Von der Leber ausgehend bahnt sich ein Strom anglühender Lava den Weg, mit der festen Absicht, spektakulär zu explodieren. Wir gehen hoch. Das Gesicht wird rot. Die Augen werden rot. Das Herz schlägt schneller. Die Stimme wird lauter, bis hin zum Schreien, bis zum Brüllen. Die Handflächen schwitzen. Die Arme fuchteln. Der Nacken verspannt sich. Wird sehr viel Energie für einen Wutanfall mobilisiert, dann kann diese in der unteren Körperregion fehlen: Die Beine werden schwach, beginnen zu zittern. Wir verlieren den Boden unter den Füßen. Die aufbrausende Wut reißt uns aus der Verankerung. Ohnmächtig vor Wut? Auch das kann sein. Zuerst sollte jedoch die Explosion erfolgen! Wie bei einem Gewitter: Alles muss sich entladen. Alles muss raus.

Und was da alles rauskommen kann! Mit dem Aufsteigen der Energie werden oft Altlasten mit an die Oberfläche befördert, die mit der aktuellen Situation gar nichts zu tun haben müssen. Abgelegter Sondermüll, den der explodierende Vulkan mitreißt. Dann kommen im Rahmen eines Streits Sachen zum Vorschein, die man bereits als längst verjährt meinte. Hinter der Mauer der Selbstkontrolle hat sich ein Stau mit dem Potential zerstörerischer Überflutung aufgebaut. Diese Überflutung können wir nicht nachvollziehen, weil der Zusammenhang fehlt. Kleinigkeiten führen zu einer Eskalation, gewürzt mit Vorwürfen, die in keiner Relation zum Ereignis stehen. Ein falscher Blick, ein falsches Wort, ein falscher Moment reichen da oft schon aus. Tragen wir so etwas mit Fassung. Denn es ist gut. Nicht gut für das Freiheit und Lebendigkeit liebende Holz-Element ist nämlich genau das Gegenteil. Der Nichtausdruck.

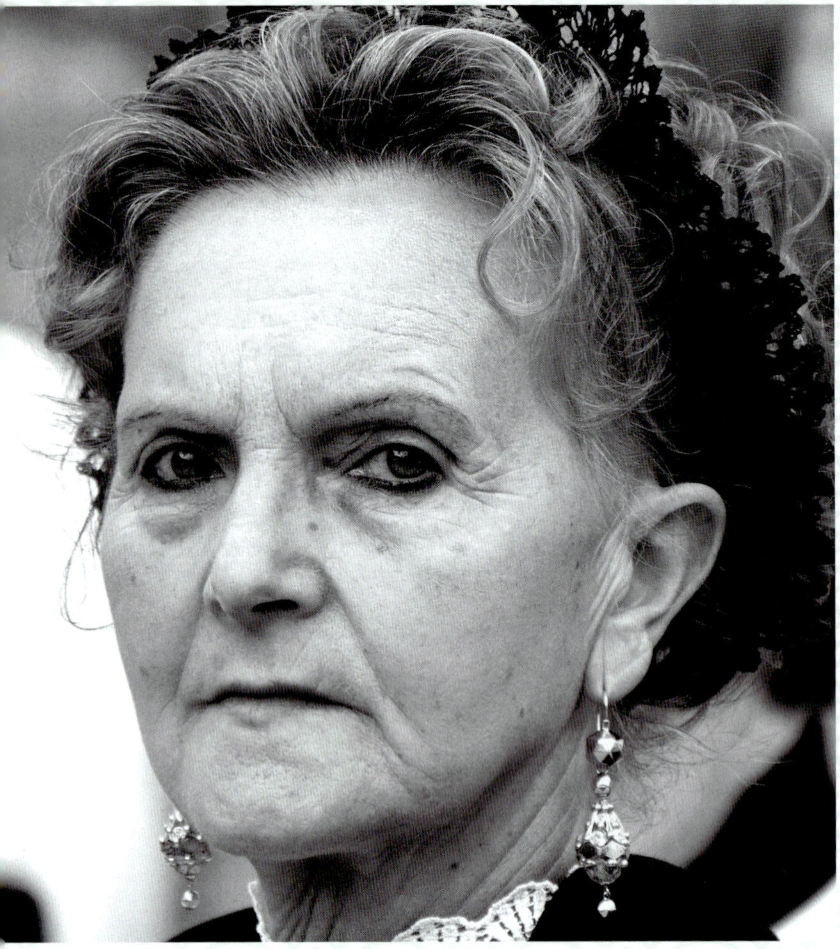

Die unterdrückten Emotionen bauen Druck im Inneren auf. Besteht dieser Druck länger, kann er aufsteigen.

Wird eine starke emotionale Ladung nicht rechtzeitig oder zeitnah ventiliert, dann ist sie ja nicht weg. Die Stagnation einer so starken Energie wie die des Holz-Elements kann der Nährboden für viele Problemstellungen sein. Im Verhalten findet sie durch eine aggressive Grundhaltung ihren Ausdruck. Durch nörgelnden Zynismus, Negativität, miese Laune und leichter Reizbarkeit. Ein Läusezirkus hat sich auf der Leber eingenistet. Er ist gekommen, um zu bleiben. Verbitterter Herbst statt strahlender Frühling. Auf der körperlichen Ebene werden in der TCM Völlegefühl, Verdauungsstörungen oder PMS mit der Holz-Energie in Verbindung gebracht. Die unterdrückten Emotionen bauen Druck im Inneren auf. Besteht dieser Druck länger, kann er aufsteigen. Das führt zu einer Überlastung der oberen Körperregionen. Symptome wie Kopfschmerzen, Schwindel, Tinnitus oder Bluthochdruck können entstehen.

Was tun? Kinder zeigen, wie's geht. Ärgert sie etwas, merkt man das sofort. Dafür scheint keine Minute später schon wieder die Sonne. Kinder bereinigen ihre Gefühlsunstimmigkeiten im Moment. Kinder sind daher selten nachtragend. Dafür erscheinen sie oft brutal in ihrem Ausdruck: Zorn bis hin zur Zerstörungswut. Das liegt daran, dass bei Kindern Feuer- und Metall-Element noch nicht ausgereift sind. Ohne der entwickelten Herz-Energie können sie sich schwer in andere hineinversetzen und Mitgefühl oder Verständnis zeigen. Ohne Selbstkontrolle sind sie ihrer Impulsivität hilflos ausgeliefert. Kinder sind pures Holz-Element. Daher kennen sie auch keine Grenzen. Erst durch die Ausreifung von Feuer- und Metall-Energie findet diese Dynamik ihre Balance. Fehlt das Ausreifen dieser Elemente, dann ergibt das Personen, die im Erwachsenenalter Schwierigkeiten mit Impulskontrolle haben und zu Gewaltbereitschaft oder Exzess neigen.

Das Holz-Element braucht eine Richtung. Aggression ist wie ein scharfes Werkzeug, das für den Auftrag des Holz-Elements unerlässlich ist. Diplomatie und

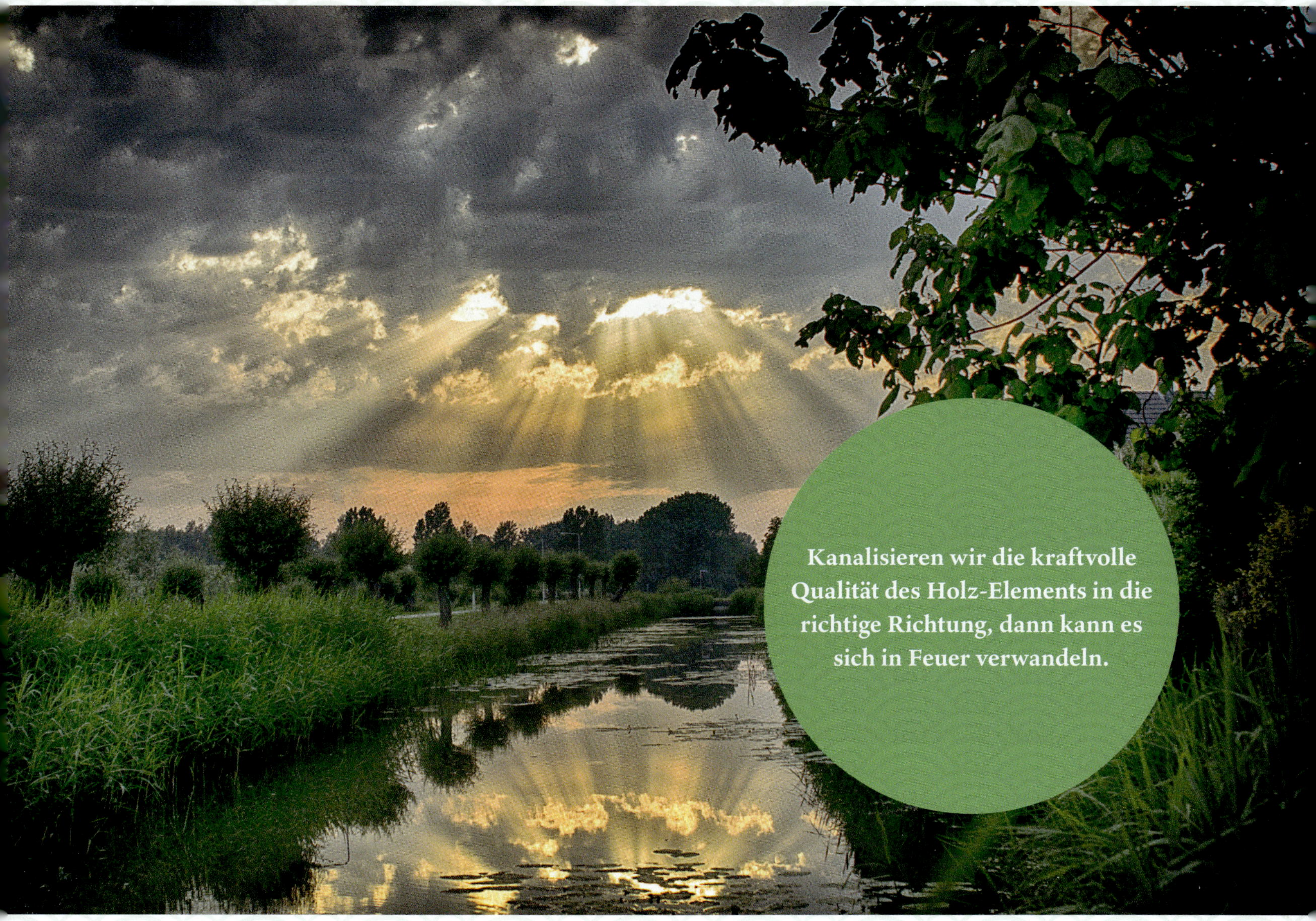

Kanalisieren wir die kraftvolle Qualität des Holz-Elements in die richtige Richtung, dann kann es sich in Feuer verwandeln.

Rücksichtnahme, schön und gut, aber es geht darum, sich den Lebensraum zu erobern, der einem zusteht, den Raum, den man braucht, um sein Potential freizusetzen. Ab und an muss man mit der Faust auf den Tisch hauen, um zu blühen. Gerechter Zorn. Heilige Wut. Eingesetzt, um sich einen Platz am Licht zu verschaffen. Eingesetzt, um dem eigenen Lebenstraum zu verfolgen. Kanalisieren wir die kraftvolle Qualität des Holz-Elements in die richtige Richtung, dann kann es sich in Feuer verwandeln. Aus Aggression wird Freude, Begeisterung, Leidenschaft. Bleibt der Frühling auf halbem Weg stecken, wird aus Aggression Frustration und Depression.

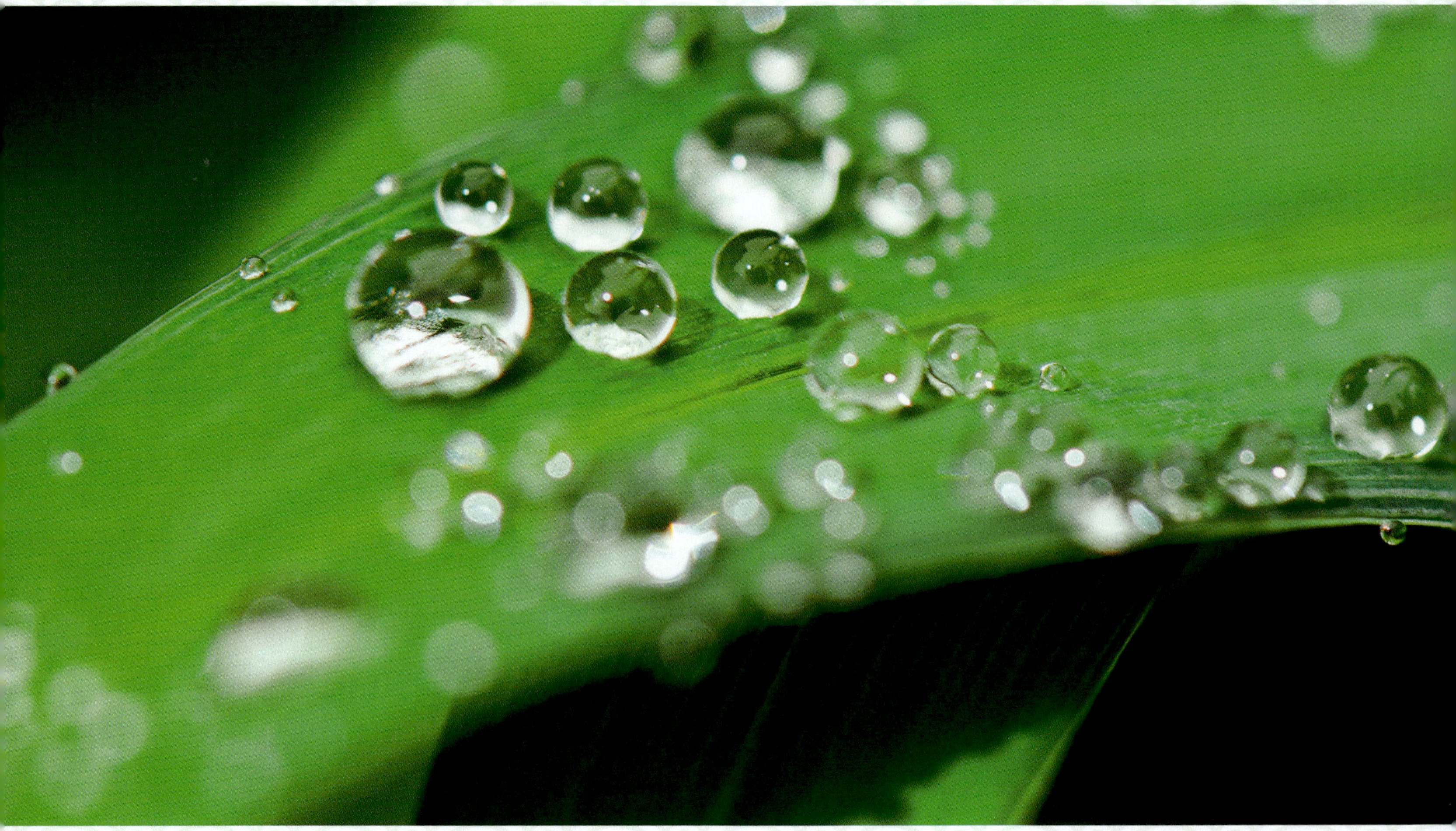

DIE FARBE GRÜN

Vorbei ist die Zeit des monochromen Winters, vorbei ist die Zeit der Dunkelheit. Vorbei ist die Dominanz von Schneematsch und einer aus abgestorbenen Pflanzenresten bestehenden Landschaft. Endlich: Hier ein sich entfaltendes Blatt. Dort ein zarter Trieb. Ganz vorsichtig kommt wieder Farbe in den Alltag. Dieses erste, frische Grün schmeichelt die Sinne, weil es zum Ausdruck bringt, was man gehofft und herbeigesehnt hat: Dass es wieder aufwärts geht. Dass es wieder hell und warm und angenehm wird. Dass man sich nun nicht mehr gegen das Wetter und dessen Widrigkeiten stemmen muss, sondern die Tage - und somit auch das Leben - genießen kann.

Die positive Wirkung der Farbe Grün ist nicht nur eng mit der Wiederkehr des Frühlings verknüpft. Instinktiv ist das uralte Wissen in uns gespeichert, dass unser Überleben nur dann gesichert ist, wenn ausreichend Grünes aus der Erde sprießt. Grün: Das ist die Botanik. Wo Botanik ist, ist Wasser. Wasser ist Leben. Die Farbe Grün enthält die Farbe Blau. Blau ist in Grün enthalten. Wasser ist in Pflanzen enthalten. Grün ist Leben und Lebendigkeit. So sieht das nicht nur die TCM. So sehen das auch wir Alpenbewohner, die angesichts der genauso dunklen wie harten Winter einst schon so verzweifelt waren, sich einen immergrünen Baum als Symbol der Hoffnung mitten in die gute Stube zu stellen, um ja nicht darauf zu vergessen, dass alles Schreckliche irgendwann sein Ende hat, dass auf jeden Winter letztendlich doch noch ein Frühling folgt. Aber auch in vielen Wüstenkulturen gilt die Farbe Grün als der Inbegriff des Lebens. Grün ist die rettende Oase, das irdische Paradies, die Zuflucht, die Frische. Grün findet sich daher auf den Nationalfahnen vieler Wüstenstaaten. Und als Verkörperung des Lebens und der Lebendigkeit kleideten und kleiden sich viele spirituelle Leitfiguren solch karger Regionen bevorzugt grün, allen voran der Prophet Mohammed.

Dieses erste, frische Grün schmeichelt die Sinne, weil es zum Ausdruck bringt, was man gehofft und herbeigesehnt hat: Dass es wieder aufwärts geht.

Hoffnung. Leben. Überleben. Es grünt so grün. Und wer das alles schützen will, der hängt sich gerne ein grünes Mäntelchen um: Man denke an Greenpeace oder an die grünen Parteien in der Politik. Grün hat etwas Lebensbewahrendes. Grün hat etwas Lebensbejahendes. In diesem Sinne kann auch die beruhigende und entspannende Wirkung von Grün erklärt werden. Grün hat sich als Farbe der positiven Bestätigung etabliert: Ist alles im grünen Bereich, brauchen wir uns keine Sorgen machen. Wir können uns beruhigen, wir können uns entspannen. Grün auf Messgeräten, vor allem auf medizinischen, ist ein gutes Zeichen. Grün auf der Ampel bedeutet freie Fahrt. Grüne Schilder markieren Fluchtwege. Grün auf Produkten soll deren ökologische Vertretbarkeit symbolisieren, wie auch deren Frische. Frisch wie der Frühling. Frisch wie das Holz-Element.

Wobei: Frisch kann in Bezug auf Grün auch unreif bedeuten. In der Holz-Phase des Lebens, in der Kindheit, sind wir noch etwas grün hinter den Ohren. Fehlt uns die Erfahrung in bestimmten Lebensbereichen, dann sind wir in diesen auch als Erwachsene noch ein Greenhorn. Das ist nicht unbedingt schlecht. Denn diese Form des Grün-Seins steht für eine freche Unbefangenheit, für eine neugierige Unvoreingenommenheit, für eine breite Offenheit, alles Qualitäten, die eng mit dem Holz-Element in Verbindung stehen. Grün ist biegbar, formbar. Grün ist ein Zustand des Werdens. Wie grünes Obst, das oft säuerlich schmeckt, ganz der Geschmacksqualität des Holz-Elements entsprechend. Saures wird in der TCM eingesetzt, um das Yin zu bewahren. Yin ist die Mutter jeglicher Unverbrauchtheit. Yin ist das Wasser. Zum Yin zählt aber auch das Blut. Fehlt dies in ausreichendem Maße oder kann es nicht frei zirkulieren, dann kann das Gesicht eine grünliche Färbung enthalten.

Wobei das Gesicht nicht wirklich grün wird. Es wird nur sehr blass und erscheint unter gewissen Lichtverhältnissen grün. Trotzdem: Grün wird mit Unwohlsein, mit Krankheit, mit Toxizität assoziiert. Giftgrün. Sich grün

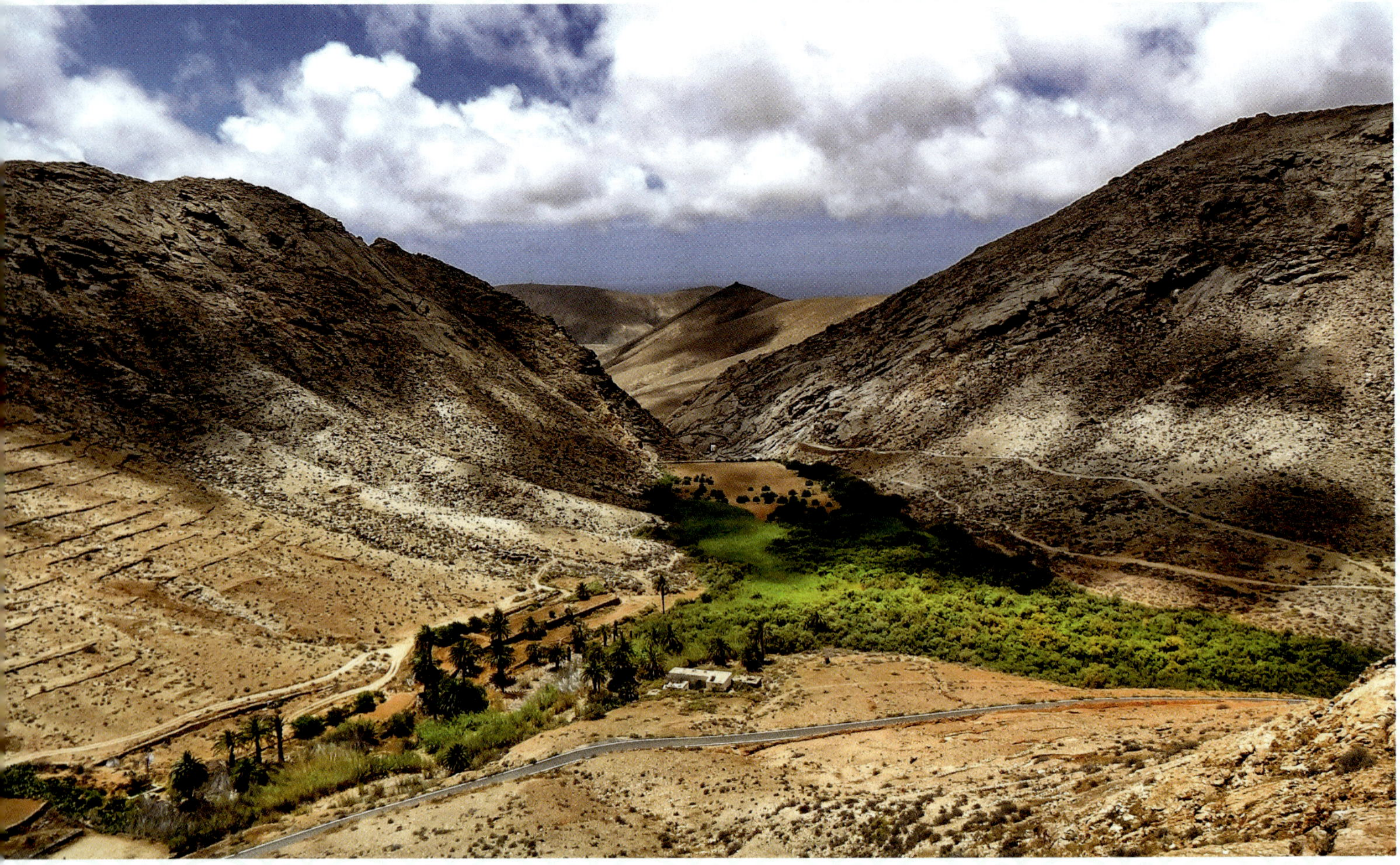

und blau ärgern. Man hat sich mit Wut und Aggression selbst vergiftet. Kein anderer Gefühlszustand ist so giftig für unser System wie Ärger. Was hilft? Vielleicht ein Spaziergang im Grünen. Das reduziert erwiesenermaßen den Stresslevel, regeneriert und sorgt für gute Laune. Eine Frischzellenkur für Körper, Geist und Seele.

Energie der Farbe Grün:
Frisch, unverbraucht
Kindheit, Jugend, Frühling
Neuanfang, Zuversicht, Hoffnung
Leben, Lebendigkeit
Natur, gesund
Toxizität, Ärger
Unreif

Aber auch in vielen Wüstenkulturen gilt die Farbe Grün als der Inbegriff des Lebens. Grün ist die rettenden Oase, das irdischen Paradies, die Zuflucht, die Frische.

DER ELEMENTAR-GEIST HUN

Hun ist ein Überbegriff für die psychologische Komponente des Holz-Elements. Hun wird gemeinhin als die Wanderseele bezeichnet und steht in Opposition zur Körperseele Po, deren Aufgabenbereich der Schutz und die Instandhaltung der physischen Ebene ist. Der Po wird dem Metall-Element zugeordnet und hat einen schweren wie stabilen Charakter. Der Hun ist feinstofflicher und flüchtiger. Daher die Bezeichnung Wanderseele. Das entspricht dem Yang-Charakter des Frühlings. Yang ist Bewegung und Energie. Yin ist Stabilität und Materie. Yang kehrt immer zum Yang zurück. Yin kehrt immer zum Yin zurück. Asche zu Asche. Staub zu Staub. Während sich die Körperseele Po mit unserem Tod auflöst, wandert die Wanderseele weiter, je nach Glaubenssystem von einer Inkarnation zur nächsten. Mit auf diese Reise nimmt sie den Erfahrungsschatz, den sie gemacht hat. Weiters nimmt sie mit: Den großen Masterplan. Was ist unsere Aufgabe? Was ist unsere Bestimmung? Was ist der Inhalt unserer Existenz? Das sind wesentliche Fragen. Aus deren Beantwortung heraus Träume und Visionen entstehen zu lassen, ist die Kernaufgabe des Hun. Somit übernimmt die Wanderseele eine Schutz- und Instandhaltungsfunktion: Für unseren Geist, für unsere Emotionen. Warum?

Das Holz-Element will wachsen und sich entfalten. Dafür braucht es eine Richtung, einen Plan, eine Orientierung. Sonst zerstreut es seine Kraft und verliert sich. Der für das Holz-Element als Symbol geltende Keimling hat diesen Plan in seinem Samen enthalten. Der Samen enthält die Blaupause für den fertigen Baum, den fertigen Strauch oder die fertige Pflanze bereits in sich. Auch wir tragen einen derartigen Plan in uns: Den Seelenplan. Das volle Potential, das wir in diesem Leben abrufen könnten. Und sollten. Dazu sind wir schließlich da. Um ein Potential freizusetzen, muss man es allerdings (er)kennen. Hier kommt uns die Sinnesfunktion des Holz-Elements zu

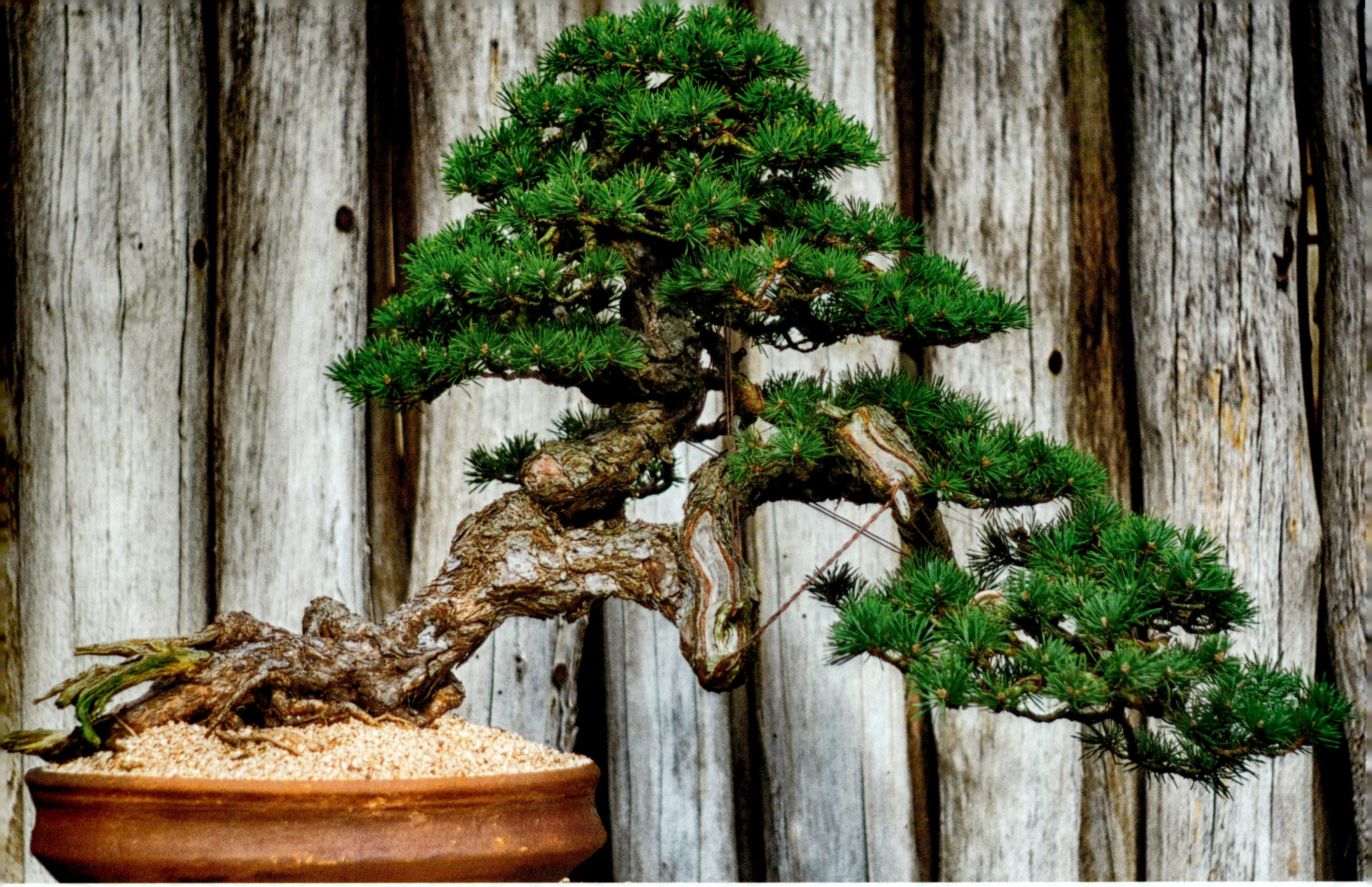

Hilfe, das Sehen. Die Augen sind das Werkzeug des Hun. Mit den Augen können wir nach außen und nach innen blicken.

Zu Beginn unserer Erdenreise ist der Fokus nach außen gerichtet. Mit gutem Grund: Kleine Kinder lernen primär durch Nachahmen. Der Sehsinn spielt eine entscheidende Rolle. Der Hun nimmt alle Eindrücke auf und speichert diese ab. Immer wiederkehrende Eindrücke überlagern sich dabei zu Mustern: Zum Beispiel, dass es gleichbleibende Personen als Bezugsrahmen gibt. Dass man schläft, wenn es dunkel ist. Dass man sich auf zwei Beinen bewegen kann. Nach und nach bekommen diese Muster eine Ordnung, Sinn und Namen: Eltern. Nacht. Gehen. Das Kind lernt. Dieses Lernen ermöglicht Orientierung. Um das Rad nicht immer neu erfinden zu müssen, werden die Lernerfahrungen abgespeichert: In der dem Holz-Element zugeordneten Leber und in der von der Leber verwaltenden Körpersubstanz Blut. Der Hun wird daher als Speicherbewusstsein bezeichnet.

> Als genauso neugierige wie begierige Lerninstanz, speichert der Hun alles, was er aufnehmen kann, nicht nur visuelle Eindrücke, sondern jede Form von sinnlichen Erlebnissen sowie Gefühle und Erfahrungen.

Es macht natürlich Sinn, diesen Speicher zuerst mit den Eindrücken zu füllen, die eine rasche Überlebensfähigkeit sicherstellen. In der TCM spricht man diesbezüglich von drei Aspekten des Hun. Der Sheng Hun steht für das Basislebensprinzip. Er ist der Speicher der Erinnerung, die in jeder Zelle lebt, die ihr sagt, was zu tun ist, wann und wo und wie sie sich zu teilen hat und welche Aufgabe sie im Gesamtsystem einnimmt. Diese Form des Speichers ist in Menschen, Tieren und Pflanzen gleichermaßen zu

Das Holz-Element will wachsen und sich entfalten. Dafür braucht es eine Richtung, einen Plan, eine Orientierung.

finden. Der Jiao Hun entspricht Instinkten und Gefühlen und sorgt zum Beispiel dafür, dass der Mund nach der Geburt von selbst zur Brust findet. Der Jiao Hun betrifft Menschen und Tiere. Der Ling Hun ist der Hun, der die Menschen von allen anderen Lebewesen unterscheidet. Der Ling Hung steht für die schöpferische Kraft, für das Potential des menschlichen Geistes.

> Die Aufgabe des Hun in uns besteht darin, uns an uns selbst zu erinnern.

Mit dem Ling Hun wird es allerdings auch heikel: Als genauso neugierige wie begierige Lerninstanz, speichert der Hun alles, was er aufnehmen kann, nicht nur visuelle Eindrücke, sondern jede Form von sinnlichen Erlebnissen sowie Gefühle und Erfahrungen. Viele davon sind bewusst gemacht. Der größte Teil davon ist jedoch unbewusst. Alle auf das werdende Wesen herein prasselnden Eindrücke und Informationen formen es. Alle Erfahrungen werden zum Bestandteil der Denkmuster, der Verhaltensweisen, des Charakters. Um was es beim Hun wirklich geht: Mit welcher Ebene des Speicherbewusstseins steht er in Verbindung? Welche Ebene des Speicherbewusstseins liefert die Bilder und Erinnerungen, anhand deren der Alltag erfasst und erlebt wird? Welche Ebene des Speicherbewusstseins formt und kreiert den Masterplan der eigenen Existenz? Der Masterplan steckt den Rahmen ab, in dem wir uns bewegen. Im Idealfall steht der Hun mit der tiefsten ihm zugänglichen Ebene in Verbindung: Diese Ebene repräsentiert das Wasser-Element. Das Wasser-Element steht für unseren Ursprung, für unser innerstes Samenkorn, in dem alles angelegt ist, was uns möglich ist. Der Hun entscheidet, ob daraus ein Baum in voller Blüte wird. Oder ein mickriges Etwas, das nur im Entferntesten daran erinnert, was es eigentlich sein könnte. Entspricht unser Potential einem Mammutbaum, unsere Eltern führten jedoch das Leben einer Brennnessel, dann tendieren wir mit hoher Wahrscheinlichkeit ebenfalls zur Brennnessel, ganz einfach, weil es das ist, was der Hun kopiert und abgespeichert hat. Das wird man so schnell nicht wieder los. Wird man es nicht los, dann wird man früher oder später wie die Eltern und die umgebende Allgemeinheit. Dieselben Vorlieben. Dieselben Abneigungen. Dieselben Fehler. Dieselben Grenzen. History repeats.

Konditionierung statt schöpferischer Kraft. Reaktion statt Aktion.

Natürlich: Das kreiert ein Gefühl von Sicherheit und Orientierung. Man weiß, wer man ist und was man zu tun hat. Das Holz-Element bekommt seine Richtung. Tief im Kern spürt man jedoch: So werde ich nicht glücklich. So bin ich weit von der Frühlingsenergie entfernt, für die ein sich wirklich entfaltender Hun steht. Die Aufgabe des Hun in uns besteht darin, uns an uns selbst zu erinnern. Der Hun ist der Phantast, der Visionär, der Hüter des in uns schlummernden Traumes. Dort, wo wir uns wirklich sehen könnten, wenn alles möglich wäre, genau dort ist der Hun zuhause. Der Hun ist der Kompass der Seele. Folgen wir ihm nicht, erleiden wir früher oder später Schiffbruch. Oder erleben das Leben als einen nicht endend wollenden Gegenwind. Der Hun sollte jedoch für Rückenwind sorgen. Hier kommen wieder die Augen mit ins Spiel. Man muss sie schließen, um die Botschaft des Hun zu sehen. Man muss unterscheiden zwischen Alltagskoordinaten und Seelenkoordinaten. Die Alltagskoordinationen manövrieren uns reibungsfrei durch den Alltag, die Seelenkoordinaten durch das Leben. Zeit für Innenschau. Sprich: Die Augen sollten nicht nur nach Außen, sondern ich nach Innen sehen.

Das gelingt uns in der Meditation. Aber auch im Schlaf. Denn bevorzugt klopft der Hun des Nächtens an unsere Tür, wenn sich das Speicherbewusstsein von den Resten des Tages entledigt hat, wenn sich die Bilder der oberflächlich erlebten Eindrücke entladen haben und die Magie die Bühne der Träume betritt. Im Traum ist alles möglich. Im Traum können wir fliegen, zaubern, uns verwandeln und Luftschlösser errichten. Im Traum macht sich das Unbewusste bewusst. Im Traum zeigen sich die Möglichkeiten des Hun. Wie sich auch in der Kindheit die Freiheit des Huns zeigt: In der Kindheit ist alles möglich. Der Hun kann Träume Realität werden lassen. Er stellt alle dazu notwendigen Ressourcen bereit, wie der Frühling alle Ressourcen bereitstellt, um Wachstum zu ermöglichen.

Der Hun versorgt uns mit den großen Visionen. Der Hun macht daraus einen Plan. Der Hun stellt die erforderliche Aggression dahinter, dass die Umsetzung wirklich geschehen kann. Er ist mit den Gaben der Kreativität und Flexibilität gesegnet, um die Pläne entsprechend den Umständen anzupassen, so dass man trotz Widrigkeiten auf Zielkurs bleibt. Der freie Hun hat das Bild des Baumes vor den Augen, der er sein könnte. Dafür kann er, wie in der Natur zu beobachten, sogar Beton durchbrechen. Fehlt ihm dieses Bild, dann fehlt ihm die Orientierung. Dann macht er mal dies, mal das. Dann macht er, was andere von ihm wollen. Oder aber: Er kriegt gar nichts auf die Reihe. Manchen Personen fehlt sogar der Alltagskompass. In der TCM sagt man: Die Leber oder das Blut sind zu schwach, um den Hun zu stabilisieren. Dann wird er zum Fähnchen im Wind. Das ganze Leben: Ohne Richtung. Chaos macht sich breit. Chaos im Haushalt, Chaos im Beziehungsleben, Chaos im beruflichen Ausdruck. Ruft die Frühlingsgefühle hervor? Mitnichten. Kein Wunder, dass Frustration ebenso zum Holz-Element gezählt wird. Man versauert. Die Wanderseele blüht auf, wenn ihre Wanderung zur vollen Entfaltung führt. Dafür steht der Hun.

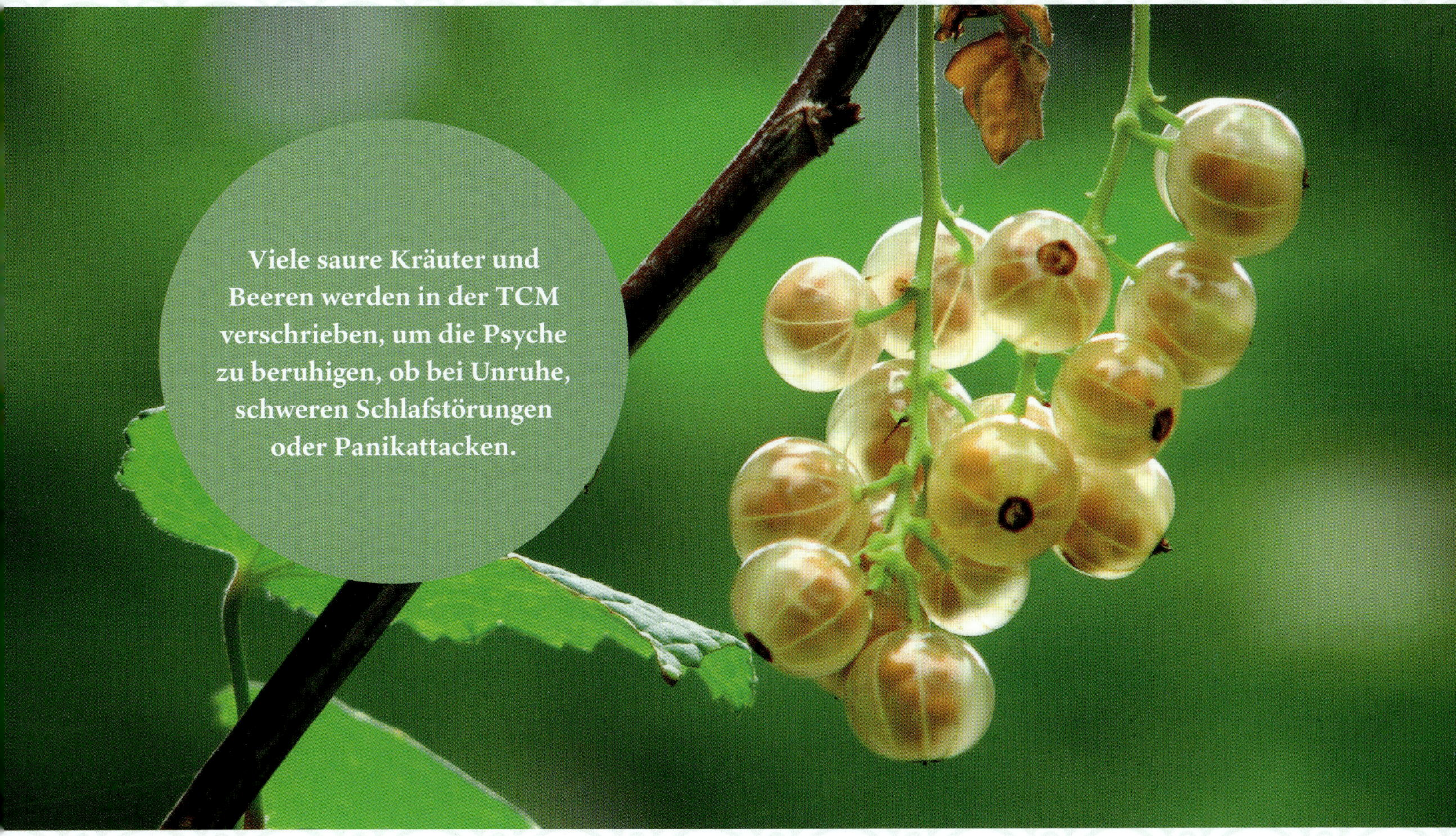

DER SAURE GESCHMACK

Keine Geschmacksrichtung ist so emotional geladen wie Sauer. Süßes ist am Teller lecker und im Leben angenehm: La Dolce und la Dolce Vita. Aber süß ist kein wirklicher Gefühlszustand. Das trifft auch auf das Scharfe zu. Scharf kann ein Intellekt sein. Scharf kann ein Körper sein. Scharf kann eine Zunge sein. Scharf kann es auf der Zunge sein. Scharfes kann uns an- und erregen. Natürlich kann man sich auch scharf fühlen, aber nicht im Sinne eines klar einzugrenzenden Gefühlszustandes. Was ist mit dem Salzigen? Haben Sie sich schon einmal so richtig salzig gefühlt? Selbst der bittere Geschmack macht es uns da nicht so leicht. Sicherlich: Bittere Lebenserfahrungen gibt es zu Hauf, von gespaltenen Haarspitzen über Steuernachzahlungen bis zu traumatischen Trennungen. Bitteres hämmert mit seinen knochigen Fingern große Dramen auf die sensible Tastatur unserer Empfindungen. Bitteres schnürt uns den Brustkorb ein. Bitteres sticht uns direkt ins Herz, reißt uns die Kehle heraus, lässt uns irgendwann einmal völlig verbittert werden. Trotzdem: Bitter als eingeständige Emotionen? Eher nein. Sauer hingegen schon. Sind wir sauer, dann ist das ein Zustand, der das gesamte System mitreißt. Sind wir sauer, dann sind wir wütend. Sind wir sauer, dann sind wir angefressen. Sind wir sauer, dann sind wir sauer, auf eine explosive, impulsive und konfrontierende Art und Weise. Sauer ist der Zorn. Sauer ist die Aggression. Sauer sind wir oft und schnell. Sauer ist das dem Holz-Element zugeordnete Gefühl. Sauer ist die dem Holz-Element zugeordnete Geschmacksrichtung.

Die Wirkung des sauren Geschmacks kann man rasch nachvollziehen, wenn man herzhaft in eine Zitrone beißt: Alles zieht sich zusammen. Der Mund, das Gesicht, die Organe. In der TCM sagt man: Der saure Geschmack ist adstringierend und einschnürend. Dieser Effekt leitet die Energie nach innen und hält sie fest. Eine Dynamik, die eigentlich in Opposition zur nach oben und außen

Die Wirkung des sauren Geschmacks kann man rasch nachvollziehen, wenn man herzhaft in eine Zitrone beißt: Alles zieht sich zusammen.

orientierten Bewegungsrichtung des Holz-Elements steht. Wir erinnern uns: Im Frühling findet eine Verlagerung der Ressourcen von innen nach außen statt. Warum also zählt der saure Geschmack mit seiner zusammenziehenden Wirkung zum Holz-Element, das von seinem Charakter her für Expansion ohne Grenzen steht?

Eine intensive Entfaltung, wie sie im Frühjahr oder in den Holz-Phasen des Lebens stattfindet, braucht zweierlei: Ressourcen und einen Plan. Ohne Ressourcen ist der Spaß schnell einmal vorbei. Auch das beste Auto kommt ohne Benzin nicht weit. Und ohne Plan weiß es nicht, wohin es fahren soll. Das kann zu Orientierungslosigkeit führen. Der saure Geschmack sorgt in den turbulenten Holz-Zeiten des Lebens für die notwendige Stabilität. Saurer Geschmack hält durch seine einschnürende Qualität Leib und Seele zusammen. Sonst entstehen Auflösungstendenzen. Ein Strauß Blumen fällt auseinander, wenn er nicht zusammengehalten wird. Mit den flüchtigeren Energien in uns verhält es sich ähnlich.

Stabilität und Halt sind wie ein Anker für Psyche und Emotionen, der dafür sorgt, dass wir nicht wahllos von Wind und Wogen über den Ozean des Alltags gepeitscht werden. Dieser Anker ist die Basis, um der dynamischen wie flatterhaften Natur des Holz-Elements zu einer Richtung und zu einem Plan zu verhelfen. Man denke an den kindlichen Geist, der von Moment zu Moment springt. Der sich leicht ablenken und destabilisieren lässt, wie ein kleiner Baum, der noch zu geringe Wurzeln ausgebildet hat, um in sich selber verankert zu sein. Sind wir erwachsen, kann es uns ähnlich ergehen. In fordernden Zeiten. In Zeit von Veränderung. In Phasen hoher Intensität. Da können wir uns schon einmal verlieren. Viele saure Kräuter und Beeren werden in der TCM verschrieben, um die Psyche zu beruhigen, ob bei Unruhe, schweren Schlafstörungen oder Panikattacken.

Für einen Halt sorgt der saure Geschmack nicht nur auf psychischer Ebene. Durch seinen zusammenziehenden Effekt werden Energie und Substanzen im Körper beschützt, vor allem das Yin. Yin, das sind die inneren Ressourcen. Unser Benzin, unser Öl, unser Wasser. Diese

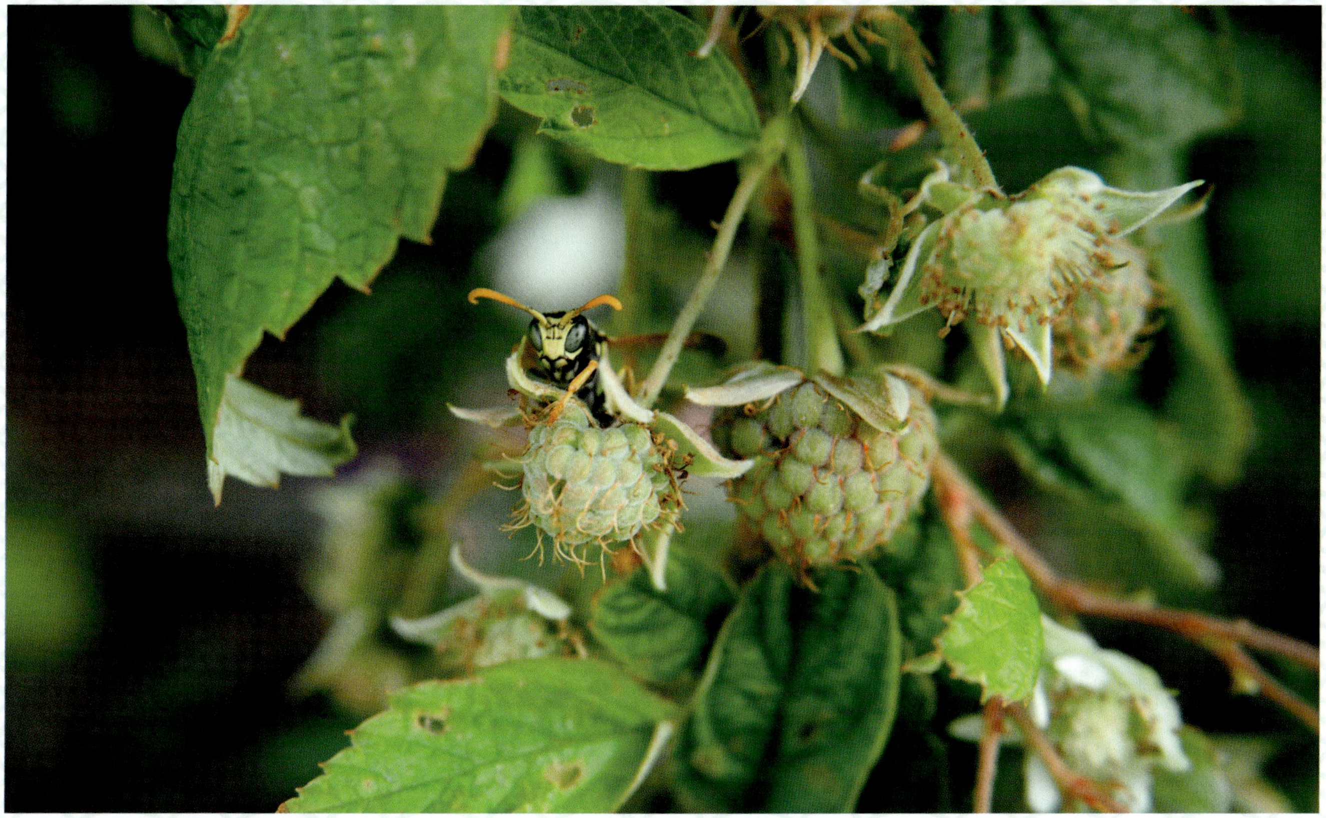

Ressourcen sind für das Wachstum des Holz-Elements unabdingbar. Das Holz-Element ist Yang. Es braucht Yin. Wie ein Motor Schmiermittel und Kühlung braucht, um nicht heiß zu laufen. Wie eine Pflanze guten Boden und ausreichend Feuchtigkeit braucht, um sich entfalten zu können. Der adstringierende Effekt des sauren Geschmacks sorgt dafür, dass unser Yin bewahrt wird.

Saure Getränke sind perfekt für den Abend, um das Yin für die Nacht zu konservieren, wo Sammlung und Regeneration stattfinden sollten.

Daher werden in der TCM saure Substanzen bei übermäßigem Schwitzen oder Nachtschweiß eingesetzt. Aber Obacht: Manchmal ist es gut und wichtig, kräftig vor sich hin zu schwitzen. Im Sommer zum Beispiel. Weil Schwitzen immer auch Kühlung bedeutet. Daher: Selbst, wenn es uns bei großer Hitze vermehrt zu sauren Getränken zieht, untertags passen leicht schweißtreibende und kühlende Getränke besser. Wie zum Bespiel Pfefferminztee. Saure Getränke sind perfekt für den Abend, um das Yin für die Nacht zu konservieren, wo Sammlung und Regeneration stattfinden sollten. Sprich: Da darf es dann auch - wir sind in Österreich - ein weißer Spritzer mit Zitrone sein (Weißwein mit Sprudelwasser und Zitrone).

Die zusammenziehende Wirkung des sauren Geschmacks hilft weiters bei Inkontinenz oder Durchfall, aber auch bei Spermatorrhoe. In der TCM ein direkter Verlust von wertvoller Essenz. Nicht immer muss einer übermäßigen Einbuße von Feuchtigkeit oder Substanz entgegengewirkt werden. Der saure Geschmack lässt sich auch einsetzen, um im Fall von Trockenheitszuständen Flüssigkeiten in unserem System zu bewahren und zu speichern. Trockenheitszustände können zum Beispiel die Haut, die Augen oder die Schleimhäute betreffen. Oder auch die Psyche: Im Analogiedenken der TCM kann unserem Geist Flüssigkeit fehlen. Er wird dann steif und verliert seine Beweglichkeit, wie ein Stück Holz, dem das Wasser entzogen wurde. Ein solches Holz ist nicht nur spröde und brüchig, sondern genauso leicht entflammbar. Man könnte auch sagen: Ein solcher Geist ist leicht entflammbar, also aufbrausend, selbst bei Kleinigkeiten. Und natürlich ist er schnell einmal beleidigt, sprich: Sauer. Der emotionale Beigeschmack.

Dazu kommt: Trockenheit betrifft vor allem die dem Holz-Element zugeordneten Organe Leber und Gallenblase. Diese beginnen dann rasch zu brennen, sollten einmal Funken fliegen. Leber und Galle sind vom Grundcharakter her schon nicht die einfachsten Gesellen. Das haben wir in unserer Kultur ebenso herausgefunden: Die Galle spuckt gerne Gift. Die Leber ist so sensibel, dass sie sogar Läuse spürt. Sind beide Organ sauer, ergibt das alles andere als ein lustiges Lebensgefühl: Fehlt dem Holz die Feuchtigkeit, dann liegt nicht nur eine Reizbarkeit vor, dann fehlt vor allem der Humor. Humor bedeutet im lateinischen: Feuchtigkeit. Ohne Humor kann sich knochentrockenes Klima in der Gefühlswelt breit machen. Der saure Geschmack bewahrt die Feuchtigkeit und die Frühlingsgefühle im Kopf. In diesem Sinne: Sauer macht lustig.

Oder auch die Psyche: Im Analogiedenken der TCM kann unserem Geist Flüssigkeit fehlen. Er wird dann steif und verliert seine Beweglichkeit, wie ein Stück Holz, dem das Wasser entzogen wurde.

Das Spaß hört sich jedoch auf, wenn ein Zuviel an Saurem konsumiert wird. Vor allem, wenn man Süßes und Saures kombiniert. Süß befeuchtet. Süß gibt viel Energie. Sauer schnürt dieses Instantversorgungspaket ein und speichert dieses. Das ist gut für Schwangere, das ist gut für kleine Kinder, die beide intuitiv ein Faible für diese geschmackliche Kombination haben, ob Schokolade mit Essiggurken oder Fruchtgummi. Süß und sauer ist weiters gut für alle Menschen, die einen hohen Energiebedarf haben, die brennen, die schwitzen, die umsetzen. Süß und sauer ist weniger gut, wenn man dieses Powerpaket nicht gleich wiederverwertet: Es bilden sich sonst Speicher. Und mit jedem Mango-Frischkäse-Salat und jeden Cranberry-Joghurt kommt eine Ladung dazu, sprich immer mehr Feuchtigkeit, immer mehr Energie. Alles staut sich. Das kann zu Wasseransammlungen führen, zu Ödemen, zu weichem Stuhlgang, zu Übergewicht, zu rinnenden Sekreten aus allen möglichen Öffnungen. Eine mit Flüssigkeit gefüllte Plastiktüte auf zwei Beinen. Der Anfang vom Drama. Das Ende? Wenn die Flüssigkeit, die sich gestaut hat, plötzlich trübe wird und kippt. Wie ein Wassertümpel, der veralgt und brackig wird. So sieht es dann auch im Körper aus. Ein Störfaktor und die Ursache für viele gesundheitliche Probleme. In der TCM geht das von Neurodermitis bis zu Krebs.

Fazit: Sauer macht lustig. Sauer zieht zusammen. Sauer bewahrt. Für manche ist das gut. Für andere nicht.

Aber auch bei leichteren Erkrankungen ist sauer mit Vorsicht zu genießen, vorwiegend bei Infektionskrankheiten. Wir erinnern uns: Der saure Geschmack zieht zusammen und bringt nach innen. Das will man mit Krankheitserregern wie auch immer gearteter Natur nicht unbedingt tun. Viel eher sollte man diese sofort wieder vor die Tür setzen. Das bewirkt aber nicht der saure, sondern der scharfe Geschmack. Sprich: Lieber Ingwer als Zitrone.

Auf beide Geschmäcker sollte man verzichten, wenn es um den Magen geht. Der ist empfindlich auf Hitze. Druck verträgt er ebenso wenig. Scharfes ist oft heiß und Saures schnürt immer ein. Ein straffes wie hitziges Regime stößt dem Magen schnell auf. Sodbrennen oder Gastritis können die Folge sein. Dem Gewebe tut eine straffe Führung hingegen gut, denn das hängt oft müde in den Seilen und kann sich der Schwerkraft nicht erwehren. Es gilt: Ob Bingo-Wings oder Hämorrhoiden, gib Saures!

Nur bitte nicht übertreiben: Wird das energetische Korsett durch einen Exzess an Saurem zu eng geschnürt, dann erhöht sich der Muskeltonus: Sehnen und Bänder werden steif. Eine erhöhte Verletzungsanfälligkeit ist gegeben. Das erlebt man bei vielen Sportlern. Auch diese haben eine Affinität für die Kombination von süßem und saurem Geschmack. Oft wird nicht beachtet, dass sogar Mineralwasser unter die Kategorie sauer fällt. Bei drei bis vier Litern pro Tag wird man zwar großartig durchgespült, durch kontinuierliche Kontraktion aber auch verhärtet. Fazit: Sauer macht lustig. Sauer zieht zusammen. Sauer bewahrt. Für manche ist das gut. Für andere nicht.

Wirkungsweise des sauren Geschmacks:
Zusammenziehend, einschnürend, bewahrend, haltend
Bringt nach innen

Indikationen des sauren Geschmacks:
Bewahrt Energie und Substanz
Bewahrt Feuchtigkeit
Bei Trockenheitszuständen (Yin Mangel, Blut-Mangel)

Kontraindikationen des sauren Geschmacks:
Feuchtigkeitsprobleme wie Ödeme, Übergewicht, Zellulitis oder Zysten...
Verschleimung (ständiger Schnupfen, starker Auswurf, verstopfte Nebenhöhlen...)
Akute Erkrankungen, Beginn von Erkältungen
Magenbeschwerden wie Sodbrennen, Reflux, Schmerzen

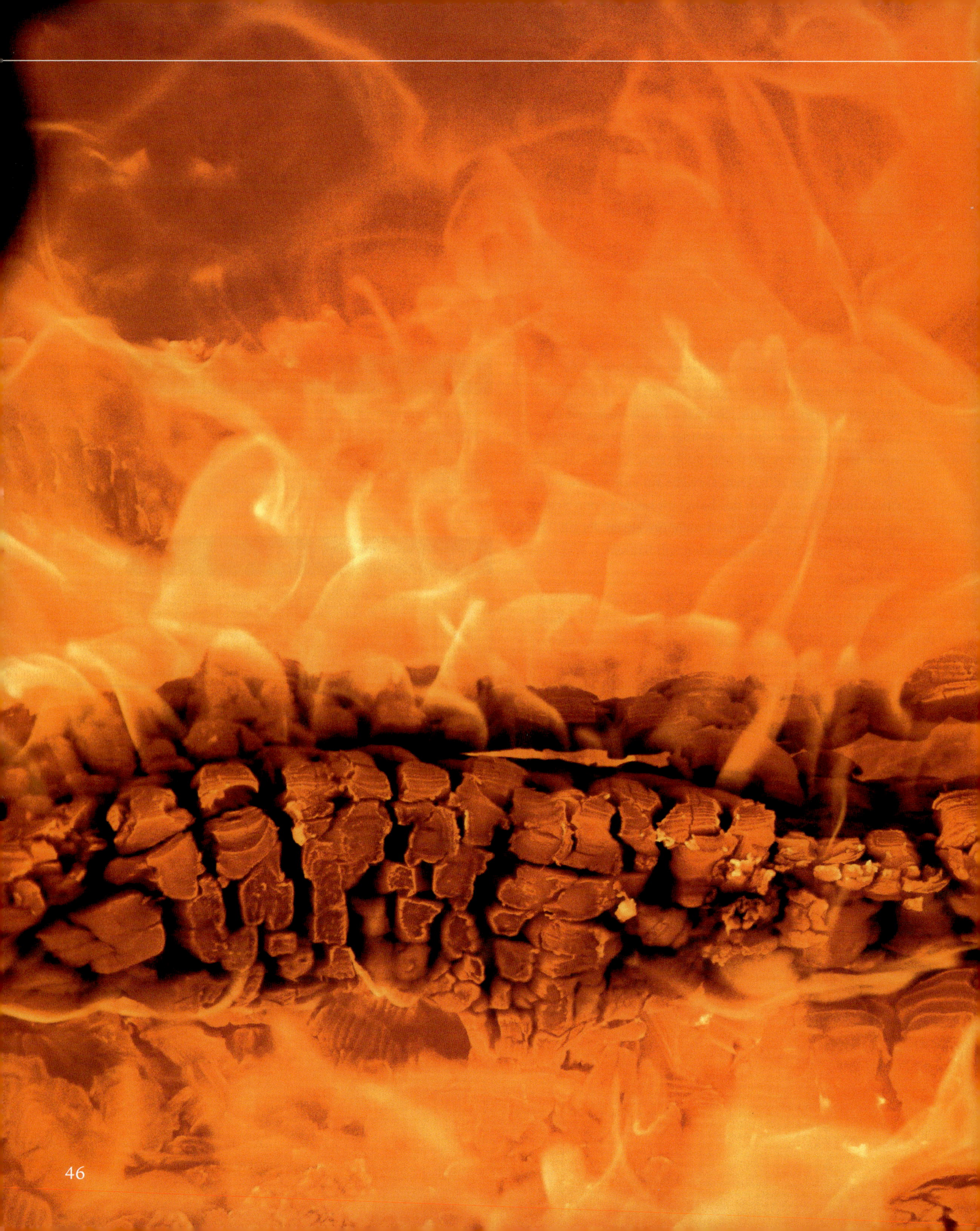

DAS FEUER-ELEMENT

DAS FEUER-ELEMENT

Jahreszeit: **Hochsommer**
Tageszeit: **Mittag**
Lebenszeit: **Frühes Erwachsenenalter**
Wachstumsphase: **Ausbildung und Entwicklung**
Energetische Wirkrichtung: **Nach Aussen, Zerstreuend**
Klimatischer Faktor: **Hitze**
Himmelsrichtung: **Süden**
Planet: **Mars**
Emotion: **Freude**
Tugend: **Liebe**
Farbe: **Rot, Orange**
Elementargeist: **Shen**
Geschmack: **Bitter**
Sinnesorgan: **Zunge**
Sinnesfunktion: **Sprechen**
Gewebe: **Blutgefässe**
Körperregion: **Gesicht**
Körperflüssigkeit: **Schweiss**
Symptom: **Palpitationen**
Klang: **Lachend**
Yin Organ: **Herz (11.00 - 13.00), Perikard (19.00 - 21.00)**
Yang Organ: **Dünndarm (13.00 - 15.00), Dreifacher Erwärmer** (21.00 - 23.00)
Frage: **Wann**

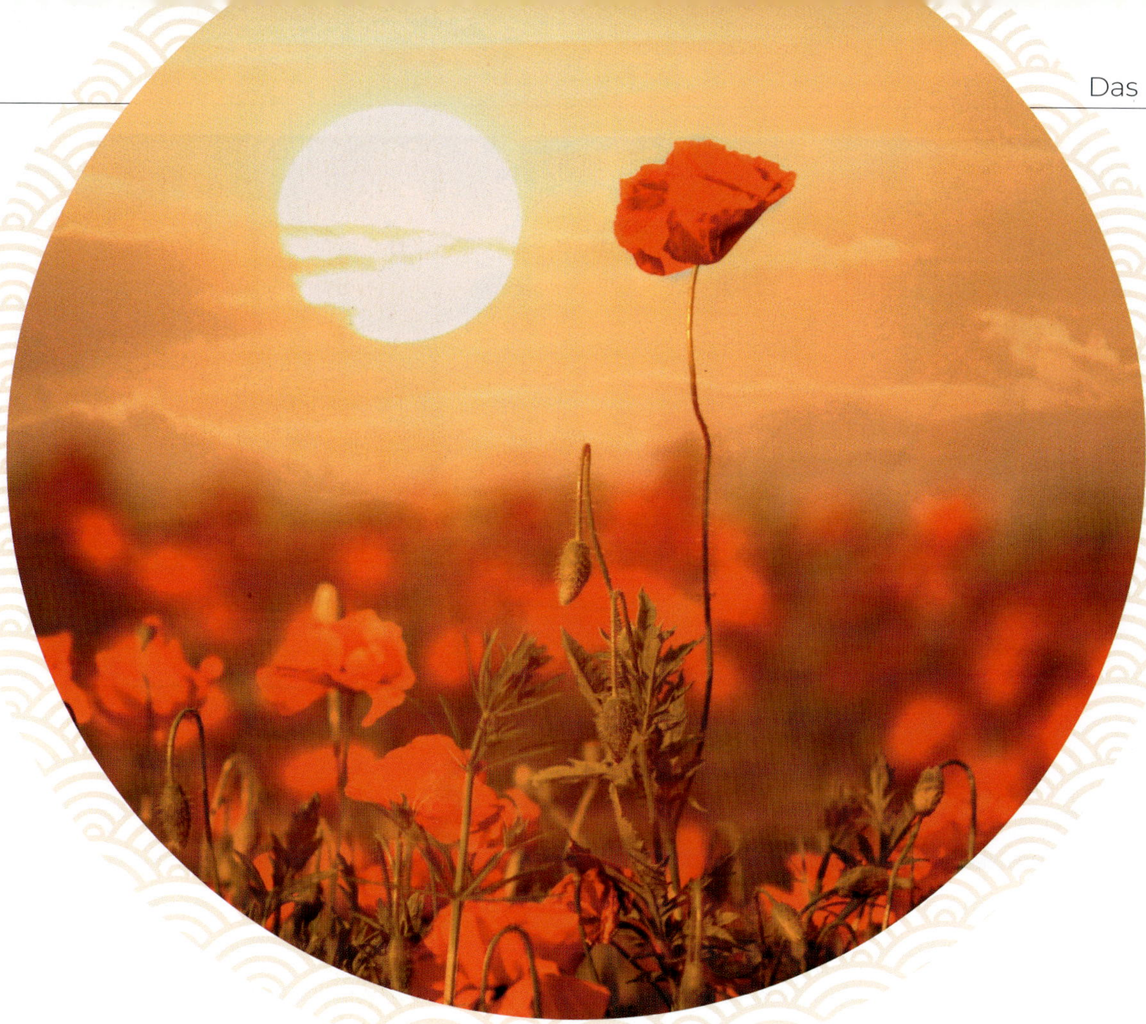

DIE JAHRESZEIT SOMMER:

ÖFFNEN UND VERTEILEN

Türen auf, Fenster auf: Der Sommer ist da. Die Tage sind lang. Die Nächte kurz. Das Licht dominiert. Und mit ihm die Wärme. Der Sommer verkörpert das Yang im Yang, das maximale Yang. Die TCM spricht von der Vollendung des Yang. Seinen Höhepunkt erlebt es am 21. Juni: Am Zeitpunkt der Sommersonnenwende. Bei uns der offizielle Beginn des Sommers. Die TCM sieht das anders. Da markiert die Sommersonnenwende die Mitte des Sommers. Höher als an diesem Tag kann die Sonne nicht stehen. Länger können die Tage nicht werden. Kürzer können die Nächte nicht sein. Ab jetzt geht es wieder bergab: What goes up, must come down. Das ist die Spielregel. Immerhin: Sechs Monate lang hat die lebensspendende Sonne einen rasanten Aufstieg aufs Firmament gelegt. Sie hat Eis geschmolzen, Schnee vertrieben, die Natur wachgeküsst, Blüten hervorgezaubert und den Menschen die Leichtigkeit des Seins zurückgebracht. Sie hat ihren Job gut gemacht. Sie will gefeiert werden. Daher: Sonnwendfeuer überall. Jetzt.

Der Brauch des Sonnwendfeuers geht weit zurück und ist heidnischen Ursprungs. Bezüglich dem Warum und Wieso gibt es viele Interpretationsansätze. Einer davon besagt: Es geht darum, der Sonne Energie zu schicken. Ihr die Wärme und die Kraft zurück zu geben, die sie auf ihrem Weg nach oben liegen gelassen hat. Geben wir ihr einen Proviant mit für die wohlverdiente Auszeit. Eine Unterstützung. Auf dass sie erholt und frisch zurückkommt. Es ist nicht davon auszugehen, dass das kleine bisschen Feuer auf der Erde der Sonne wirklich Energie

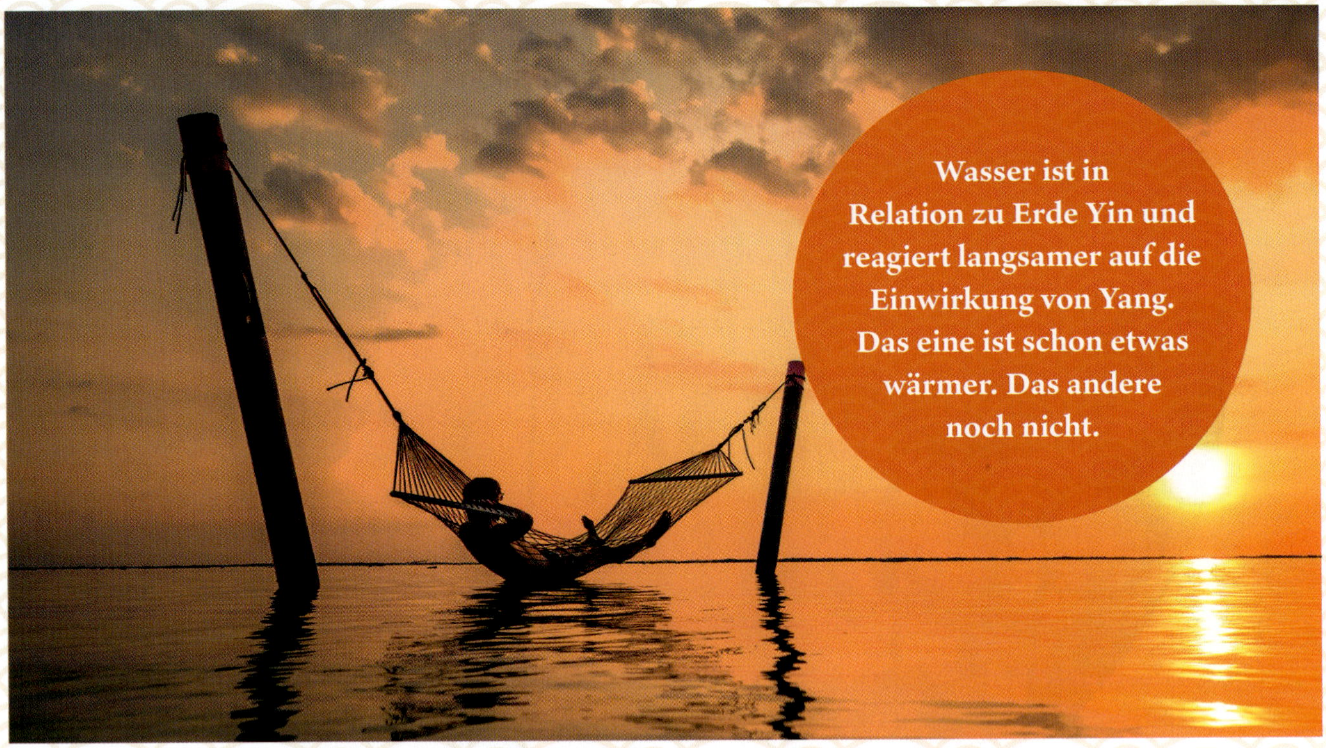

schickt. Aber die Geste zählt. Und aus dieser Geste könnte unser westliches Verständnis des jahreszeitlichen Kreislaufes Inspiration beziehen. Vor allem was die Definition des Sommeranfangs betrifft: Wie kann man nur den Beginn der Jahreszeit des größten Yang an einem Tag legen, wo dieses seinen Zenit erreicht? Mit dem Erreichen dieses Höhepunkts ist er an jedem weiteren Tag bereits überschritten. Die Verhältnisse ändern sich. Das Yang beginnt abzunehmen. Die Sonne verabschiedet sich. Der Name legt es nahe: Sommersonnenwende!

Nimmt man es genau, kommt die Sache Sommer bereits wesentlich früher ins Rollen. Das ist den Meteorolog*innen bekannt. Ab Anfang Mai sind die Temperaturen am Festland meist schon sehr hoch. Es findet eine schnelle Erwärmung statt. Die großen Wasserflächen der Meere und Ozeane können da nicht mithalten. Wasser ist in Relation zu Erde Yin und reagiert langsamer auf die Einwirkung von Yang. Das eine ist schon etwas wärmer. Das andere noch nicht. Durch diese Differenz entsteht eine Dynamik: Kalte Luftströmungen aus den Polargebieten werden auf das Festland gedrückt, ausgerechnet dann, wenn man der Meinung ist, das Schlimmste bereits hinter sich zu haben. Plötzlich lässt die dunkle Jahreszeit nochmals grüßen. Der Volksmund spricht von den Eisheiligen. An diesen kann es durchaus noch einmal Morgenfrost geben. Oder Sauwetter, das eher zum Februar passen würde. Die TCM sagt: Das Yin des Winters kann sich bis Mitte Mai zeigen. Ab dann hat das Yang das Zepter sattelfest in der Hand und die Kälte keinen Auftrag mehr. Baba Yin. Willkommen Yang. Und wenn das Yang dominiert, dann muss das der Beginn des Sommers sein. Dieser setzt laut TCM exakt nach dem Ende unserer Eisheiligen ein.

Es geht darum, der Sonne Energie zu schicken. Ihr die Wärme und die Kraft zurück zu geben, die sie auf ihrem Weg nach oben liegen gelassen hat.

Die Vorherrschaft des Yang bringt in der Natur eine Veränderung der energetischen Dynamik mit sich. Im Frühling, nach der Zeit der großen Dunkelheit, nach der langen Kälte, begibt sich alles auf die Jagd nach dem sehnsüchtig vermissten Licht, nach der entbehrten Wärme. Die Wirkrichtung des Frühlings geht nach oben, in Richtung Sonne. Die Wirkrichtung des Sommers geht nach außen:

Im Frühling, nach der Zeit der großen Dunkelheit, nach der langen Kälte, begibt sich alles auf die Jagd nach dem sehnsüchtig vermissten Licht, nach der entbehrten Wärme.

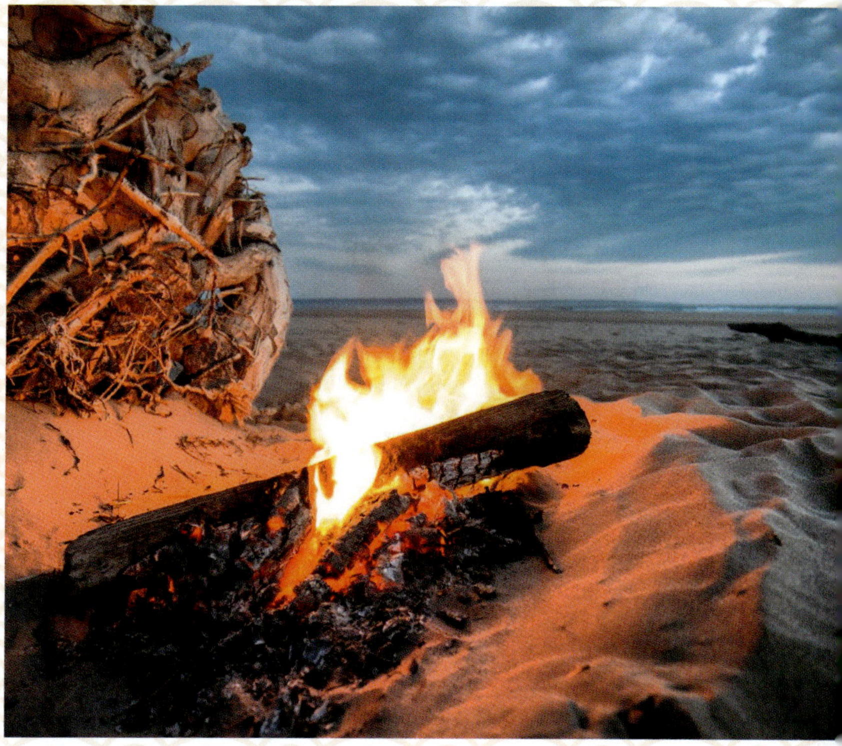

Nach außen im Sinne einer Öffnung, einer Ausdehnung. Yang ist Licht. Yang ist Wärme. Licht und Wärme dehnen sich aus, in alle Richtungen. Der Sommer ist durchdrungen von Yang. Man muss ihm nicht nachjagen. Es gibt genug davon. Man braucht es nur herein zu lassen. Yang ist Leben. Daher: Öffnung auf allen Ebenen. Wir öffnen Türen und Fenster. Wir öffnen Hemden und Blusen. Und wenn das Yang so richtig zur Hochform aufläuft, wenn die Stadt zum Glutofen wird, wenn man untertags gebraten und nächtens gedünstet wird, dann öffnen sich auch die Poren. Es wird geschwitzt. Die Wärme dringt bis in die Knochen ein. Das Innerste kehrt sich nach außen. Man kann nichts verbergen. Man sieht. Man riecht. Man hört. Das Leben spielt sich bevorzugt draußen ab. Es pulsiert in den Straßen. Es pulsiert in den Gärten. Es pulsiert rund um das kühle Nass. Es pulsiert in der Nacht. Man trifft sich, man redet, man tauscht sich aus, ungezwungen und fröhlich. Das ist die Offenheit des Sommers. Das ist die Ausdehnung und Zirkulation des Yang.

Die TCM sagt: Das Yin des Winters kann sich bis Mitte Mai zeigen. Ab dann hat das Yang das Zepter sattelfest in der Hand und die Kälte keinen Auftrag mehr.

Soviel Offenheit und Ausdehnung machen auch vor der Seele nicht halt. Wenn es eine Jahreszeit gibt, in der sie sich bedenkenlos mit all ihren Facetten zeigen kann, dann im Sommer. Das Feuer-Element liebt die Freude und die Lebenslust. Es liebt die Intensität und die Leichtigkeit des Seins. Es gibt nichts Schweres, dass den Höhenflug des Yang trüben könnte. Man hat nichts zu befürchten. Der Strudel der Dunkelheit wird einen nicht verschlingen. Man wird nicht erfrieren. Man wird nicht verhungern. Irgendwie kommt man im Sommer immer über die Runden. Die Tage sind lang, die Nächte lau. Es bleibt genügend Zeit für Müßiggang. Man kann die Seele baumeln lassen. Nicht ohne Grund haben die südlichen Länder das Savoir-vivre par excellence kultiviert. Aufpassen muss man nur auf den mit dem Feuer-Element in Verbindung stehenden klimatischen Faktor: Der Hitze.

Ein Grundgesetz von Yin und Yang ist, dass ein Pol bei ausgeprägter Dominanz das Gegenteil hervorruft. Ist es

Aufpassen muss man nur auf den mit dem Feuer-Element in Verbindung stehenden klimatischen Faktor: Der Hitze.

kalt (Yin), beginnen wir zu zittern (Yang), um uns zu wärmen. Ist es heiß (Yang), werden wir passiv (Yin). Das Yang des Sommers macht uns Yin. Das Yang des Sommers kann unser Yin aber auch auffressen. Wie die Feuchtigkeit in einem Blumentopf, den man in der prallen Sonne stehen gelassen und zu gießen vergessen hat. Ohne Yin macht sich Trockenheit breit. Trockenheit kann auch in unserem Körper entstehen. Das wirkt sich vor allem auf die Organe aus, die viel zu tun haben, die sehr Yang sind, allen voran

Das Feuer-Element liebt die Freude und die Lebenslust. Es liebt die Intensität und die Leichtigkeit des Seins.

das Herz. Ein Motor ohne Öl wird Probleme bekommen. Wir merken das am Kreislauf. Selbst bei geringer Belastung wird der Motor nicht reibungsfrei schnurren. Es gilt aufzupassen. Es gilt sich anzupassen. Auch hier machen es uns die südlichen Länder vor. Stichwort Siesta. Die Mittagszeit ist die Zeit des größten Yang. Die perfekte Antwort darauf: Maximales Yin. Also Schlaf. Generell gilt für die Jahreszeit: Wir sollten uns wenig bewegen, uns wenig anstrengen, uns wenig verausgaben. Wir sollten es wesentlich ruhiger angehen. Wir sollten viel Flüssigkeit zu uns nehmen. Wir sollten leichte Kost zu uns nehmen. Wir sollten es uns leicht machen. Auf allen Ebenen. Da ist sie wieder, die Leichtigkeit des Seins. Der Sommer ist die Vollendung des Yang. Es gibt nichts zu tun. Hängematte. Badeteich. Ein kühler Drink im Schatten. So pflegt man das Yin. So sollte man auf das große Yang reagieren.

Wird das Yang jedoch zu groß, dann kann es gefährlich werden. Dann gibt es nicht nur Trockenheit, sondern Wassermangel, Dürre, Ernteausfälle oder Waldbrände. Das Yang ist außer Kontrolle. Das Yang ist auf zerstörerischer Mission. Es kann zu ernsthaften Krisen kommen. Krisen zählen jedoch zum Wasser-Element, selbst wenn sie in der heißen Jahreszeit auftreten. Krisen können die Existenz bedrohen. Das Wasser-Element ist unsere Überlebensinstanz. Es geht um Gefahr, um den Umgang mit der Gefahr, um Mut und Risiko,

Da ist sie wieder, die Leichtigkeit des Sein. Der Sommer ist die Vollendung des Yang.

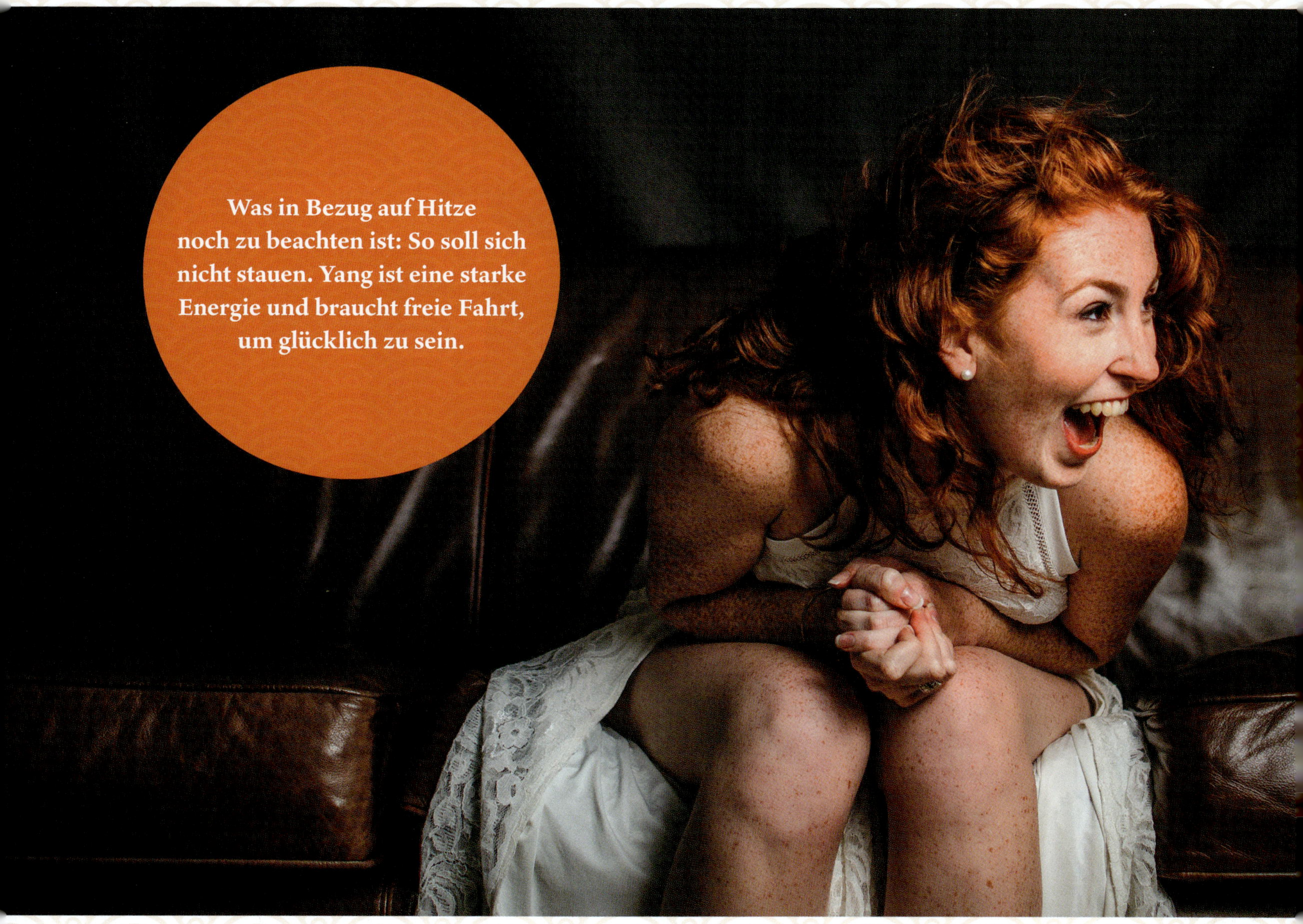

um Kampf oder Flucht. Alles Aspekte des Wasser-Elements. Das passt nicht wirklich zum Feuer-Element. Das passt nicht zum Karibik-Feeling des Sommers. Zu den Sonne-Gute-Laune-Tagen.

Was in Bezug auf Hitze noch zu beachten ist: Sie soll sich nicht stauen. Yang ist eine starke Energie und braucht freie Fahrt, um glücklich zu sein. Man muss es nicht pushen. Man darf ihm nur nichts in den Weg stellen. Daher: Weg mit allem, was einengt. Weg mit Beschränkungen. Weg mit Einschränkungen. Freie Zirkulation. Zulassen. Geschehen lassen. So wird der Sommer zum Fest.

Kernqualitäten des Feuer-Elements
Jahreszeit: Sommer
Charakteristik: Vollendung und Expansion
Wirkrichtung: Nach außen, zirkulierend, zerstreuend
Klimatischer Faktor: Hitze

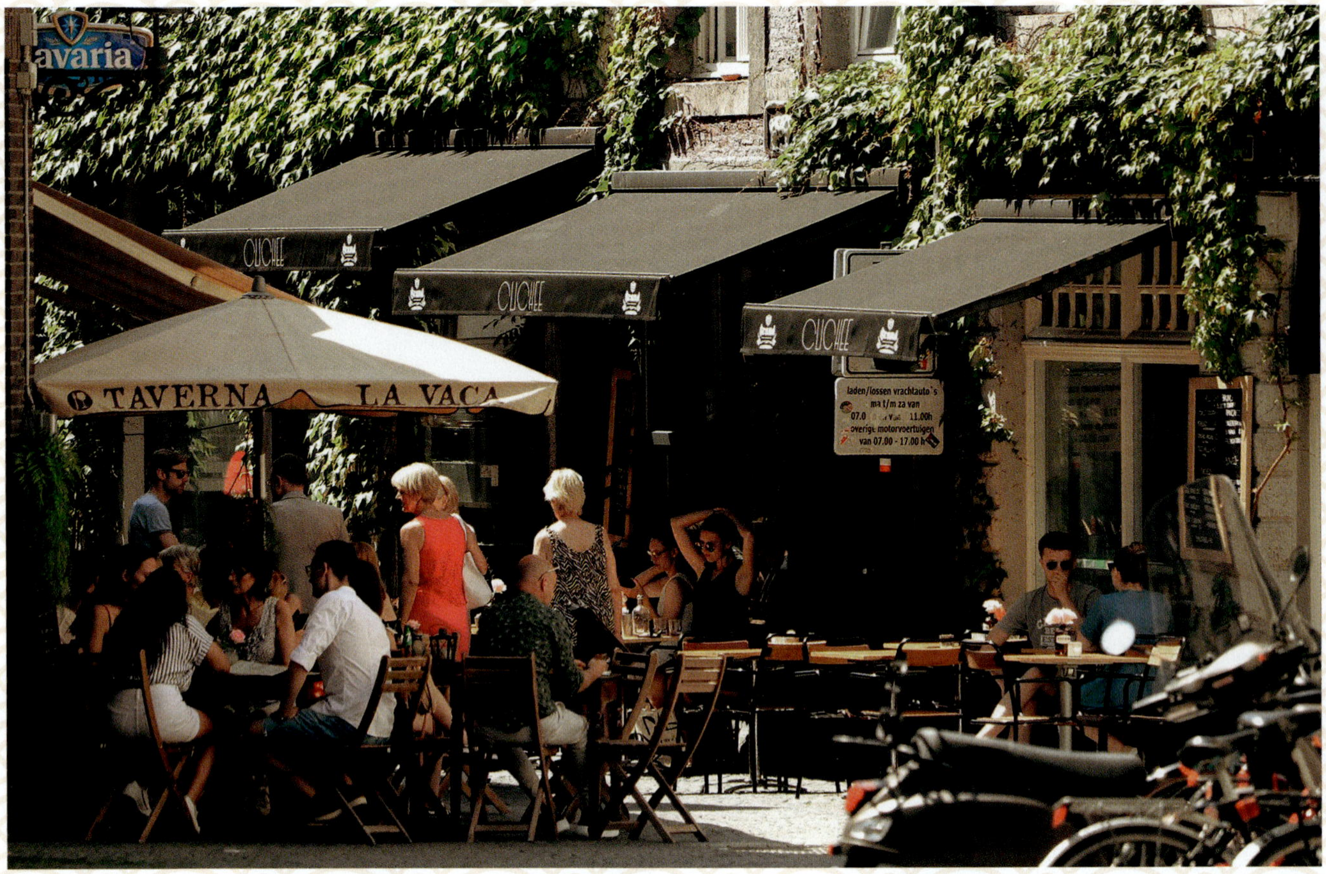

DER SOMMER IM LEBEN

Im Sommer erreicht die Sonne ihren Höchststand. So auch zu Mittag. Die Mittagszeit kann als der Sommer des Tages gesehen werden. Mehr Licht geht nicht. Mehr Yang geht nicht. Das heißt aber auch: Plafond erreicht. Die Mittagszeit markiert einen Übergang: Hat sich das Yang von der Früh an auf seinem Weg nach oben gemacht und seine maximale Ausdehnung erreicht, beginnt es sich am Nachmittag wieder zurückzuziehen. Zuerst will es seinen Höhepunkt genießen: Ist nicht jede Mittagspause wie eine kleine Sonnwendfeier, zu der man sich mit anderen Menschen trifft, um die am Vormittag durch konzentriertes oder belastendes oder unzureichend herausforderndes Arbeiten verdichtete, vielleicht auch aufgestaute Energie wieder freier zirkulieren zu lassen? Durch Speis und Trank, durch Gespräch und Gelächter? Ist nicht jeder nach dem Mahl konsumierte Kaffee wie ein kleines Sonnwendfeuer, dazu gedacht, das innere Yang noch einmal ordentlich anzukurbeln, damit es auch am Nachmittag für genügend Antrieb und Fokus sorgt? Ist das also in Summe nicht genau die Zeit, in der die dem Feuer-Element zugeordneten Qualitäten wie Öffnung, Austausch und Zirkulation so richtig lebendig werden?

Ob Sommer oder Mittag: Licht und Wärme unterstützen die Bewegung des Lebens nach außen. Außer natürlich: Das Yang ist zu extrem. Dann müssen wir uns vor ihm schützen. Dann ziehen wir uns lieber zurück. In den Schatten. In das Kühl wohl temperierter Räume. Wir erinnern uns: Zuviel Yang macht Yin. Wohlige Wärme, moderate Hitze, das sind die Temperaturen, unter denen sich

> Die Mittagszeit ist die Zeit des größten Yang. Die perfekte Antwort darauf: Maximales Yin. Also Schlaf.

Dann füllen sich zu mittags die Cafés und die Gastgärten. Das Leben pulsiert auf der Straße wie ein gut gelauntes Herz in einem großräumigen Brustkorb.

das Leben frei und fröhlich ausbreiten kann. Dann füllen sich zu mittags die Cafés und die Gastgärten. Das Leben pulsiert auf der Straße wie ein gut gelauntes Herz in einem großräumigen Brustkorb. Von oben sieht die Sonne freudvoll zu. Zur Mittagszeit steht sie in der dem Feuer-Element zugeordneten Himmelsrichtung: Im Süden.

In mehr oder weniger allen Kulturen, die mit den Himmelsrichtungen archetypische Qualitäten verbinden, steht der Süden für das Feuer, für das Brennen, für das Licht der Erkenntnis. Aber auch für die Vollendung, für das Vollbrachte. Um diese Aspekte mit dem Süden in Verbindung zu bringen, muss man nicht groß esoterisch angehaucht sein. Es reicht, die Natur zu beobachten. Süden ist Sommer ist Sonne. Im Sommer brennt das Feuer vom Himmel. Die meisten Prozesse in der Natur haben ihren Höhepunkt erreicht. Was im Frühjahr noch ein kleines, für Laien undefinierbares Etwas aus zartgrünen Blättern war, hat nun eine klare Identität und eine charakteristische Form gefunden, die deutlich zum Ausdruck gebracht wird. Die Wachstumsphase des Holz-Elements ist vollbracht. Jetzt gilt es sich zu zeigen. Mit Intensität. Die Blüte. Die Vollendung.

> Es sind die feurigsten Jahre des Lebens. Es sind die Jahre, in denen man selber zum Sommer wird.

Intensität und Blüte sind die charakteristischen Kennzeichen der mit dem Feuer-Element in Verbindung stehenden Lebensphase: Das frühe Erwachsenenalter, von der Pubertät bis circa 30 Jahre. Es sind die feurigsten Jahre des Lebens. Es sind die Jahre, in denen man selber zum Sommer wird. Ein Übermaß an Energie macht sich im Inneren breit und drängt nach außen. Der Wechsel vom Holz-Element in das Feuer-Element zeigt sich durch die Entfaltung der Sexualität. Durch das Entdecken der Liebe. Durch das Freisetzen der eigenen Identität, die

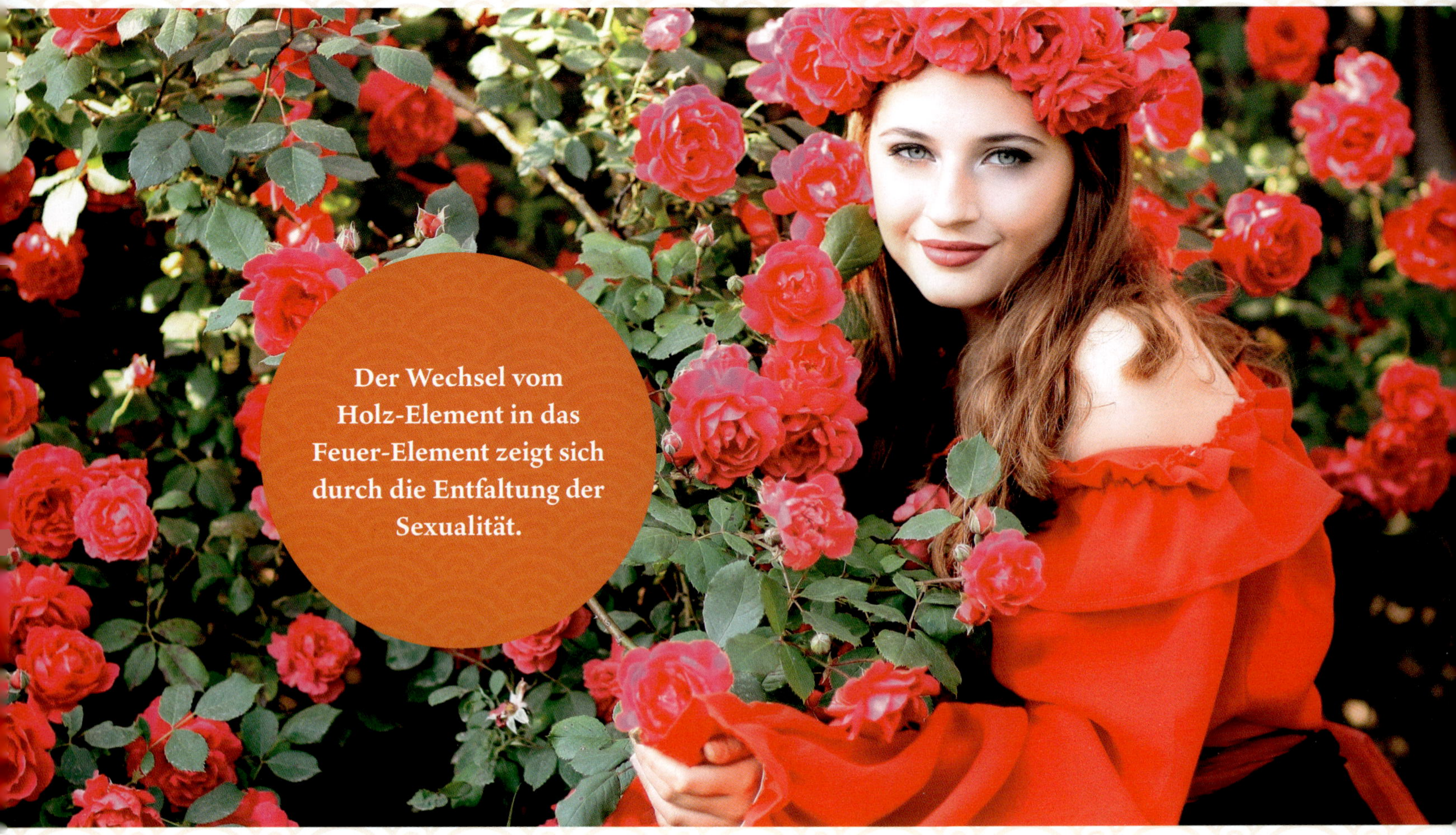

sich mit aller Kraft im Leben manifestieren will. Die das Leben ebenfalls zu einem Sommer für sich machen möchte. Einen Sommer mit Leichtigkeit, mit Festen, mit Feiern, mit Begegnungen, mit Austausch auf allen Ebenen, vor allem aber auch mit einer Leidenschaft, die einzig den Himmel als Limit akzeptiert und die sich schwer in anderen Lebensphasen reproduzieren lässt, außer natürlich, man findet erst später in seine individuelle Feuer-Phase. Das kann durchaus passieren.

Die Zeiten haben sich geändert. Oft haben wir die körperliche Reife bereits vollendet, stehen physisch am Zenit unserer Kräfte, hinken jedoch mental wie emotional unserer Entwicklung hinterher. Wir haben die Pubertät nicht wirklich abgeschlossen. Wir sind nicht ausgereift. Sprich Abkoppelung von den Eltern. Sprich Manifestation der inneren Vorstellungskraft. Sprich unabhängiger und selbstverantwortlicher Lebensentwurf. Ist es vermessen zu behaupten, dass sich dieser ganze Prozess um gut zehn Jahre nach hinten verschoben hat? Daran ist nichts auszusetzen. Wichtig ist, dass man die jeweiligen Entwicklungsphasen durchlebt. Wann auch immer. Wie auch immer. Sonst wird man zu einem Kreislauf der Elemente, dem eine Jahreszeit mehr oder weniger komplett fehlt. Das hat dann schon seine Auswirkungen. Ein Rad, dem eine Speiche fehlt, läuft nicht rund.

Das Kennzeichen von Feuer-Phasen im Leben ist Begeisterung und Intensität. Man bringt sich durch Hingabe zum Blühen.

Das Kennzeichen von Feuer-Phasen im Leben ist Begeisterung und Intensität. Man bringt sich durch Hingabe zum Blühen. Man vollbringt etwas, das Freude und Erfüllung bereitet. Etwas, dass das Herz erfüllt. Nicht ohne Grund zählt die Liebe zum Feuer-Element. Wir sprechen nicht von der Verliebtheit, nicht von den Schmetterlingen

Intensität und Blüte sind die charakteristischen Kennzeichen der mit dem Feuer-Element in Verbindung stehenden Lebensphase.

im Bauch. Verliebtheit ist der Anfang einer Beziehung, der Frühling. Da hat das Holz-Element seine Finger im Spiel. Das ist die Zeit des Sturmes, des Dranges. Der klimatische Faktor des Holz-Elements ist der Wind. Die Phase der Verliebtheit ist eine stürmische Zeit, die einen nicht zu Ruhe kommen lässt. Da hebt man der nach oben gerichteten Wirkrichtung des Holz-Elements entsprechend richtiggehend ab. Man schwebt. Über dem Boden. Auf Wolke Nummer Sieben. Der Schritt von der Verliebtheit hin zur Liebe markiert den Wechsel in das Feuer-Element. Verliebtheit macht heiß. Liebe wärmt. Verliebtheit macht verwirrt. Liebe macht klar. Verliebtheit lässt das Herz zerspringen. Liebe lässt das Herz reifen und blühen. Die Schmetterlinge sind zu einem stabilen Glutstock geworden, der auch in schlechten Zeiten wärmt. Die Vollendung des Yang. Die Vollendung der Zuneigung.

Generell: Das Holz-Element und das Feuer-Element haben eine ähnliche Charakteristik. Beide sind Ausdruck der ab der Wintersonnenwende aufsteigenden Yang-Qualität. Das Holz-Element ist das kleine, das Feuer-Element das große Yang. Beide Elemente zeichnen sich durch Bewegung und Dynamik aus. Das Holz-Element birgt Unruhe und Spannung in sich. Es ist auf der Suche. Es ist im Wachstum. Es muss sich erst finden. Das Feuer-Element hat sich gefunden. Das verleiht ihm

Man strahlt, wie die Sonne. In der Liebe. Im Beruf. Im Beruf ist die Feuer-Phase die Zeit des Erfolges.

eine Leichtigkeit, gepaart mit Klarheit und Erkenntnis. Man weiß, wer man ist. Das will zum Ausdruck gebracht werden, mit einem Strahlen. Man strahlt, wie die Sonne. In der Liebe. Im Beruf. Im Beruf ist die Feuer-Phase die Zeit des Erfolges. Wünsche und Hoffnungen haben sich manifestiert. Der Traum ist Realität geworden. Es ist vollbracht. Es ist vollendet. Man befindet sich dort, wo man sein möchte. Man ist am Höhepunkt angelangt. Das

Intensität und Blüte sind die charakteristischen Kennzeichen der mit dem Feuer-Element in Verbindung stehenden Lebensphase.

gelingt dem einen früher, dem anderen später. Manchen gelingt es nie. Und dann gibt es die, die es immer wieder schaffen, die trotz des Wandels des Älterwerdens ihr inneres Feuer bewahren können. Man merkt das: An dem Leuchten in den Augen.

Bleibt man auf beruflicher Ebene oder bei anderen Tätigkeiten in der Energie des Holz-Elements hängen, dann verharrt man im Tun. Dann will man immer nur tun, arbeiten, tun, arbeiten, tun. Irgendwann macht das müde und mürbe. Das ist wie ein Wachstum, das nie zur Blüte gelangt. Wie ein Marathon ohne Ziellinie. Das Feuer-Element braucht seine Triumphe. Das Feuer-Element kann sich über diese freuen. Wobei es wichtig ist, sich nicht von außen definieren zu lassen, sondern den inneren Wertmaßstäben zu folgen. Es geht darum, das zu manifestieren, was im eigenen Herzen schlummert. Es geht darum, seinen eigenen Vorstellungen gerecht zu werden. Das muss nicht immer ein großartiger Sprung auf der Karriereleiter oder ein sichtbarer Gewinn sein. Das Feuer in uns erkennt, dass etwas zur Blüte gelangt ist und feiert es entsprechend. Dabei geht es vor allem auch um Wandlungsprozesse.

Jede Lebensphase, die mit einer deutlichen Transformation der Persönlichkeit einhergeht, kann als Feuer-Phase gesehen werden. Das ist die eigentliche Kraft des Feuers: Etwas dauerhaft zu verändern.

Jede Lebensphase, die mit einer deutlichen Transformation der Persönlichkeit einhergeht, kann als Feuer-Phase gesehen werden. Das ist die eigentliche Kraft des Feuers: Etwas dauerhaft zu verändern. Nicht an der Oberfläche. Sondern tief im Inneren, quasi strukturell. Auch hier ist ein klarer Unterschied zum Holz-Element

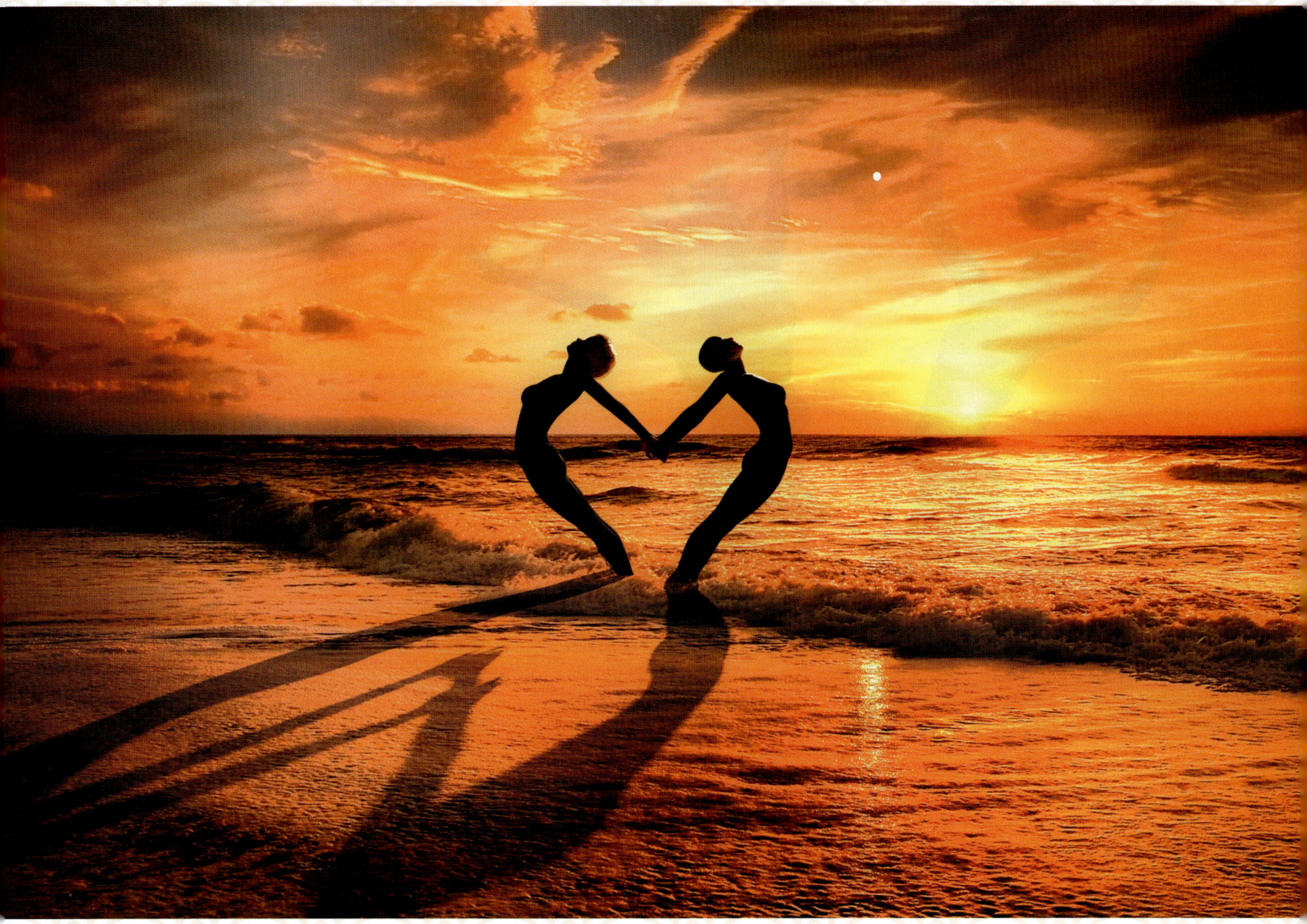

gegeben. Holz lässt sich verbiegen und verformen. Holz wächst. Das Holz-Element steht für Veränderung. Für eine Veränderung, die passiert. Es ist jedoch das Feuer, das für wirkliche Transformation sorgt. Feuer verbrennt, was war, damit etwas Neues entstehen kann. Deutlich ist diese Wandlung in der Pubertät. Die Zeit der Kindheit ist vorbei. Man verpuppt sich, wie eine Raupe. Umbauprozesse finden statt. Plötzlich schlüpft ein Schmetterling, ein neues Lebewesen. So drastische Wandel gibt es wenige im Leben. Aber es gibt sie und immer hat das Feuer-Element als Katalysator seine Finger mit im Spiel. Bei allen markanten Übergängen formt sich letztendlich eine neue innere Identität. Damit dies wirklich passieren kann, braucht es Transformation. Es braucht Feuer.

Das Feuerelement im Leben
Mittag
Süden
Frühe Adoleszenz
Vollendung, Höhepunkt

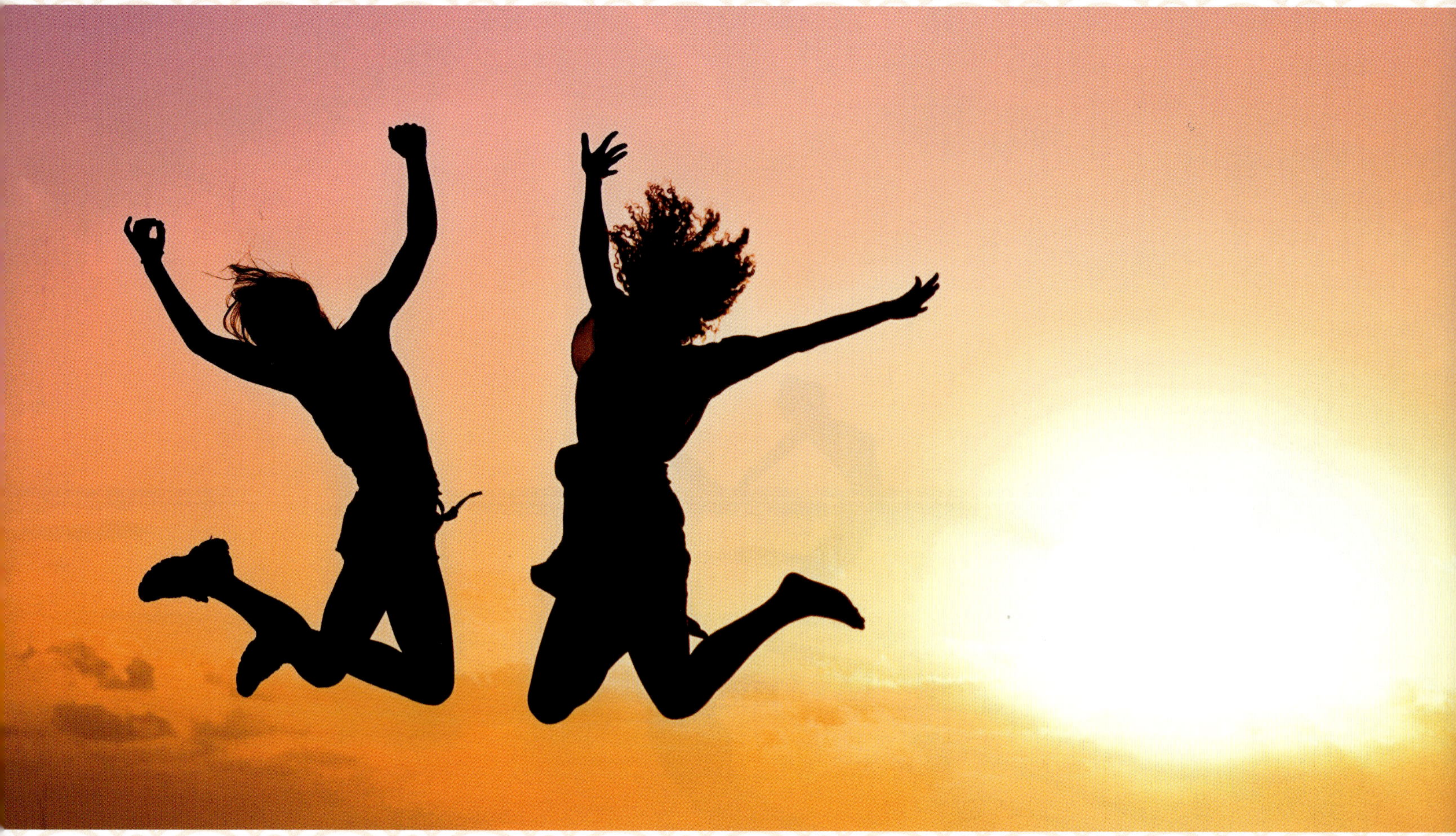

DIE EMOTION FREUDE

Der Sommer steht als großes Yang dem großen Yin des Winters gegenüber. Feuer und Wasser, Sommer und Winter, das sind die großen Urpolaritäten. Eine Gegenüberstellung hilft für das Verständnis. Der Winter hat einen existentiellen Beigeschmack. Der Sommer ist das Gegenteil davon. Kein schneidender Wind, kein waagrechter Eisregen, kein grausig grauer Schneematsch, der jeden längeren Aufenthalt außerhalb der eigenen vier Wände zu einem stetigen Kampf gegen Widrigkeiten und den inneren Schweinehund macht. Keine schon am frühen Nachmittag einsetzende Dämmerung, die an der Lebenslust genauso nagt wie am Energieniveau. Keine einengende, auf Schutz und Funktionalität ausgerichtete Bekleidung, die einem das Gegenüber nur in groben Umrissen erahnen lässt. Kein eingezogener Kopf. Keine hochgezogenen Schultern. Nein. Die Ernsthaftigkeit und die Schwere der dunklen Jahreszeit ist im grellen Licht des Sommers dahingeschmolzen wie eine Kugel Vanilleeis zur Mittagszeit.

Am Morgen begrüßt melodisches Vogelgezwitscher den werdenden Tag. Frische Früchte zum Frühstück am Balkon. Mit den Flip-Flops in die Arbeit. Mit dem Sonnenhut beschwingt in einen Feierabend, der genügend Zeit offen lässt, um sich dem Genuss der angenehmen Seiten des Lebens zu widmen. Ob Schwimmbad, Waldspaziergang oder Open Air Konzert. Man kann sich ungetrübt dem Leben hingeben und sich vom Strom der omnipräsenten Sinnlichkeit treiben lassen. Farben, Schattierungen, Düfte. Alles steht offen, alles öffnet sich, ob Blüten, Fenster, Türen oder Poren. Vor allem aber auch: Das Herz. Entsprechend der energetischen Wirkrichtung des Feuer-Elements breitet sich dieses so richtig aus. Ein offenes Herz ist gut drauf, es freut sich, womit wir bei der dem Feuer-Element zugeordneten Emotion wären: Der Freude.

Freude ist der natürliche Ausdruck des Herzens, wenn es sich zeigen darf. Freude geht mit der im Sommer dominierenden Qualität des vollendeten Yang einher.

Freude ist der natürliche Ausdruck des Herzens, wenn es sich zeigen darf. Freude geht mit der im Sommer dominierenden Qualität des vollendeten Yang einher: Wir befinden uns am Höhepunkt des Jahreskreislaufs, es ist vollbracht. Die Natur freut sich darüber. Und wir freuen

Alles steht offen, alles öffnet sich, ob Blüten, Fenster, Türen oder Poren. Vor allem aber auch: Das Herz.

uns mit. Wir breiten die Arme aus, um die Welt zu umarmen. In dieser Geste drückt sich die nach außen gerichtete Energie des Feuer-Elements aus. Die Bewegung erfolgt vom Zentrum des Brustkorbs ausgehend über die Arme bis in die Fingerspitzen: Das Tor zum Herzen steht offen, bereit zum Austausch. Zirkulation ist angesagt. Das Herz kann sich ausdrücken. Das braucht es auch, weil es das Organ ist, das besonders sensibel auf Druck und Enge reagiert. Druck im Oberkörper bauen wir mit vor der Brust verschränkten Armen auf. Mit Muskelspannung. Ein Panzer. Ein Korsett. Mit diesem wollen wir uns schützen. Im Winter, vor allem, vor der Kälte, aber auch vor emotionaler Kälte, vor Gefühlslawinen, vor Angriffen, die das Herz bedrohen oder bedrohen könnten. Diese Haltung entspricht der zusammenziehenden Wirkkraft des Wasser-Elements: Rückzug. Bewahren. Schützen. Ausgebreitete Arme signalisieren hingegen eine Öffnung, eine Freizügigkeit, den Wunsch nach Verbindung.

Damit einher geht die Fähigkeit zu fühlen. Wiederum gilt: Kälte und eisigen Wind mag man nicht an die eigene Haut heranlassen. Wohlige Wärme hingegen schon. Ebenso erfrischendes Nass, wenn sich die Umgebungstemperatur einbildet, die Reinkarnation einer Sauna zu sein. Das Herz mag fühlen. Das Feuer-Element ebenso. Und beide lieben ganz besonders andere Menschen. Feuer, das sich verbindet, beginnt stärker zu lodern. Geteilte Freude ist doppelte Freude. Durch die Offenheit der

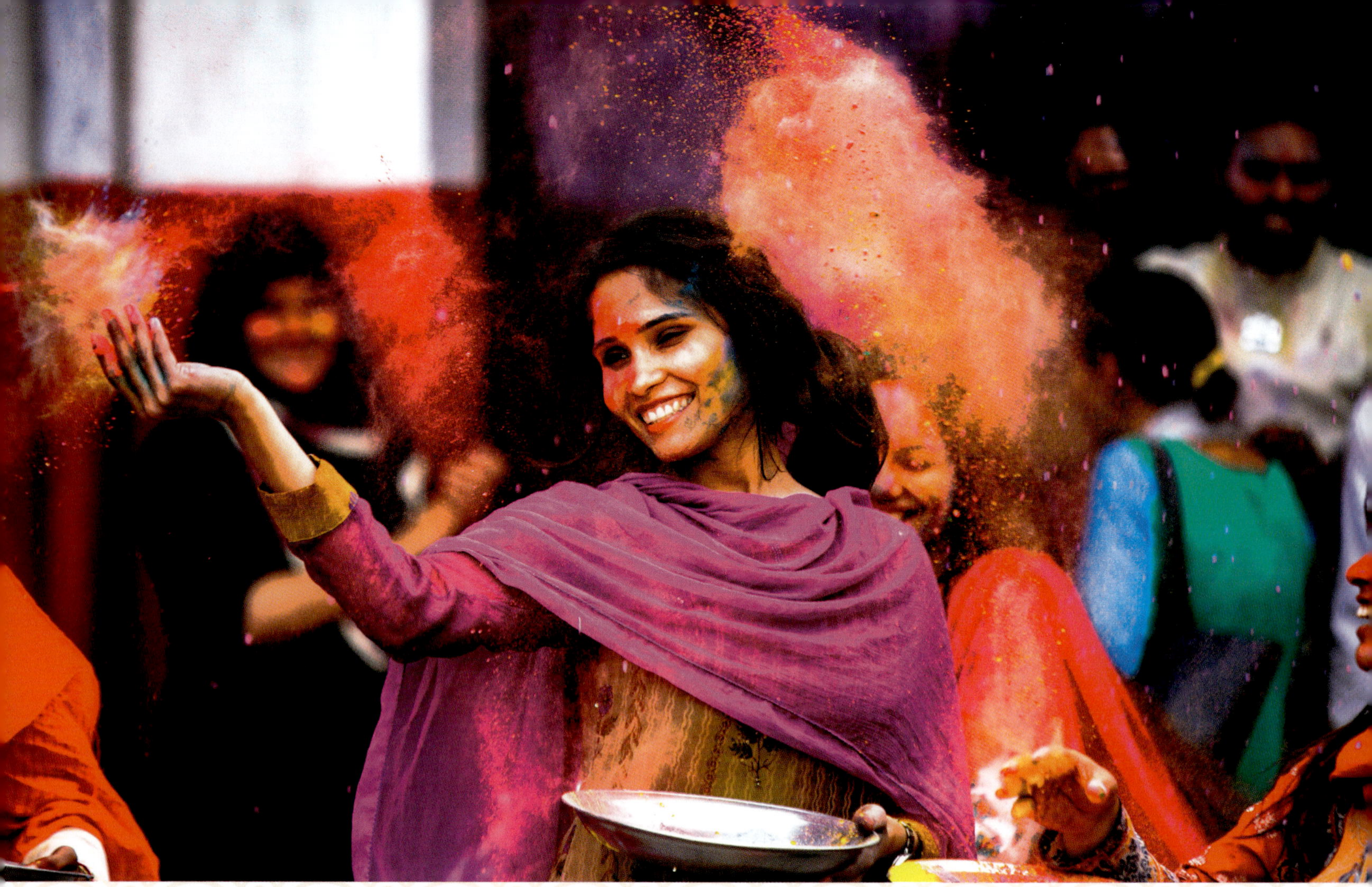

Freude treten wir in Kontakt. Wir kommunizieren, wir berühren, wir lassen uns berühren, lassen uns bewegen, das Leben pulsiert durch uns hindurch. In Summe ergibt das die Lebendigkeit des Sommers, die Lebendigkeit der Feuer-Phasen im Leben, die ihre Blütezeit in den jungen Erwachsenenjahren hat.

> Ausgebreitete Arme signalisieren hingegen eine Öffnung, eine Freizügigkeit, den Wunsch nach Verbindung.

Während die Grundemotionen der anderen Elemente - Angst, Wut, Sorgen und Trauer - oftmals einen heiklen Beigeschmack haben, erfreut sich die Freude eines durchwegs positiven Images. Kann es daher zu viel der Freude geben? Kann uns Freude schaden? Die TCM sagt: Ja. Bei den Emotionen geht es nicht um den Sympathiefaktor. Es geht um die energetische Dynamik. Es geht um Ursache und Wirkung. Jede Emotion kann uns schützen und unterstützen. Oder unseren Energiehaushalt derart aus dem Gleichgewicht bringen, dass die Auswirkungen auf unser Gesamtsystem negativer Natur sind.

Die Energiedynamik des Feuer-Elements ist stark nach außen gerichtet. Breitet sich Energie des Herzens zu stark und mit zu hoher Intensität aus, dann zerstreut sie sich. Damit einhergehend ist ein Energieverlust. Man kann sich das so vorstellen: Eine Party mit lauter inspirierenden Leuten. Es wird geredet, gelacht, getanzt, gesungen. Der Abend dauert lange. Es macht einfach zu viel Spaß, als dass man das rauschende Fest verlassen möchte. Irgendwann dämmert der Morgen. Irgendwann muss man sich lösen und den Heimweg antreten. So hoch der Energielevel auch war, jetzt bricht er zusammen. Da ist dann nicht nur die Müdigkeit, die normal ist, wenn man sich die Nacht um die Ohren geschlagen hat, sondern eine ganz spezielle Form von innerer Müdigkeit und Leere, die sich dadurch

Durch die Offenheit der Freude treten wir in Kontakt. Wir kommunizieren, wir berühren, wir lassen uns berühren, das Leben pulsiert durch uns hindurch.

ergibt, zu intensiv im Austausch gestanden zu sein. Man ist ausgelaugt. Man hat sich in dem Treiben verloren. Es braucht seine Zeit, um sich wieder zu sammeln. Eine ganz natürliche Reaktion. Die Gefahr von zu viel Freude besteht darin, sich zu sehr zu zerstreuen und in Menschen oder Tätigkeiten in einer Intensität aufzugehen, dass man seine Mitte und somit sein Identitätsgefühl destabilisiert.

Eine derartige Dynamik muss nicht immer mit einer exzessiven Festivität einhergehen. Das kann auch im Rahmen der Familie, vor allem aber mit einer Horde von Kindern oder in einem durch Kaffee und Euphorie und leichter Manie aufgeputschten Umfeld mit äußert dynamischer Interaktion passieren, sprich in der Arbeit. Passiert dies öfters, dann verlieren wir durch Freude

> Breitet sich Energie des Herzens zu stark und mit zu hoher Intensität aus, dann zerstreut sie sich. Damit einhergehend ist ein Energieverlust.

Energie, weil sie uns zu sehr brennen lässt und wir dabei verbrennen. Weil unser Körper-Geist-System offen ist. Steht das System offen, dann kommt alles raus und alles rein. Grenzen vermischen sich, beginnen sich aufzulösen, wie das ja oft auch der Fall ist, wenn man im Sommer mit dem Liegestuhl verschmilzt, weil sich der Körper durch die Hitze derart geöffnet hat, dass er zerrinnt und mit der Umgebung eine Einheit bildet.

Umgekehrt kann es natürlich sein, dass es zu wenig Freude im Leben gibt. Dass das Herz verschlossen bleibt. Zurückhaltende Menschen, die oftmals kühl, in extremem Fällen sogar kalt erscheinen. Wie ein Sommer, der einfach ausbleibt. Man spürt: Die innere Sonne ist nicht am Scheinen. Aufblühen ist ein Fremdwort. Umarmen

> Am besten ist die ruhige Freude, wie ein Sommer ohne Extreme, den man voll und ganz genießen kann. Diese Form der Freude tut dem Herz am besten.

ein Ding der Unmöglichkeit. Herzlichkeit? Fehl am Platz. Feiern, Freundschaft, Leichtigkeit? Nein danke. Jeder hat sein Feuer, das sich zeigen will. Friert das Herz ein, dann friert die Lebensenergie ein. Sie dehnt sich nicht aus, zirkuliert nicht. Dann sitzt man am Rand des Geschehens, während das Leben seine Party feiert, fühlt sich aber nicht fähig, daran teilzunehmen. Am besten ist die ruhige Freude, wie ein Sommer ohne Extreme, den man voll und ganz genießen kann. Diese Form der Freude tut dem Herz am besten.

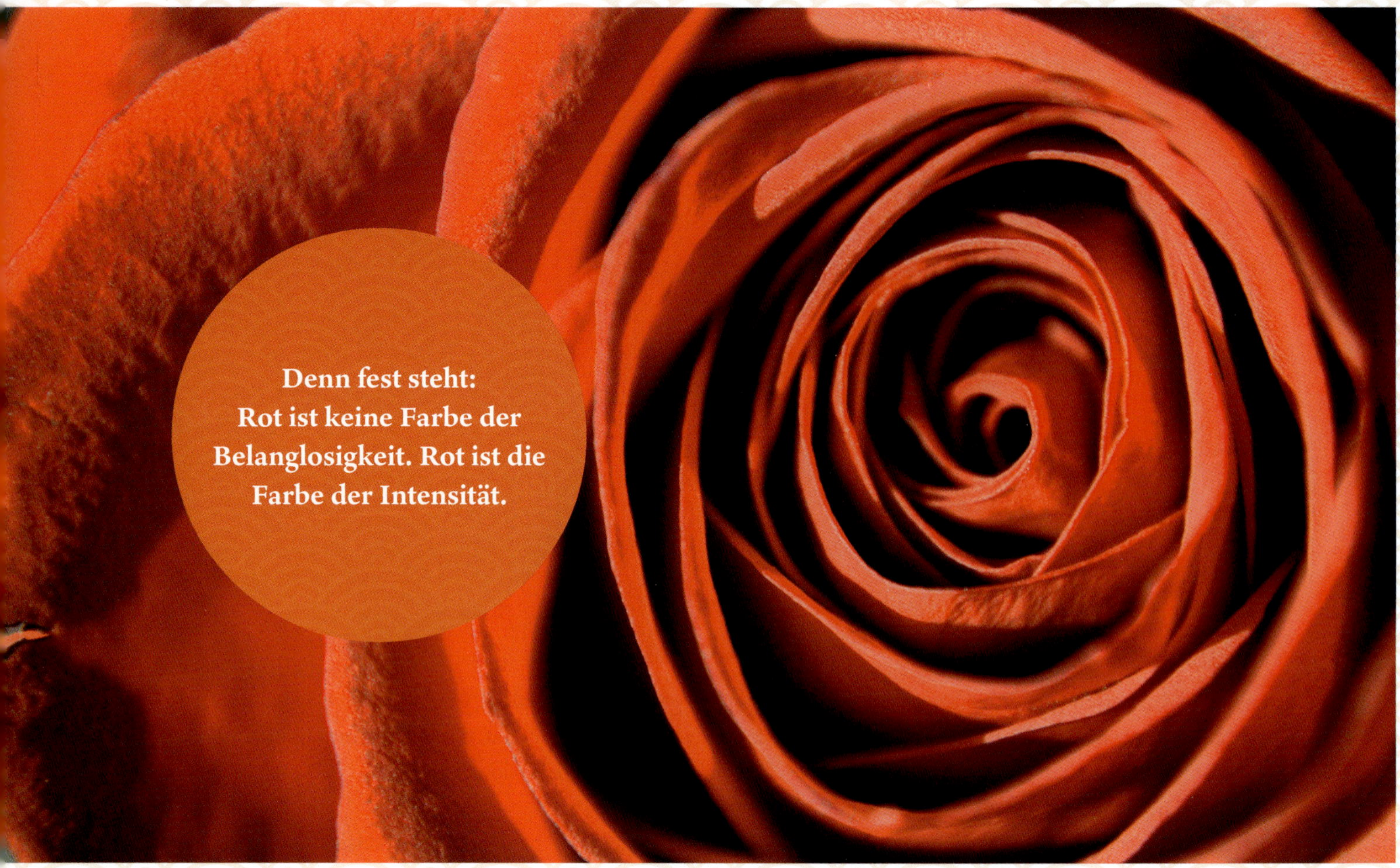

DIE FARBE ROT

Die Farbe des Feuer-Elements nimmt eine Sonderstellung unter den Elemente-Farben ein. Warum? Dass zum Holz-Element die Farbe Grün zählt, ist naheliegend, denn das Holz-Element ist die Zeit des Frühlings, sprich Grün überall. Das Erd-Element symbolisiert mit seinem Gelb die Reife der spätsommerlichen Ernte, die das Landschaftsbild prägenden gelben Äcker und Wiesen. Oft leuchtet im Herbst Schnee von den Bergen oder bedeckt sogar die Niederungen: Das Weiß des Metall-Elements. Und der Winter ist nun einmal die meiste Zeit dunkel wie die Nacht. Dem Wasser-Element gehört daher das Schwarz. Der Hochsommer ist es zwar hell und heiß, aber bis auf die in der Abenddämmerung glutrot am Horizont hängende Sonne rückt sich die Farbe des Feuer-Elements nicht so dominant in den Vordergrund, dass man nun sagen könnte: Der Sommer ist rot. Auch das Feuer an sich ist eher gelb oder orange, an der Wurzel sogar bläulich. Nur der Glutstock ist rot. Das Feuer ist also ein bunter Mix. Wie der Sommer. Der ist auch bunt. Grell. Leuchtend. Das maximale Yang durchdringt das Sein und sorgt dafür, dass sich alles zeigt. Es ist diese Trunkenheit der Lebendigkeit, die durch die Farbe Rot zum Ausdruck gebracht wird.

Denn fest steht: Rot ist keine Farbe der Belanglosigkeit. Rot ist die Farbe der Intensität. Wo Intensität ist, da tut sich etwas, da liegt eine Vibration in der Luft, da pulsiert die Energie. Rot ist die Farbe der Gegensätze. Rot steht für die verbindenden Fäden der Liebe. Rot steht für das trennende Schwert des Hasses. Rot steht für die lebensspendende Kraft des Blutes. Rot steht für das vernichtende Feuer der Hölle. Rot steht für den spielerischen Tanz der Verführung. Rot steht für den zerstörerischen Ausdruck von Aggression. Rot ist das Stoppschild. Rot ist der davor Halt machende Ferrari. Rot bedeutet in China Glück und Segen. Bei uns hat der Kriegsgott Mars einen roten Planeten zugeordnet bekommen.

Durch die Offenheit der Freude treten wir in Kontakt. Wir kommunizieren, wir berühren, wir lassen uns berühren, das Leben pulsiert durch uns hindurch.

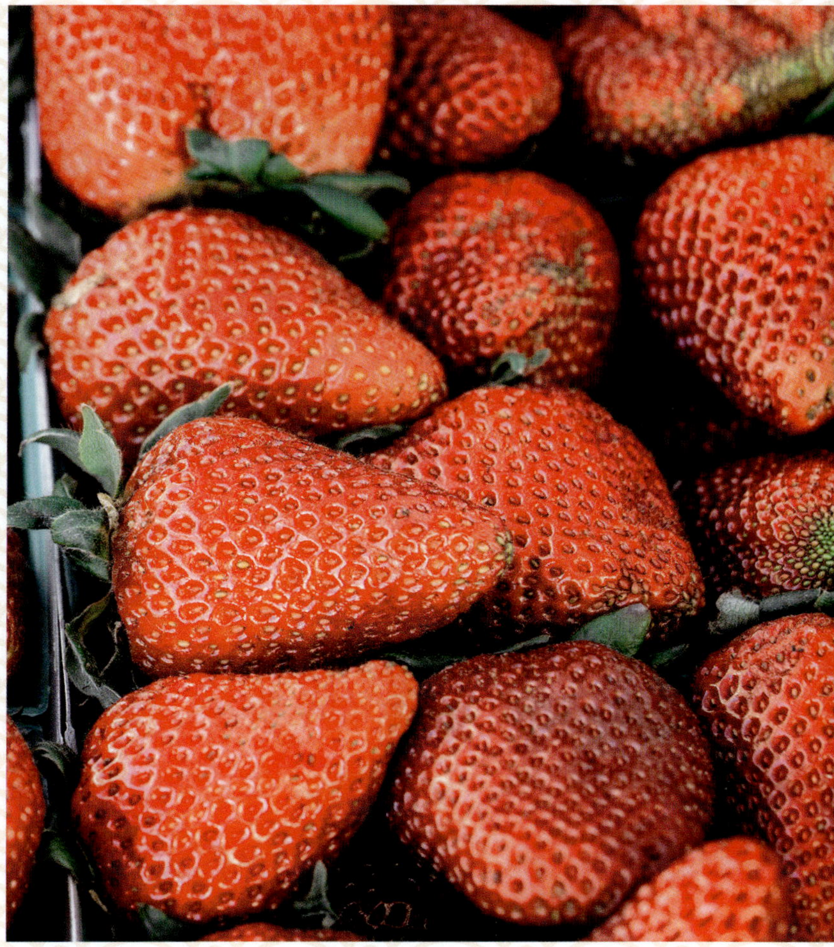

Keine andere Farbe kann ein solches konträres Spektrum und damit in Verbindung gebrachten Eigenschaften oder Archetypen aufweisen. Das ist ganz im Sinne des Feuer-Elements. Das maximale Yang ist Vieles, nur eines ist es nicht: Lauwarm. Es ist auch nicht kühl oder kalt. Rot ist heiß, wie der Glutstock eines kräftigen Feuers. Wie das in diesem Feuer zum Glühen gebrachte Eisen. Maximales Yang heißt: Die Regler stehen am Anschlag. Keine Zeit für noble Zurückhaltung. Kein Sinn für Understatement. Die Bandbreite der Manifestationen der Farbe Rot ist Raum nehmend und deutlich ausgeprägt. Feuer kann Leben beschützen. Feuer kann Leben vernichten. Gut, das kann das in Opposition stehende Wasser-Element auch. Nur: Steht der Keller unter Wasser, dann ist das bedeutend weniger spektakulär, als wenn der Dachstuhl mit gegen den Himmel aufsteigenden Flammen lichterloh brennt. Man denke an einen Vulkanausbruch. Das Feuer hat einen Hang zum Drama, zur Emotion, wie eben auch der Sommer, wie eben auch südliche Völker, denn man muss das schon so sehen: Wächst man mit viel Yang in der Umgebung auf, dann prägt das und Italiener*innen ticken einfach anderes als Finn*innen. Nicht ohne Grund kommen die meisten spektakulären Sportautos aus dem Land, das auch in der Mode oder in der Kulinarik mit großer Leidenschaft vorne mitspielt. Lamborghini, Maserati oder Alfa Romeo, klingt das nicht wesentlich erotischer als Volkswagen oder Opel? Sportautos steht Rot sehr gut. Würde es einen Geschwindigkeitswettbewerb der Farben geben, Rot würde diesen mit Abstand gewinnen.

> Breitet sich Energie des Herzens zu stark und mit zu hoher Intensität aus, dann zerstreut sie sich. Damit einhergehend ist ein Energieverlust.

Aber Rot ist nicht nur schnell, rot fällt auch auf. Wer rot trägt, braucht Selbstbewusstsein, sonst funktioniert das

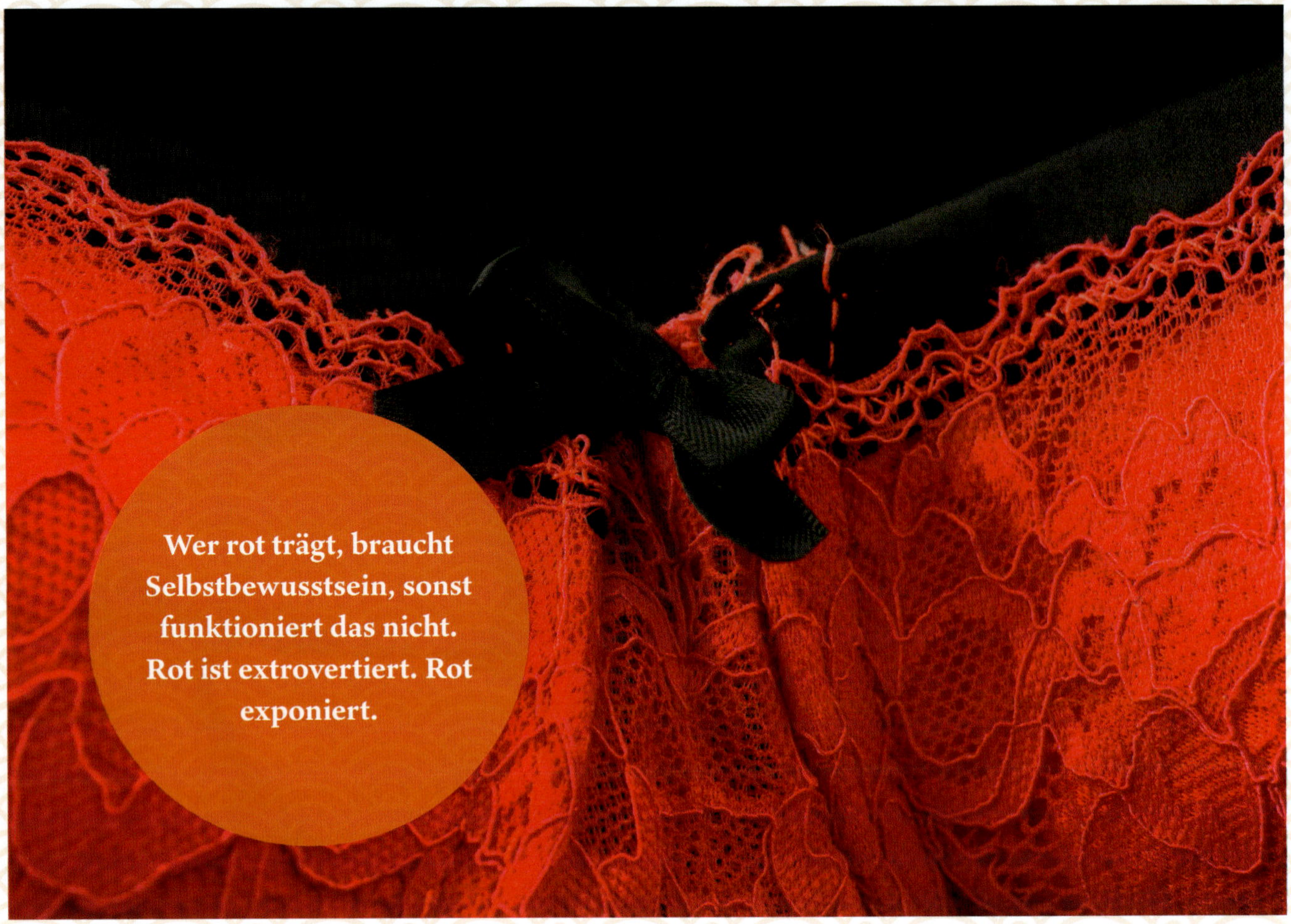

nicht. Rot ist extrovertiert. Rot exponiert. Das muss man sich trauen. Rot zieht Blicke auf sich. Rot macht aufmerksam. Daher wird Rot auch gerne als Warnfarbe verwendet, vor allem im Straßenverkehr, von der roten Ampel bis zu den Schildern, die man definitiv nicht übersehen sollte, sprich den Verbotsschildern. Hier zeigt sich wieder der für die Farbe Rot so typische Hang zu Gegensätzen: Rot kann einladen. Rot kann abstoßen.

> Zu viel Yang kann die Sicherungen durchbrennen. Vor allem wenn derartige Personen in Wallung geraten. Dann sollte man in Deckung gehen.

Auch in der Natur weiß man bei Rot nicht immer, woran man ist. Oder besser: Was man isst oder lieber nicht isst. Den Fliegenpilz mit seinem knallroten Kopf sollte man meiden. Generell steht Rot bei den meisten Lebensmitteln jedoch für die Vollendung des Werdungsprozesses. Rot markiert den Wechsel von der Unreife des Holz-Elements hin zur Reife des Feuer-Elements. Ob Erdbeere oder Himbeere, ob Kirsche oder Paprika, ob Johannisbeere oder Tomate: Sind sie grün, dann haben sie ihren Höhepunkt noch nicht erreicht. Dann braucht es weiterhin Sonne und Wärme. Dann braucht es mehr Yang, um die Transformation voran zu treiben.

Dieses Yang braucht es auch, wenn man in ein blasses Gesicht blickt. Diesem fehlt oft das Blut. Das rote Blut. Da ist dann die Müdigkeit nicht weit entfernt. Oder die Ausdruckslosigkeit. Fehlt das Yang, dann ist das aber nicht so schlimm, als wenn zu viel davon vorhanden ist. Wenn das Gesicht aussieht, als wäre es eine überreife Tomate. Zu viel Yang kann die Sicherungen durchbrennen. Vor allem dann, wenn derartige Personen in Wallung geraten. Dann wird es laut, dann wird es unangenehm. Dann sollte man in Deckung gehen.

Generell steht Rot bei den meisten Lebensmitteln jedoch für die Vollendung des Werdungsprozesses. Rot markiert den Wechsel von der Unreife des Holz-Elements hin zur Reife des Feuer-Elements.

Nicht in Deckung, aber unter die Decke zu gehen, ist ebenfalls ein Aspekt der Farbe Rot. Rot steht mit der Sexualität in Verbindung, mit der Lust. Lust ist heiß. Lust ist Ausdruck der Yang-Energie in uns. Nicht ohne Grund ist Rot eine verführerische Farbe, die diesbezüglich gerne als Signal eingesetzt wird, von den Lippen bis zur Unterwäsche. Denkt man sich dazu noch eine Schüssel mit frischen Erdbeeren, einen Strauß roter Rosen und eine Flasche Bordeaux, dann sollte spätestens jetzt das Feuer-Element an die Tür des Unterleibes klopfen. So ist das eben, mit der Farbe Rot.

Nicht ohne Grund ist Rot eine verführerische Farbe, die diesbezüglich gerne als Signal eingesetzt wird, von den Lippen bis zur Unterwäsche.

Energie der Farbe Rot:
Intensiv, energiegeladen
Frühes Erwachsenenalter, Sommer
Liebe, Intimität, Sexualität
Leidenschaft, Lebendigkeit
Wut, Hass, Zorn
Warnung, Abwehr, Gefahr
Reife, Süße, Geschmack

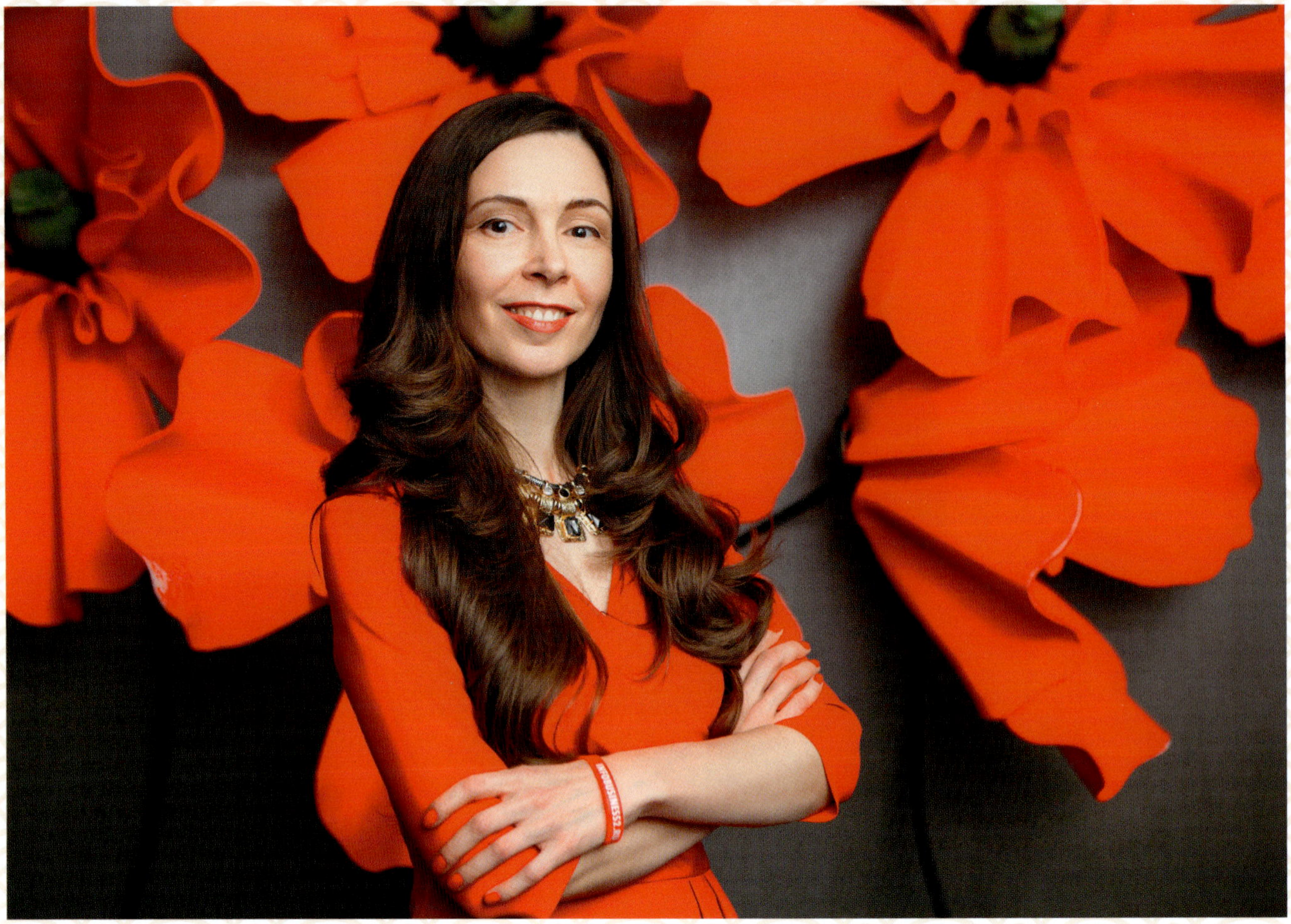

DER ELEMENTAR-GEIST SHEN

Keines der anderen Elemente ist so flüchtig wie das Feuer. Holz kann man fassen, Erde kann man fassen, Metall kann man fassen, gut, zugegeben, das Wasser rinnt einen oft durch die Finger, aber zumindest kann man es abfüllen und einpacken. Oder man kann es einfrieren und in einen Drink geben. Man kann hineinspringen und darin abtauchen. Das alles geht mit dem Feuer nicht. Alleine der Versuch es zu berühren führt zu verbrannten Fingern. Vom Feuer spürt man nur die Auswirkungen. Man kann es sehen, man kann sich an ihm wärmen. Spielen sollte man damit nicht. Zudem kommt: Feuer kann nicht alleine aus sich heraus existieren. Feuer braucht immer einen Brennstoff als Basis, mit dem es in Verbindung steht. Mit dem Shen, dem Elementargeist des Feuer-Elements, verhält es sich ebenso. Er ist flüchtiger Natur. Er braucht eine Trägersubstanz. Man kann seine Auswirkungen sehen. Nur fassen kann man ihn nicht. Der Shen ist unser Bewusstsein.

Bewusstsein ist ein weiter Begriff. Die TCM teilt ihn in mehrere Kategorien. In Bezug auf die Elementargeister wird von den fünf Shen gesprochen. Beim Elementargeist des Metall-Elements handelt es sich um das Körperbewusstsein. Das Wasser-Element steuert den Willen und das willentliche Handeln. Das Holz-Element ist gut für große Träume und Visionen, die es aus der Schatzkammer

> Ohne Shen wüssten wir nicht, wer wir sind. Wir könnten uns nicht als Individuen wahrnehmen und erkennen. Wir könnten nicht denken, nicht fühlen, nicht sprechen, nicht lieben.

Der Shen, Elementargeist des Feuer-Elements, ist flüchtiger Natur. Fassen kann man ihn nicht. Der Shen ist unser Bewusstsein.

des Unterbewusstseins nährt. Das Erd-Element hat das Denken und das Grübeln im Griff. Man kann sagen: Das alles sind Teilaspekte des Bewusstseins. Der Shen ist die Instanz, bei dem alle Fäden zusammenlaufen. Er wird von den anderen vier Elementargeistern versorgt und informiert. Umgekehrt erteilt der Shen die Befehle. Er lenkt und steuert das Gesamtsystem. Er ist der oberste Boss, der Generalmanager. Er ist für das verantwortlich, was wir als bewusstes Mensch-Sein bezeichnen. Ohne Shen wüssten wir nicht, wer wir sind. Wir könnten uns nicht als Individuen wahrnehmen und erkennen. Wir könnten nicht denken, nicht fühlen, nicht sprechen, nicht lieben. Sprich: Ohne Shen geht nichts. Nicht ohne Grund hat sich der Shen das Herz, den Kaiser der Organe, als Hauptwohnort ausgesucht.

Sein Einzugsgebiet ist jedoch wesentlich größer: Es umfasst den gesamten Körper und geht darüber hinaus. Es gibt viele Ansätze und Philosophien, die davon ausgehen, dass unser Bewusstsein durchaus fähig ist, sich von seiner materiellen Basis zu entkoppeln, sich auszudehnen und eigenständig durch die Gegend zu geistern. Gemeinhin gibt es dafür den Terminus „out of body experience". Ab und an erfährt man dies sogar im Alltag, allerdings in einer wesentlich geringeren Dosis: Es gibt diese Momente, wo man derart „neben sich" steht, dass das fast schon einem Blackout gleichkommt. Man geht in die Küche, um... Genau. Um eigentlich was zu tun? Der Körper hat sich im Raum bewegt. Das Bewusstsein ist ganz woanders. Keine Übereinstimmung. Keine Koordination. Man war abwesend. Der Shen war abwesend. Aber ob stressbedingtes Bewusstseinsloch, luzides Träumen oder eine Überdosis LSD: Wichtig ist, dass der Shen nach seinen wie auch immer gearteten Ausflügen wieder zurückkommt. Ein Haus, das nicht bewohnt wird, ist verlassen.

Der Körper ist die Trägersubstanz für den Shen, sein Haus. Mit diesem ist er eng verwoben, dieses beseelt er. Ohne Shen kein Leben in der Bude. Quasi Zombiezustand. Zudem ist es nicht die Kernqualität des Feuer-Elements,

Der energetischen Wirkrichtung des Sommers und der Wärme entsprechend, ist es der Auftrag des Shen, unsere physische Existenz zu durchdringen, sich darin auszubreiten, um sich in aller Pracht zu zeigen.

sich einfach so aus dem Staub und unsichtbar zu machen. Im Gegenteil. Der energetischen Wirkrichtung des Sommers und der Wärme entsprechend, ist es der Auftrag des

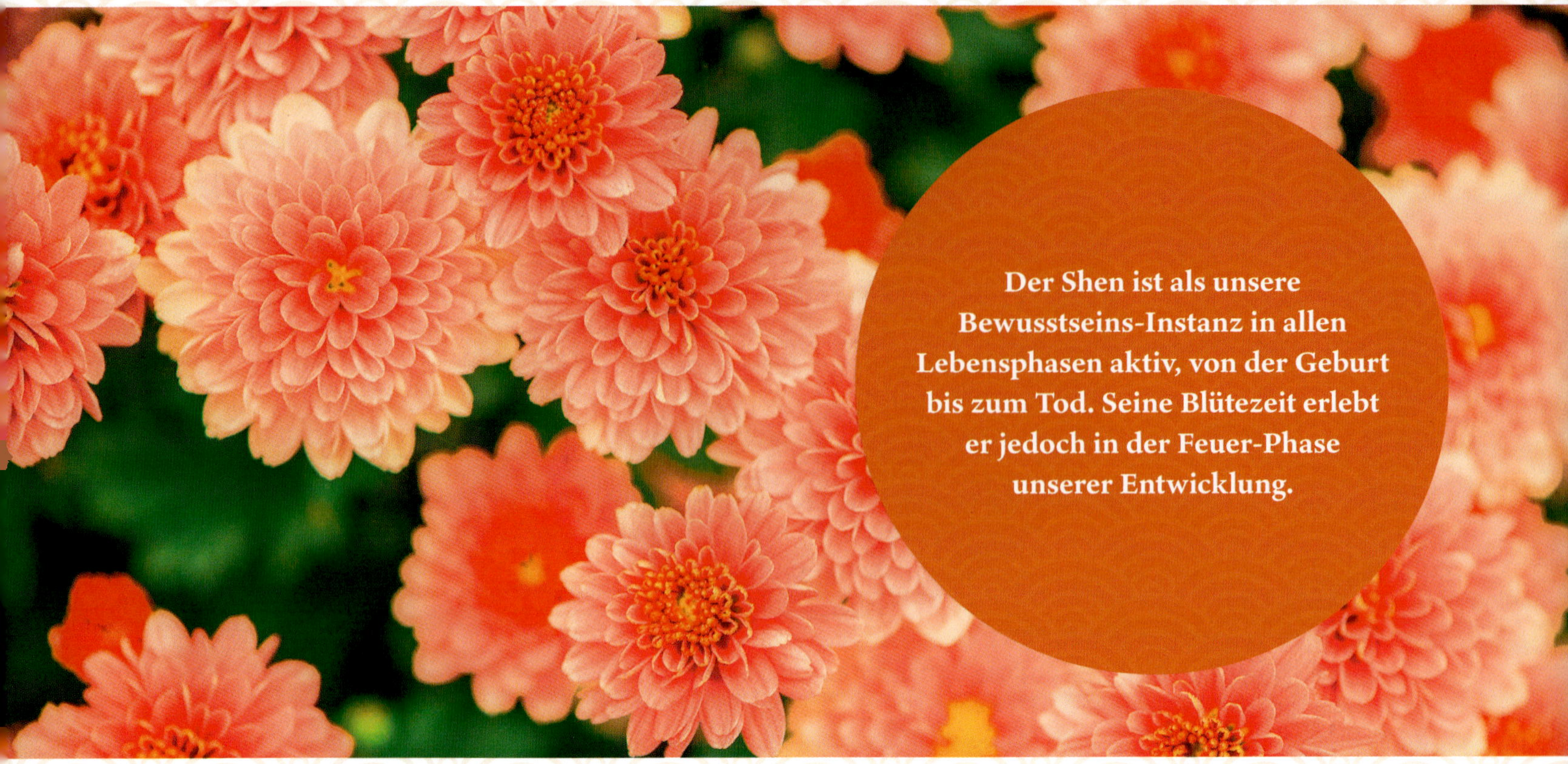

Shen, unsere physische Existenz zu durchdringen, sich darin auszubreiten, um sich in aller Pracht zu zeigen. Passiert das, spricht man von Ausstrahlung. Von Charisma. Feuer wirkt anziehend. Manche Menschen sind von einer magnetisierenden Aura umgeben. Es sind dies meist Menschen, die dem Ruf ihres Herzens gefolgt sind. Die den Shen und nicht den Kopf entscheiden lassen. Das bringt das innere Feuer zum Lodern.

Der Shen ist als unsere Bewusstseins-Instanz in allen Lebensphasen aktiv, von der Geburt bis zum Tod. Seine Blütezeit erlebt er jedoch in der Feuer-Phase unserer Entwicklung. Bis zur Pubertät ist das Holz-Element dominant. Im Frühling des Lebens steht Wachstum an erster Stelle. Aber so wie im Sommer die Pflanzen ihren Höhepunkt und damit einhergehend eine deutlich erkennbare Form erreicht haben, so geht es beim Feuer-Element um das Freisetzen und Ausdrücken der eigenen Identität. Um bewusstes Sein. Die Pubertät als markanter Übergang zwischen Holz- und Feuer-Element ist wie eine Verpuppung der Seele. Eine Metamorphose, in der die Raupe zu ihrer eigenen Bestimmung, zum Schmetterling reift. Nachher heißt es: Flügel ausbreiten, sich daran erfreuen und losfliegen! Wobei die Sache mit dem Holz-Element noch nicht ganz erledigt ist. Wie bereits erwähnt: Feuer braucht einen Brennstoff. Holz ernährt das Feuer, sagt man diesbezüglich in der TCM. Das Holz-Element ist das Zuhause des Elementargeistes Hun. Und das Holz-Element wird wiederum von Wasser-Element gefüttert. Das Wasser-Element steht für den Samen, der im Winter unter der Erde auf seinen Durchbruch wartet. Das Holz-Element lässt ihn wachsen. Das Feuer-Element bringt ihn zur Blüte.

> Die eigentliche Aufgabe des Shen besteht darin: Um sich selber sehen und somit erkennen zu können, braucht man eine reflektierende Oberfläche.

Der Hun, auch Speicherbewusstsein genannt, formt aus dem im Samenkorn gespeicherten Potential einen Plan und arbeitet an dessen Umsetzung. Der Shen sorgt für die Vollendung. Die Pubertät sorgt für den Sprung in die eigene Identität. Die Zeit des Feuer-Elements poliert diese und lässt sie funkeln. Dazu braucht es primär einmal Reibung. Also Kontakt. Weil wer sich nicht einer strengen spirituellen Tradition unterworfen hat und einer Meditation in einer Höhle den irdischen Verpflichtung vorzieht, der lernt sich am leichtesten durch Interaktion mit der Umwelt kennen. Durch ein Ausprobieren. Durch das dadurch hervorgerufene Feedback. Ein kontinuierlicher Werdungsprozess. Das Feuer-Element als Inbegriff des maximalen Yang dehnt sich aus. Wie sich auch Wärme ausdehnt. Wie sich im Sommer alles ohne Hüllen zeigt und das Innerste nach außen stülpt. Ist das frühe Erwachsenenalter nicht genau die Zeit, in der

Der Hun, auch Speicherbewusstsein genannt, formt aus dem im Samenkorn gespeicherten Potential einen Plan und arbeitet an dessen Umsetzung. Der Shen sorgt für die Vollendung.

man sich mit offenen Armen durch eine Fülle an Sozialkontakten wühlt? In der man mit sich und den verschiedensten Lebensentwürfen experimentiert? In der man Liebesbeziehungen und Beziehungsmodelle in stetigem Wechsel erprobt? Das alles mit einer Intensität und einer Lebensfreude, als gäbe es kein Morgen. Das Feuer ist eine genauso leb- wie flatterhafte Energie. Zur Ruhe kommt es erst dann, wenn es niedergebrannt ist und einen mächtigen Glutstock erzeugt hat, der langanhaltende und gleichmäßige Wärme erzeugt. Zur Ruhe kommt es in der Phase des Erd-Elements. Das ist um die 30 Jahre herum, die Zeit, in der man die wichtigsten Eckpfeiler seines Daseins manifestiert haben sollte. Sprich: Wahl des Berufs, der Beziehungsform, der häuslichen Basis. Änderungen vorbehalten. Vor der Erd-Phase sollte und muss man aber erst einmal so richtig brennen. Man muss Erwachsen werden. Man muss erwachen.

Die eigentliche Aufgabe des Shen besteht darin: Um sich selber sehen und somit erkennen zu können, braucht man eine reflektierende Oberfläche. Die Oberfläche, in der sich der Shen erkennt, ist der Austausch. Durch diesen Austausch wird er sich seiner Selbst bewusst. Das wiederum führt zum bewussten Sein. An dieser Stelle könnte man fragen: Führt denn nicht jeder Mensch ein bewusstes Sein? Die Antwort ist: Nein. Das kann man nämlich sehen. Der Shen ist die Instanz, die unsere Augen funkeln lässt. Die uns tiefe Lebensfreude verleiht. Die uns strahlen lässt. Die uns zu Sommerwesen macht: Hell, klar, intensiv.

Das ist bewusstes Sein, das ist bewusstes Entscheiden, bewusstes Fühlen, bewusstes Lieben, bewusstes Leben. Der Shen ist der Boss. Auf ihn kommt es an. Ein gutes Körpergefühl zu haben ist praktisch und schön. Viel Willenskraft kann einen weit bringen, wie auch große Träume und Visionen. Natürlich gelangt man durch Denken ebenfalls zu Einsichten diversester Natur. Aber was ist das alles wert, wenn es nicht begeistert? Wenn es keinen Spaß, keine Freue macht? Wenn man nicht mit seinem Wesenskern in Verbindung steht? Wenn man nicht der Boss im eigenen System ist? Dann verlieren die Augen ihr Leuchten. Dann verliert man an Charisma. Das Sommerwesen verkümmert. Und mit ihm das bewusste Sein. Gestorben mit 30. Begraben mit 80. Das klingt hart. Energetisch ist das aber oft der Fall.

In unserem Entwicklungsprozess steht das Feuer-Element nach dem Holz-Element an zweiter Stelle. Zuerst kommt das Wachstum. Dann kommt der Shen. Kultiviert man diesen Elementargeist nicht, dann fehlt die Basis für alle weiteren Entwicklungsstufen. Der Shen fragt: „Machst du dein Ding? Oder machst du es nicht?"

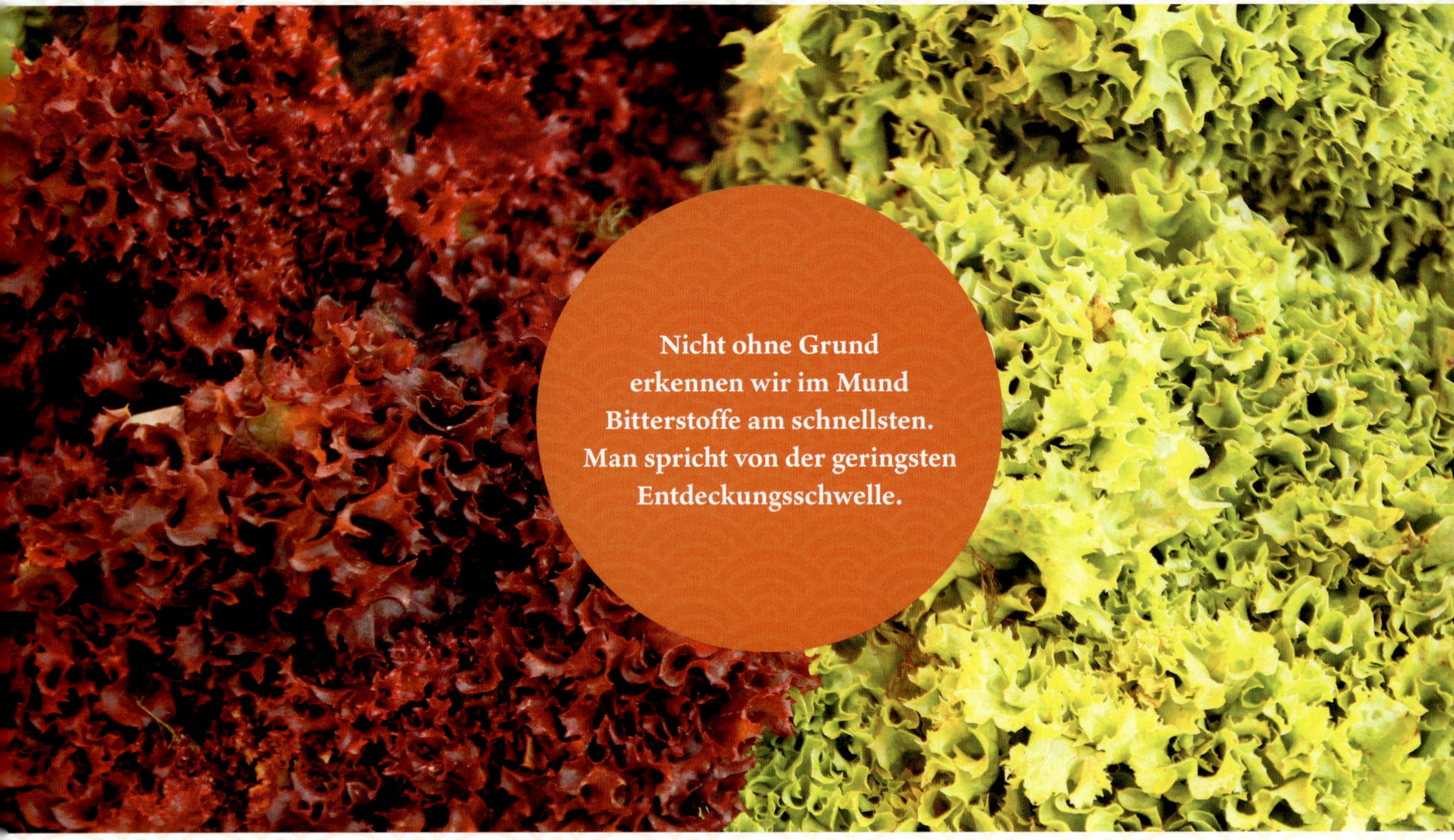

DER BITTERE GESCHMACK

Ausgerechnet der Jahreszeit, die durch Freude, Frohmut und Leichtigkeit gekennzeichnet ist, wird der bittere Geschmack zugeordnet. Das ist interessant, denn auf der Sympathieskala rangiert der bittere Geschmack auf den unteren Rängen. Besser: Er rangiert am letzten Rang. Süß, salzig, sauer, da sind wir alle mit Freude und Genuss dabei, ob jung oder alt, davon können wir nicht genug bekommen. Beim Scharfen trennt sich schon der Weizen von der Spreu, aber Bitteres am Teller, das ist nur für den harten Kern. Was damit zu tun hat, dass wir Bitteres evolutionär eher als gefährlich einstufen. In der Natur ist vieles ungenießbar bis giftig, was bitter schmeckt. Nicht ohne Grund erkennen wir im Mund Bitterstoffe am schnellsten. Man spricht von der geringsten Entdeckungsschwelle. Ein Gruß aus der Zeit, in der man noch auf Jagen und Sammeln angewiesen war, um zu überleben. Auf das, was die Hand dem Mund zuführte und nicht auf den nächsten, das Risikomanagement übernehmenden Supermarkt. Bitter ist ein Alarmgeschmack und was Alarm auszulösen vermag, das lassen wir nicht gerne in uns hinein. Kleine Kinder spucken es sogar aus. So steht das nun einmal in unseren Genen geschrieben.

> Trotzdem erleben wir gerade jetzt eine Renaissance des Bitteren. Bitter ist back. Warum? Weil wir uns die Welt zu süß gemacht haben.

Die Folge davon: Die Entbitterung des modernen Nahrungsangebotes. Früher gab es mehr Bitteres am Markt. Gurken schnitt man die Enden ab, weil diese zu bitter für den Verzehr waren. Aus der herben Wildmöhre ist die süße Karotte geworden. Der belanglose Golden Delicious hat den Apfelmarkt aufgeräumt. Die Orange hat die Grapefruit ersetzt. Das geht soweit, dass in Richtung

Dem bitteren Geschmack wird daher eine reinigende Wirkung zugeschrieben. Weil mit der Feuchtigkeit auch der ganze Müll aus dem Körper geschwemmt wird.

Bitter-Blockern geforscht wird, um diesen Sonderling unter den Geschmäckern vor der wachsamen Zunge zu tarnen. Trotzdem erleben wir gerade jetzt eine Renaissance des Bitteren. Dunkle Schokolade ist ein großes Geschäft geworden. So auch der Handel mit exklusiven Olivenölen. Auf Salaten finden sich vermehrt Löwenzahn und Wildkräuter. In der Sterneküche wird Verkohlen als Geschmacksprovokation eingesetzt. Die bitteren Craft-Biere setzen Pils & Co ordentlich zu und kein sommerlicher Sonnenuntergang, der etwas auf sich hält, darf ohne Aperol Spritz über die Bühne gehen. Bitter ist back. Warum? Weil wir uns die Welt zu süß gemacht haben.

So manch Bitteres mag giftig sein, aber das größte Gift der industrialisierten Nahrungskette ist der raffinierte Zucker. Jetzt ist es so: Die TCM misst dem süßen Geschmack eine stark befeuchtende Wirkung bei. Das merkt man. Isst man zu viel Süßes, geht der Körper auf. Das Gewebe wird weich. Flüssigkeiten überall, vor allem um den Bauch und um die Hüften. Zudem kommt: Auch der saure und der salzige Geschmack sind von ihrer Wirkung her Aufbaugeschmäcker, die dem Körper helfen, Energie zu konservieren. Aber es wird dann gleich alles mit konserviert. Sprich: Überschuss. In Summe leiden wir unter zu viel Input und unter zu wenig Output. Wir haben zu eliminieren und zwar satt. Unsere Mitte entgleist. Der bittere Geschmack ist zwar die dem Feuer-Element zugeordnete Geschmacksrichtung. Der bittere Geschmack ist zugleich aber auch der Therapiegeschmack für das Element der Mitte, für das Erd-Element: Bitter senkt ab und leitet aus. Anders ausgedrückt: Der bittere Geschmack trocknet aus. Diese Wirkung merkt man zum Beispiel in Form des vermehrten Harndrangs nach einer starken

---

In Summe leiden wir unter zu viel Input und unter zu wenig Output. Wir haben zu eliminieren und zwar satt.

Ein feuchtwarmes Klima kann es nicht nur außen, das kann es auch innen geben. In der TCM spricht man von feuchter Hitze.

Tasse Kaffee. Feuchtigkeit wird im Körper primär über Harn und Stuhl ausgeschieden. Dem bitteren Geschmack wird daher eine reinigende Wirkung zugeschrieben. Weil mit der Feuchtigkeit auch der ganze Müll aus dem Körper geschwemmt wird. Dieses Trockenlegen des Systems ist der Grund, warum viele bittere Lebensmittel als Schlankmacher gelten und derart am Markt positioniert werden, wie zum Beispiel manche Sorten von grünem Tee.

> Denn trifft innere Feuchtigkeit auf äußere Hitze, ergibt das ein Klima, das schwer zu ertragen ist. Das macht träge und müde. Das ist der Nährboden für viele Krankheiten.

Sinnvoller wäre es natürlich, die Feuchtigkeit an der Wurzel zu packen, sprich auf Süßes zu verzichten, vor allem auf leere Kohlenhydrate. Ist es daher weise Intuition, dass gerade in der kohlenhydratreichen italienischen Küche wesentlich mehr bittere Nahrungsmittel wie Rucola oder Radicchio eingesetzt werden? Dass Italien der Inbegriff für intensiven Kaffeekonsum ist? Dass Bitterliköre wie Averna oder Campari ebenfalls aus dem Land kommen, das ob seiner Mentalität dem Feuer-Element sehr nahesteht?

Und hat diese Intuition nun auch uns ergriffen und zum Revival des Bitteren geführt? Weil wir spüren, dass wir etwas loswerden sollten? Oder werden wir nun doch langsam erwachsen? Der bittere Geschmack ist der Geschmack des Erwachsenwerdens. In der Wachstumsphase der Kindheit dominiert Süßes. Es ist die Hochblüte des Holz-Elements und Pflanzen brauchen Feuchtigkeit und Energie, um sich entfalten zu können. Und dann, als würde in der Pubertät ein geschmacklicher Schalter umgelegt werden: Plötzlich schmeckt Kaffee. Plötzlich schmeckt Bier. So als wollten wir damit die letzten Reste des Babyspecks eliminieren wollen. Transformation auf allen Ebenen.

Zurück zum Ausleiten: Der bittere Geschmack senkt ab und leitet aus. Das ist im Sommer wichtig. Zum einen konsumieren wir in dieser Zeit vermehrt süße Sachen, von reifem Obst bis Eis. Zum anderen konsumieren wir Lebensmittel mit einem hohen Flüssigkeitsgehalt, ob Salat,

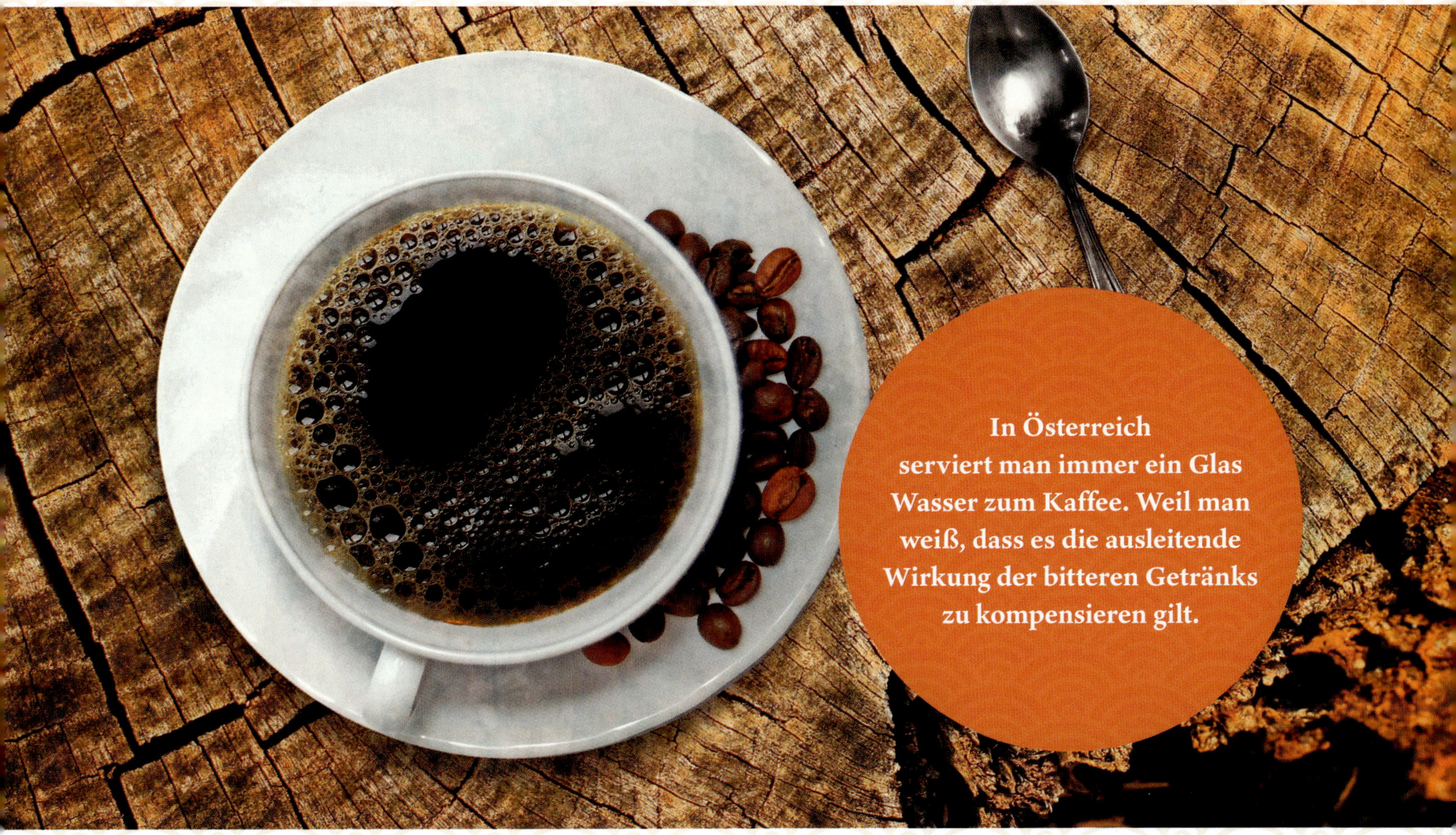

Tomate oder Gurke. Natürlich: Das alles hilft das System feucht und kühl zu halten, damit es in der Hitze nicht austrocknet. Nur: Es darf nicht zu viel von dieser Feuchtigkeit werden. Denn trifft innere Feuchtigkeit auf äußere Hitze, ergibt das ein Klima, das schwer zu ertragen ist. Das macht träge und müde. Das ist der Nährboden für

> Und hat diese Intuition nun auch uns ergriffen und zum Revival des Bitteren geführt? Weil wir spüren, dass wir etwas loswerden sollten?

viele Krankheiten. Man denke an tropisches Klima mit hoher Luftfeuchtigkeit, das einen zur Untätigkeit zwingen kann. Man denke daran, wie fröhlich Schimmel und Pilze bei feuchtwarmen Bedingungen wachsen. Ein feuchtwarmes Klima kann es nicht nur außen, das kann es auch innen geben. In der TCM spricht man von feuchter Hitze und dann fühlt man sich so, als wäre man selbst ein heißer, schwüler Sommertag geworden, der Gehen, Denken und Atmen zur sportiven Herausforderung werden lässt. Die Pilze, Bakterien und Viren im Körper freuen sich und gedeihen prächtig. Pilze im Unterleib, Pilze im Verdauungstrakt, Entzündungen an allen Ecken und Enden des Körpers, dazu eine hohe Empfänglichkeit für die Sommergrippe. Damit es nicht soweit kommt, sollte gerade im Sommer immer wieder Bitteres in Maßen am Speiseplan stehen.

> Trockenheit im System bedeutet auch, dass wir leichter Feuer fangen, dass wir innerlich zu brennen beginnen. Das kann zu Unruhe, Nervosität oder Schlafstörungen führen.

Nur zu viel darf es nicht sein. Das würde es auch nicht, wenn wir uns nicht selber beschummeln würden. Bitteres am Teller macht sich deutlich bemerkbar. Die Gefahr

Bitteres für süße Träume? Auch das ist möglich. Man muss nur wissen wie und wann.

einer Überdosis ist denkbar gering. In der Tasse kann sich Bitteres jedoch verkleiden. Dazu braucht man nur ein bisschen Zucker und / oder Milch. Wir sprechen von Kaffee und Tee. Beides ist sehr bitter. Trotzdem konsumieren wir Unmengen davon. In Österreich serviert man immer ein Glas Wasser zum Kaffee. Weil man weiß, dass es die ausleitende Wirkung des bitteren Getränks zu kompensieren gilt. Bitterexzess führt laut TCM zu Trockenheitszuständen. Darunter fallen auch vier Tassen Kaffee oder ein Liter Schwarztee. Trockenheitszustände zeigen sich

Im Sommer befindet sich viel Energie an der Peripherie unseres System. Entweder man heizt ihm ein, mit scharfen Lebensmitteln und Gewürzen. Oder man holt die Energie retour: Mit dem bitteren Geschmack.

in trockener Haut, trockenen Augen, trockenen Nägeln, trockenem Mund, Durstgefühl, aber auch in Verstopfung, sprich der Stuhl rutscht einfach nicht mehr weiter. Ausnahme: Hat die Verstopfung eine andere Ursache oder ist sie so akut, dass sie behandelt werden muss, dann ist Bitteres in Bezug auf seine ausleitende Funktion nicht zu übertreffen: Ein Glas Wasser mit Bittersalz und Tschüss. Kurzfristig eingesetzt macht es Sinn. Als Stoßtherapie. Längerfristig sollten „Dauermedikamente“ wie vor allem Kaffee jedoch mit Bedacht eingesetzt werden.

Denn: Trockenheit im System bedeutet auch, dass wir leichter Feuer fangen, dass wir innerlich zu brennen beginnen. Das kann zu Unruhe, Nervosität oder Schlafstörungen führen. Sind das nicht genau die Symptome, die oft mit erhöhtem Koffeingenuss einhergehen? Man kann sagen: Es liegt am Koffein. Koffein ist übrigens dasselbe wie Teein. Tee macht die Sache daher nicht besser, ob schwarz, grün, rot oder weiß. Man kann auch sagen, es liegt an der Trockenheit und am Feuer. Letztendlich spielt das keine Rolle: Bei all diesen Symptomen ist Bitteres zu meiden.

Also: Ja, bei Feuchtigkeit. Ja, bei gewissen Symptomen. Und sonst? Die absenkende Wirkung des bitteren Geschmacks sorgt vor allem im Sommer in zweierlei Hinsicht für eine gesunde Balance. Zum einen steht die

Wirkrichtung in Opposition zur auflodernden Qualität des Feuers. Bitter senkt das Feuer ab, damit es nicht zu ungestüm wird. Zum anderen braucht vor allem der Verdauungstrakt in der heißen Jahreszeit Unterstützung. Die Energie des Feuer-Elements dehnt sich aus, ist nach außen gerichtet. Im Sommer befindet sich viel Energie an der Peripherie unseres Systems. Das ist notwendig. Die Haut muss arbeiten: Sonnenstrahlen abwehren, Schwitzen, vor Wind schützen. Da bleiben wenig Ressourcen für den Verdauungstrakt. Entweder man heizt ihm ein, mit scharfen Lebensmitteln und Gewürzen, wie das in tropischen oder subtropischen Ländern gerne gemacht wird. Oder man holt die Energie retour: Mit dem bitteren Geschmack.

> Die absenkende Wirkung des bitteren Geschmacks sorgt vor allem im Sommer in zweierlei Hinsicht für eine gesunde Balance. Bitter senkt das Feuer ab, damit es nicht zu ungestüm wird.

Dabei geht es vor allem um den Magen, der in der TCM eine stark aufsteigende Wirkrichtung hat und sich von Hitze leicht mitreißen lasst. Ein bitterer Aperitif, auch das ist empirisches Volkswissen, bringt die Magensäfte zum Fließen. Nach unten. Das führt zu wohligem Knurren und Hunger. Und nach dem Essen? Da hilft Bitteres ebenfalls. Ob Magenbitter oder eben Kaffee. Wobei letzterer bei kohlenhydratlastigen Speisen zu empfehlen ist, wegen der Feuchtigkeit. Das ist auch der Grund, warum bei einem üppigen italienischen Mahl gegen Mitternacht ein kleiner Espresso durchaus den Schlaf begünstigen kann: Weil er die Stagnation im Bauch auflöst. Bitteres für süße Träume? Auch das ist möglich. Man muss nur wissen wie und wann.

Wirkungsweise des bitteren Geschmacks
Absenkend, ausleitend
Feuchtigkeit trocknend
Hitze klärend, entzündungshemmend
Verdauungsfördernd
Reinigend, entgiftend

Indikationen des bitteren Geschmacks
Feuchtigkeitszustände
Nahrungsstagnation
Feuchte Hitze Erkrankungen
Aufsteigendes Feuer

Kontraindikationen des bitteren Geschmacks
Trockenheitszustände
Blut-Mangel
Yin-Mangel
Substanz-Mangel
Leere Hitze

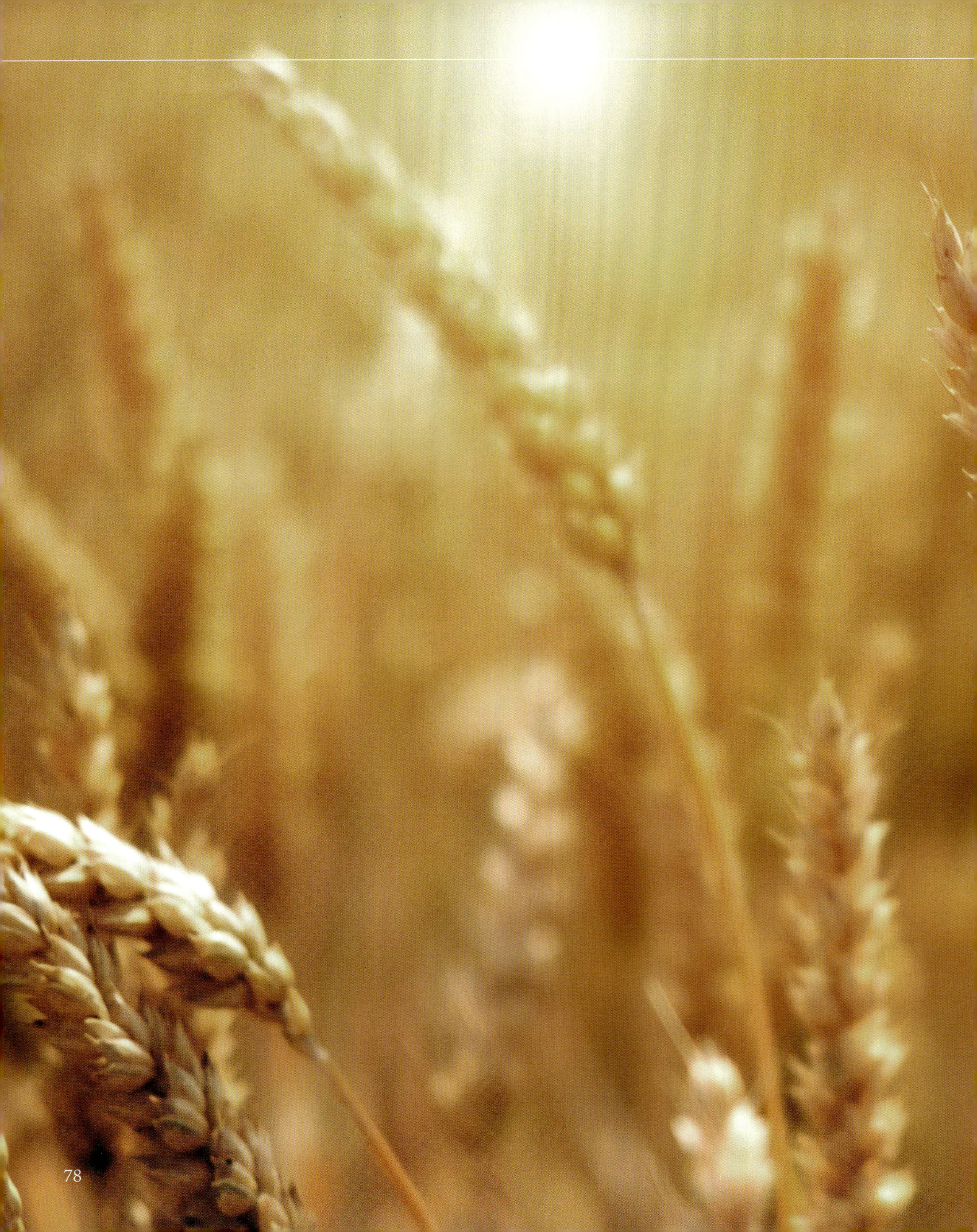

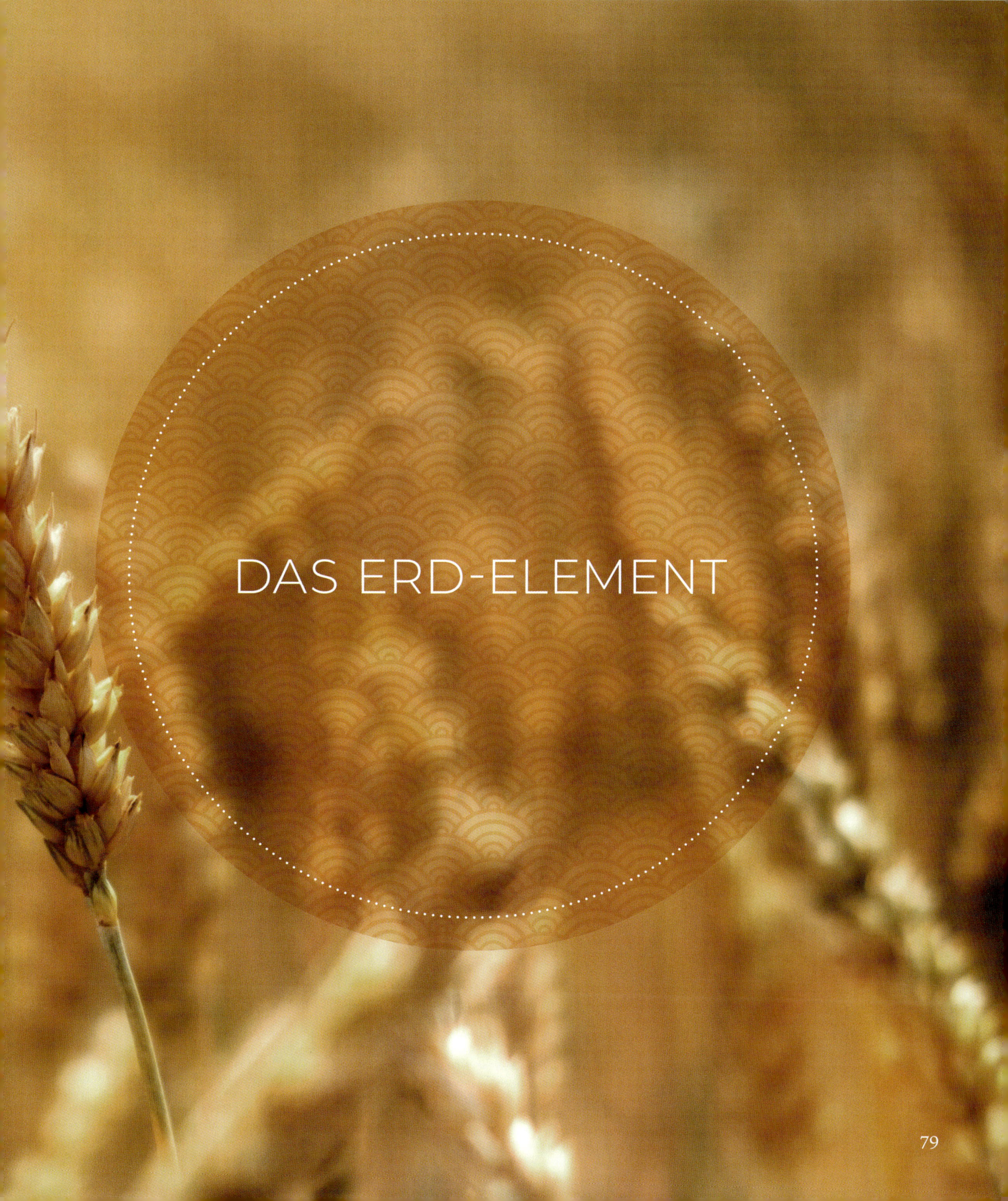

DAS ERD-ELEMENT

DAS ERD-ELEMENT

Jahreszeit: **Spätsommer**
Tageszeit: **Nachmittag**
Lebenszeit: **Lebensmitte**
Wachstumsphase: **Reife und Übergang**
Energetische **Wirkrichtung: Zentrierend**
Klimatischer Faktor: **Feuchtigkeit**
Himmelsrichtung: **Osten**
Planet: **Saturn**
Emotion: **Sorgen, Grübeln**
Tugend: **Empathie**
Farbe: **Gelb**
Elementargeist: **Yi**
Geschmack: **Süss**
Sinnesorgan: **Mund**
Sinnesfunktion: **Schmecken**
Gewebe: **Muskeln**
Körperregion: **Bauch**
Körperflüssigkeit: **Speichel**
Symptom: **Schwellungen**
Klang: **Singend**
Yin Organ: **Milz (9.00 - 11.00)**
Yang Organ: **Magen (7.00 - 9.00)**
Frage: **Was, wer**

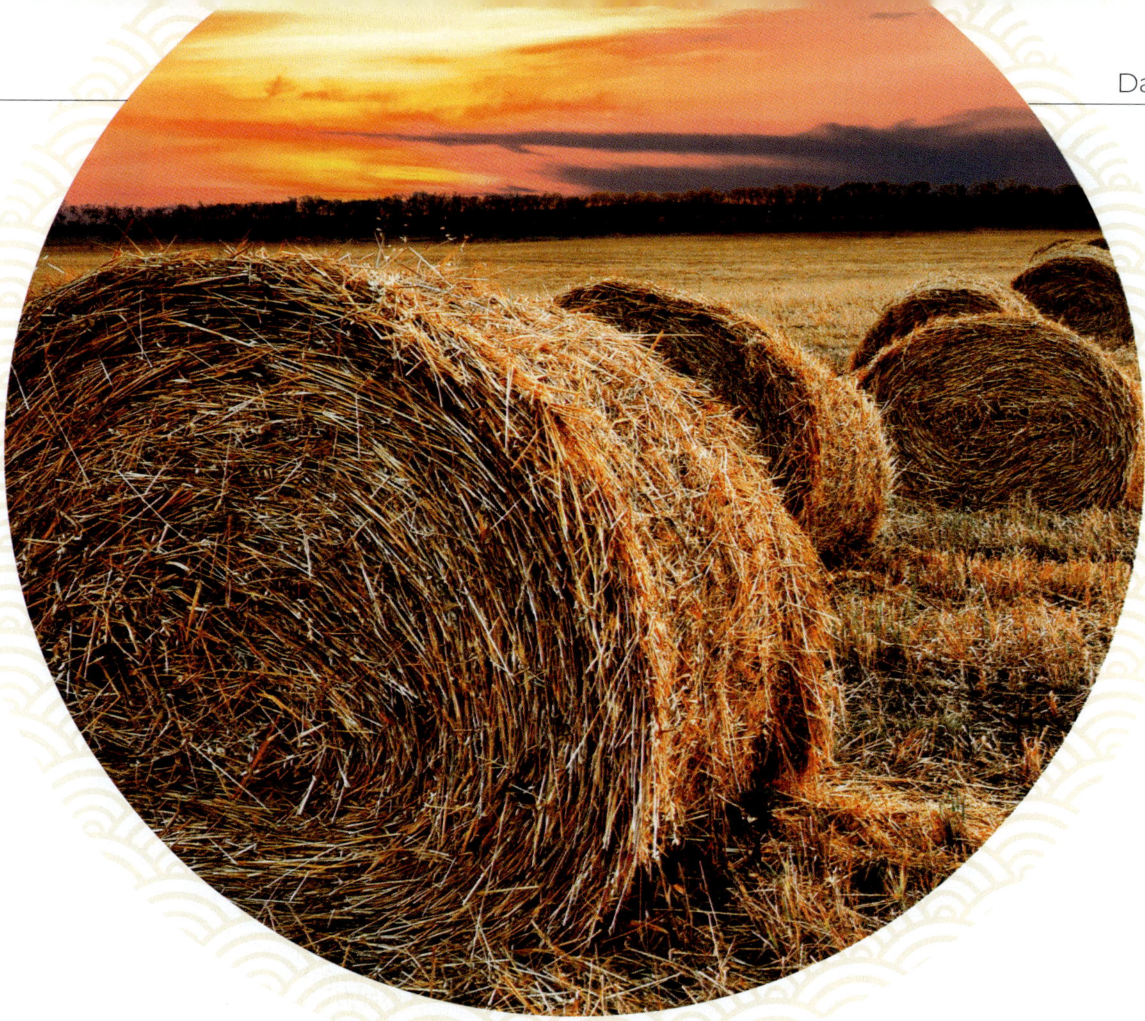

DIE JAHRESZEIT SPÄTSOMMER:

FÜLLE UND ÜBERGANG

Das Erd-Element nimmt im Kreislauf der Jahre eine Sonderstellung ein: Alle anderen Elemente beanspruchen eine der vier Jahreszeiten für sich. Dem Holz-Element gehört der Frühling, dem Feuer-Element der Sommer, dem Metall-Element der Herbst und dem Wasser-Element der Winter. Und dem Erd-Element? Dem wird der Spätsommer zugewiesen. Der Spätsommer als solches ist jedoch keine eigenständige Jahreszeit. Er ist eine Übergangszeit, eine Mischung aus Sommer und Herbst. Nicht mehr das eine. Noch nicht das andere. Es wirkt so, als würden da zwei Besserwisser um die Oberhand ringen. Da kann es sein, dass sich einmal der Sommer durchsetzt und es im September noch Badetag mit lauen Abenden gibt. Ein anderes Mal herbstelt es schon im August gewaltig. In den Bergen liegt der erste Schnee. In den Niederungen lauert der Morgentau. Daunenjacke statt Bikini. Erkältung statt Sonnenbrand. Überhaupt: Ab Mitte August beginnt die Zeit des Metall-Elements. Sprich: Die an sich schon umkämpfte Periode muss sich das Erd-Element auch noch teilen. Dafür hat das Erd-Element die anderen Übergangsphasen zugeteilt bekommen.

Denn Übergangsphasen wie den Spätsommer gibt es zwischen allen Jahreszeiten. Man denke an den April. Der macht, was er will. Da kann es ebenfalls einen turbulenten Wechsel zwischen heiß und kalt geben. Da sind sich Frühling und beginnender Sommer noch nicht einig, wer das Sagen hat. Ähnliches ist im Februar zu beobachten: An guten Tagen kann die Sonne einladend ans Fenster klopfen. Hin und wieder ist sogar ein Kaffee im Freien

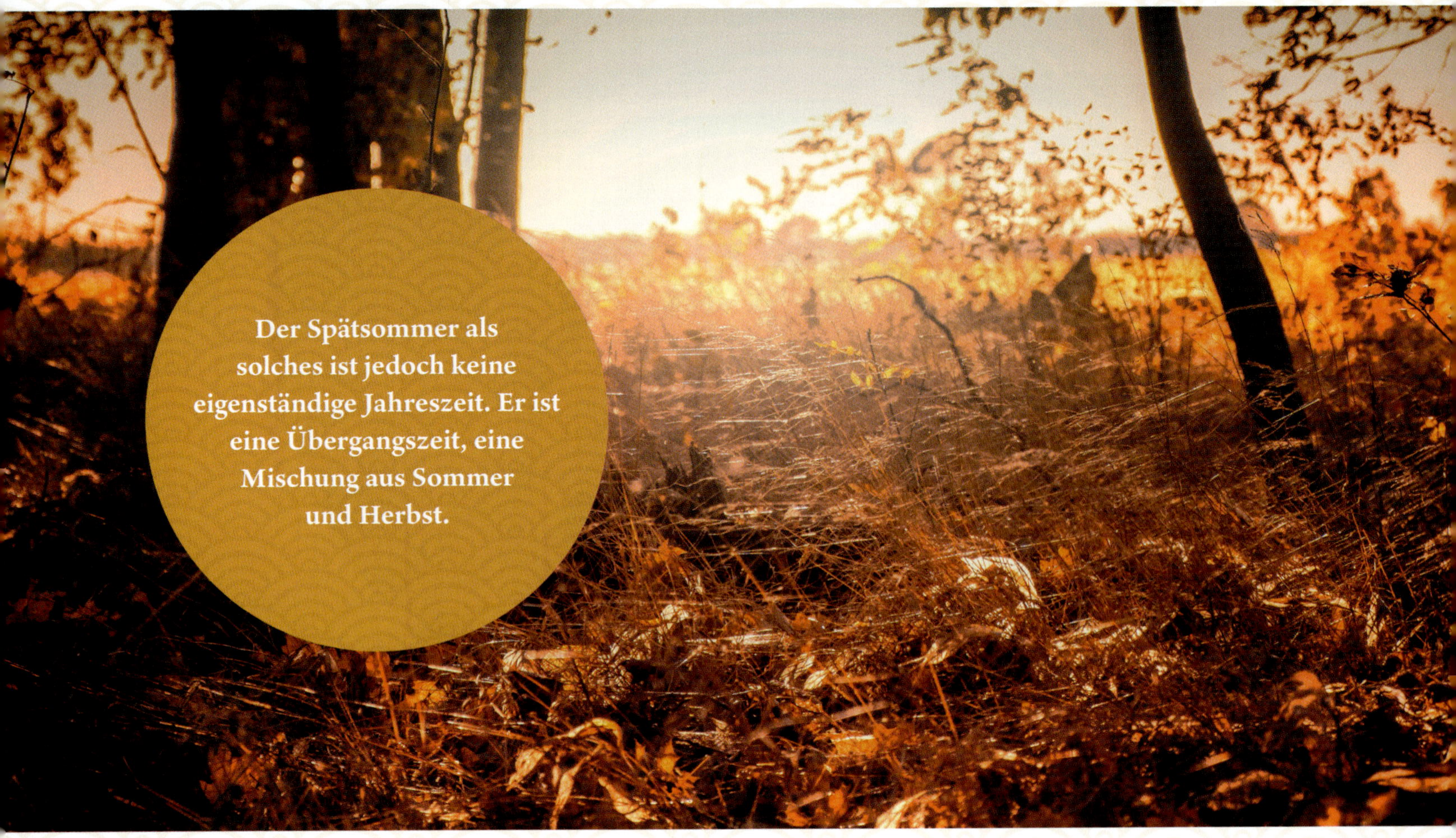

möglich. Anderseits muss man auf der Hut sein. Gerne bäumt sich der Winter da noch einmal so richtig auf und legt über Nacht das Land mit Schnee und Kälte lahm, als wollte er allen zeigen, dass man ihn nicht abschreiben soll. Und im November? Im November kann das bunte Laub der Bäume die Natur zum Leuchten und die Gesichter zum Strahlen bringen. Oder aber: Frau Holle legt einen Frühstart aufs Parkett und erklärt den Winter für eröffnet.

Alle Jahreszeiten haben also ihre Übergangsphasen. Oder besser: Hatten ihre Übergangsphasen. Zumindest war das früher so. Früher begegneten sich die Jahreszeiten noch mit Würde. Ja, es ging um die Vorherrschaft. Wer gehen musste, der wollte den Platz nicht allzu leicht räumen. Der wollte sich noch einmal in aller Pracht zeigen. Der wollte daran erinnern, dass er es war, der die letzten Monate den Takt vorgab. Dieses Verabschieden war ein respektvolles Spiel, das bewusst in die Länge gezogen wurde, damit sich die Zuseher auf die sich nun ändernden Bedingungen einstellen könnten. Und heutzutage? Heutzutage heißt es: Ich bin draußen. Tschüss. Ein genauso kurzer wie hektischer Abgang. Eben noch Winter, am nächsten Tag Frühling beziehungsweise Sommer. Und dann: Sommer und plötzlich aus. Wir haben die Übergangszeiten verloren.

> Dieses, wenn auch nur kurze Sammeln ist wichtig, sonst besteht die Gefahr, sich irgendwann einmal zu verlieren. Es braucht Pausen. Es braucht Übergänge. Es braucht die Erde.

Aus energetischer Perspektive betrachtet ist das eine interessante Angelegenheit. Warum? Alle Übergangszeiten werden dem Erd-Element zugeordnet. Es hat den Anschein, dass wir mit den Übergangszeiten auch das Erd-Element aus dem Leben verloren haben. Immerhin: Das Erd-Element ist das Element der Mitte. Das Erd-Element

Von den Übergangszeiten gibt es vier. In der TCM werden diese Dojo-Zeit genannt unddauern jeweils 18 Tage. Sie stehen zwischen dem Ende einer und dem Beginn der nächsten.

symbolisiert unser Zentrum. Es steht für Stabilität und Harmonie. Der Zeitgeist tickt anders. Der tickt schnell, der springt von hier nach da, der verbrennt sich gerne, nicht nur seine Finger, sondern vor allem seine Seele. Ruhe und Ausgeglichenheit sind Werte von Vorgestern, geopfert am Altar der Instant- und Instagramzufriedenheit. Heute muss alles und das am besten sofort. Es bröckelt. In der Natur. In der Wirtschaft. Im Innenleben. Das Zentrum ist geschwächt. Wir versuchen es zu stopfen, bevorzugt mit Süßem, dem Geschmack des Erd-Elements. Die nächste Pandemie gehört der Diabetes II. Eine Erde ohne Zentrum. Ein Jahreskreislauf ohne Übergangszeiten. Wir bekommen einen mächtigen Spiegel vorgehalten. Erkennen wir uns darin?

Von den Übergangszeiten gibt es vier. In der TCM werden diese Dojo-Zeit genannt und dauern jeweils 18 Tage. Sie stehen zwischen dem Ende einer und dem Beginn der nächsten Jahreszeit. Diese Transitphasen sind wie ein kurzes Durchatmen der Natur. Eine kurze Pause, in der sich die Kräfte neu ordnen und orientieren können. Daher auch die Turbulenzen. Übergang halt. Es gibt zwei Darstellungen des Fünf Elemente Systems. Eine Darstellung als Kreislauf, eine als Kreuz. Das Kreuz ist die ältere Darstellung der Fünf Elemente. Beim Kreuz befindet sich im Norden das Wasser-Element, im Süden das Feuer-Element, im Osten das Holz-Element und im Westen das Metall-Element. Die Erde nimmt dabei das Zentrum ein. Sie steht genau in der Mitte. Sie sorgt für Stabilität. Sie ist die Nabe im Rad, die ruhig bleibt, während alle anderen Elemente um sie herumtanzen. Das Erd-Element steht für die Mitte des Jahres, um die herum sich die unterschiedlichen Energien entfalten und nach jeder Jahreszeit wieder zurückkehren. So als würde man zwischen zwei anspruchsvollen Reisen kurz nach Hause kommen, um etwas zu entspannen, um umzupacken, um gleich wieder durchzustarten. Dieses, wenn auch nur kurze Sammeln ist wichtig, sonst besteht die Gefahr, sich irgendwann einmal zu verlieren. Es braucht Pausen. Es braucht Übergänge. Es braucht die Erde. Das Erd-Element zerstreut sich nicht, es sammelt sich nicht, es geht nicht nach oben, nicht nach unten, es gleicht aus, es harmonisiert. Seine Wirkrichtung ist Zentrieren.

Die Erde nimmt dabei das Zentrum ein. Sie steht genau in der Mitte. Sie sorgt für Stabilität. Sie ist die Nabe im Rad, die ruhig bleibt, während alle anderen Elemente um sie herum tanzen.

Warum das Erd-Element zusätzlich den Spätsommer zugeordnet bekommen hat? Der Spätsommer ist sicher die harmonischste Zeit des Jahres. Und auch wenn er nicht als eigentliche Jahreszeit gilt: Dass es sich dabei unter allen Dojo-Zeiten um eine besondere Phase handelt, zeigt sich darin, dass der Spätsommer im Unterschied zu den anderen Übergängen sogar mit einem eigenen Namen bedacht wurde: Wir sprechen vom Altweiber-Sommer. Im englischen nennt man ihn Indian Summer. In Finnland Ruska-Aika. In Schweden Brittsommar. In der Türkei Pastirma Yazi. In Japan Koharu. Es gibt ihn also (fast) überall. Es ist eine Zeit, in der sich das Wetter trotz der Rangelei zwischen Sommer und Herbst gerne stabil und von seiner

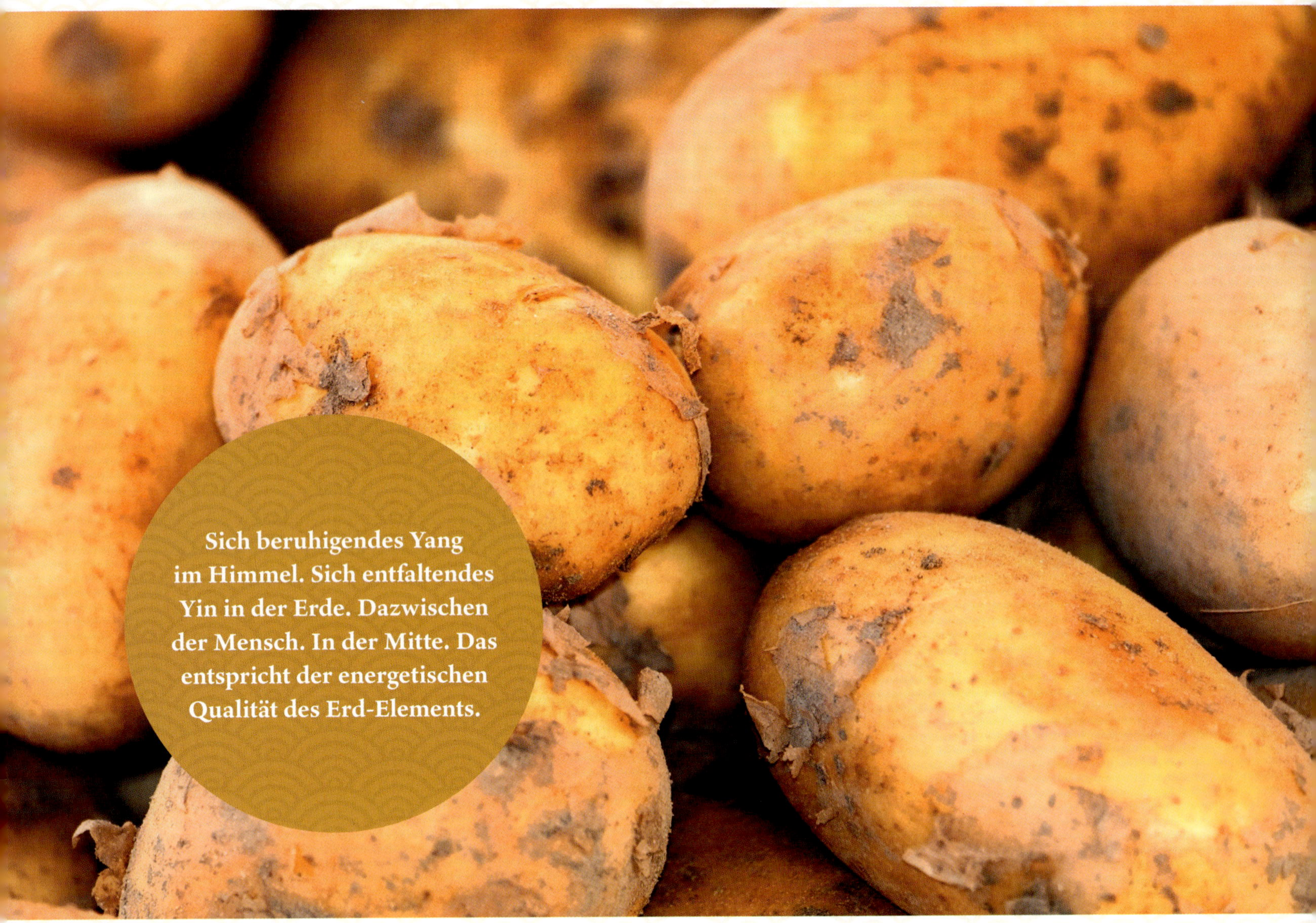

Sich beruhigendes Yang im Himmel. Sich entfaltendes Yin in der Erde. Dazwischen der Mensch. In der Mitte. Das entspricht der energetischen Qualität des Erd-Elements.

besten Seite zeigt. Die Nächte kühl. Die Tage warm und ungetrübt. Der Altweiber-Sommer ist die perfekte Balance zwischen Yin und Yang. Das entspricht der Qualität des Erd-Elements: Das ist ebenfalls weder Yin noch Yang. Es ist das ausgeglichenste unter allen Elementen. Es ist nicht verwunderlich, dass sich gerade in dieser Jahreszeit ein Wohlfühlwetter der Sonderklasse manifestieren kann.

Das aufsteigende Yang hat ab der Sommersonnenwende seinen Höhepunkt überschritten. Das Yin ist auf dem Vormarsch. Ganz der Qualität des Yin entsprechend tut es dies sanft und unscheinbar. Es schlägt nicht polternd mit der Faust auf den Tisch und macht laut auf sich aufmerksam, wie das beim beginnenden Frühling der Fall ist.

Der Altweiber-Sommer ist die perfekte Balance zwischen Yin und Yang. Das entspricht der Qualität des Erd-Elements: Das ist ebenfalls weder yin noch yang.

Fängt das Yang an sich zu regen, dann tut sich was. Yang ist Aktivität, ist Dynamik, ist die nach außen gerichtete Kraft. Daher ist das jahreszeitliche Pendant im März nicht annähernd so ruhig und sanft wie der September. Im September liegt noch genügend Yang in der Luft, während sich das Yin am Boden ruhig und unaufdringlich seinen

Der Spätsommer ist die Zeit der Ernte. Die Natur beschenkt alle Lebewesen mit einem Überfluss an Gaben. Der Tisch ist gedeckt. Big Mama Erde kümmert sich um ihre Kinder.

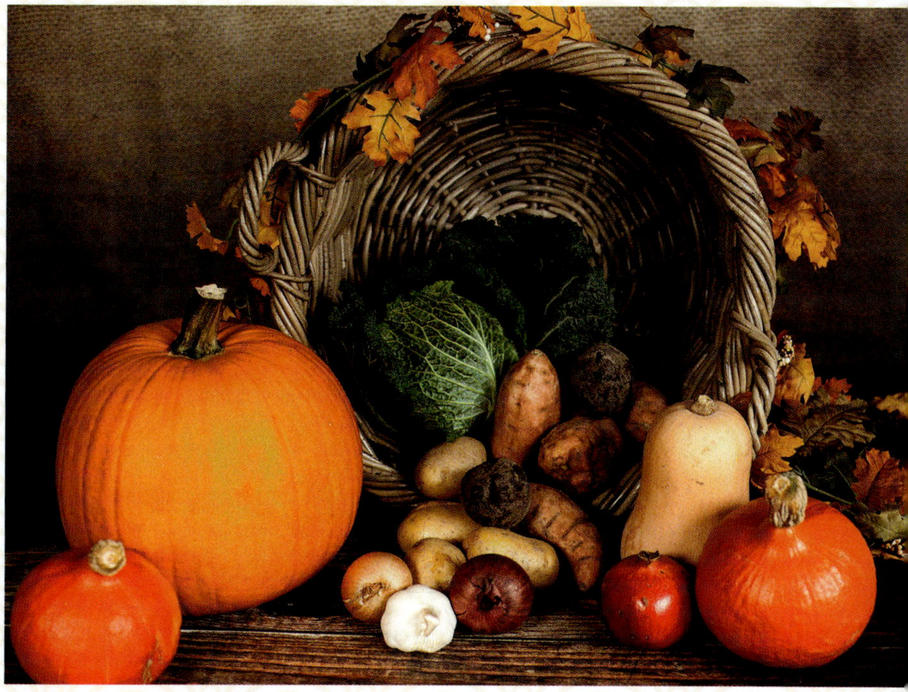

Weg bahnt. Sich beruhigendes Yang im Himmel. Sich entfaltendes Yin in der Erde. Dazwischen der Mensch. In der Mitte. Das entspricht der energetischen Qualität des Erd-Elements.

Mit dem Yin kommt auch die Feuchtigkeit zurück, die vom Yang des Hochsommers an den Rand gedrängt wurde. Das charakteristische Zeichen des Indian Summers: Das Spinnennetz mit seinen Tautropfen. Feuchtigkeit ist ein wichtiger Aspekt für die Erde und der ihr zugeordnete klimatische Faktor. Nur: Die Rückkehr der Feuchtigkeit

Das aufsteigende Yang hat mit der Sommersonnenwende seinen Höhepunkt überschritten. Das Yin ist auf dem Vormarsch. Ganz der Qualität des Yin entsprechend tut es dies sanft und unscheinbar

ist eine Gratwanderung. Jeder klimatische Faktor kann das entsprechende Element unterstützen oder schädigen. Ja, es braucht Feuchtigkeit. Die Natur möchte sich satt saugen am frischen Nass. Zuviel darf es aber auch nicht sein. Für das Einbringen der Ernte ist es eine Katastrophe, sollte es über einen längeren Zeitraum regnen. Das verhindert die Vollendung der Reifung. Schimmel kann sich bilden. Wurzeln, Gemüse, Obst. Alles kann verfaulen. Zudem kommt: Ist die Erde sehr trocken gewesen, dann kann sie ein Übermaß an Wasser nur bedingt aufnehmen. Es kann zu Überschwemmungen kommen. Oder zu Erdrutschen, weil feuchte Erde ihre Stabilität verliert. Diese Prozesse können sich auch in unserem Körper spiegeln: Bei zu viel Feuchtigkeit verliert das Gewebe an Form. Es kommt zu Wasseransammlungen, zu Ödemen. Gegen äußere Widrigkeiten kann man nicht viel machen. Gegen die inneren schon. Daher ist in der TCM das Spätsommerfasten von großer Bedeutung. Im Sommer nehmen wir bevorzugt kühlende und befeuchtende Nahrungsmittel zu uns. Gegen die Hitze. Gegen das Austrocknen. Hören wir nicht rechtzeitig damit auf, schleppen wir eine Form von interner Überschwemmung mitten hinein in die Zeit des Erd-Elements. Die beste Vorsorge? Ab Mitte August beginnen, die Ernährung umzustellen. Eis und Salat und Früchte reduzieren. Wieder vermehrt Kochen. Auf die allesamt die Mitte stärkenden Nahrungsmittel des Erd-Elements setzen.

Denn: Der Spätsommer ist die Zeit der Ernte. Die Natur beschenkt alle Lebewesen mit einem Überfluss an Gaben. Der Tisch ist reichlich gedeckt. Big Mama Erde kümmert

Eine Unaufgeregtheit, wo nichts geschehen oder getan werden muss. Nicht ohne Grund ist das Erd-Element das Element der Zufriedenheit.

sich um ihre Kinder. Eine Zeit der Fülle, eine Zeit des Überflusses. Man kann sich ohne Bedenken dem Genuss hingeben. Man kann sich noch einmal so richtig auftanken, Reserven anlegen, Speicher füllen, bevor es dunkel und karg wird. Diese Fülle in Verbundenheit mit der Ausgeglichenheit der Jahreszeit sorgt dafür, dass eine Form von Friedlichkeit in der Luft liegt. Eine Unaufgeregtheit, wo nichts geschehen oder getan werden muss. Nicht ohne Grund ist das Erd-Element das Element der Zufriedenheit. Aber es ist und bleibt das Element des Übergangs. Nach der Zeit des aufstrebenden Yang klopft nun die Zeit des Yin an die Tür. Yin heißt Rückzug und nach Innen gehen. Vielleicht ist das der Grund, warum man im Spätsommer noch einmal alles aufsaugen will. Das Draußen-Sein. Das Sonnenlicht. Die Begegnungen mit anderen Menschen. Bald heißt es davon Abschied nehmen. Der Herbst klopft mit seinen kühlen Fingern bereits an die Tür.

Das Draußen-Sein. Das Sonnenlicht. Die Begegnungen mit anderen Menschen. Bald heißt es davon Abschied nehmen. Der Herbst klopft mit seinen kühlen Fingern bereits an die Tür.

Kernqualitäten des Erd-Elements
Jahreszeit: Spätsommer
Charakteristik: Fülle und Übergang
Wirkrichtung: Zentrierend, ausgleichend
Klimatischer Faktor: Feuchtigkeit

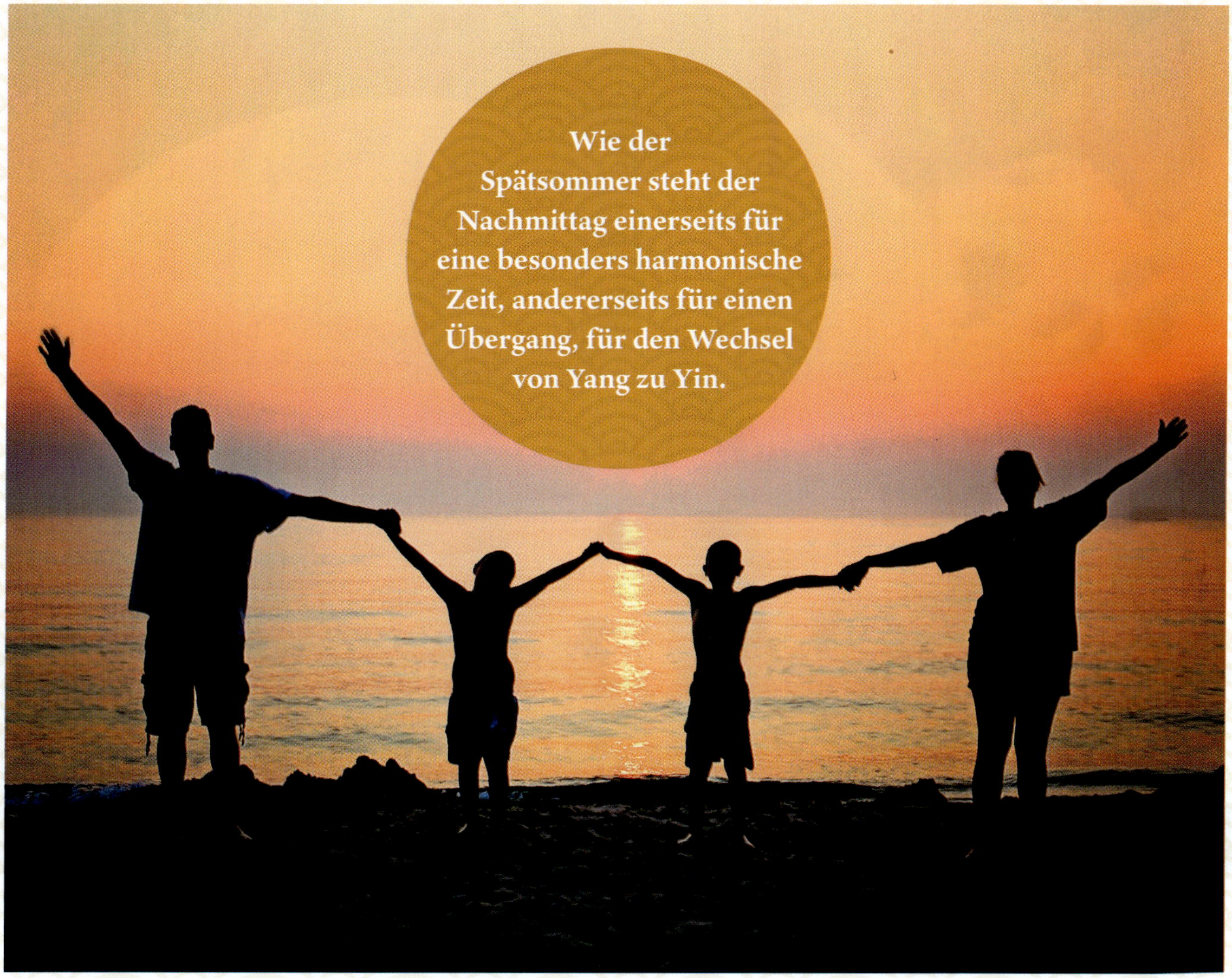

DER SPÄTSOMMER IM LEBEN

Der Spätsommer des Tages ist der Nachmittag. Es handelt sich um die Kaffee und Kuchenzeit. Im Endeffekt hat man das meiste schon erledigt, was man im Alltag halt so zu erledigen hat. Natürlich: Das variiert. Je nach Beruf, je nach Lebensalter. Wer zu Mittag aufsteht, für den ist der Nachtmittag der Vormittag. Unabhängig davon geht die Tagesenergie ihren Weg. Die Tagesenergie kann hinter unseren Aktivitäten stehen oder gegen sie wirken. Bis zur Mittagszeit entfaltet sich das Yang. Zeit für Aktivität. Dann setzt der Umkehrprozess ein und das Yin nimmt sich seinen Raum. Zeit für Ruhe. Wie der Spätsommer steht der Nachmittag einerseits für eine besonders harmonische Zeit, andererseits für einen Übergang, für den Wechsel von Yang zu Yin. Und wie im Jahreskreislauf ist der Wechsel von Yang zu Yin ruhiger als der Wechsel von Yin zu Yang. Bringt man Wasser auf dem Herd zu kochen, dann tut sich was. Die Herdplatte glüht, kleine Bläschen bilden sich, dann große, dann blubbert es so richtig. Dreht man die Herdplatte ab und lässt das Wasser abkühlen, dann ist das ein ruhigerer Prozess. Das Erwärmen ist der Übergang von Yin zu Yang. Das Abkühlen der Übergang von Yang zu Yin.

So ist das auch mit dem Nachmittag. Er ist dazu gedacht, uns ein bisschen abzukühlen. Das geht im Regelfall sanft über die Bühne. Bis dahin sind wir mit der Yang-Energie des Tages geschwommen. Wir sind von innen nach außen gegangen, haben unsere Energie in Tun und in die Umgebung investiert. Das entspricht dem Rhythmus der Natur. Jetzt braucht es ein bisschen Zeit, um vom

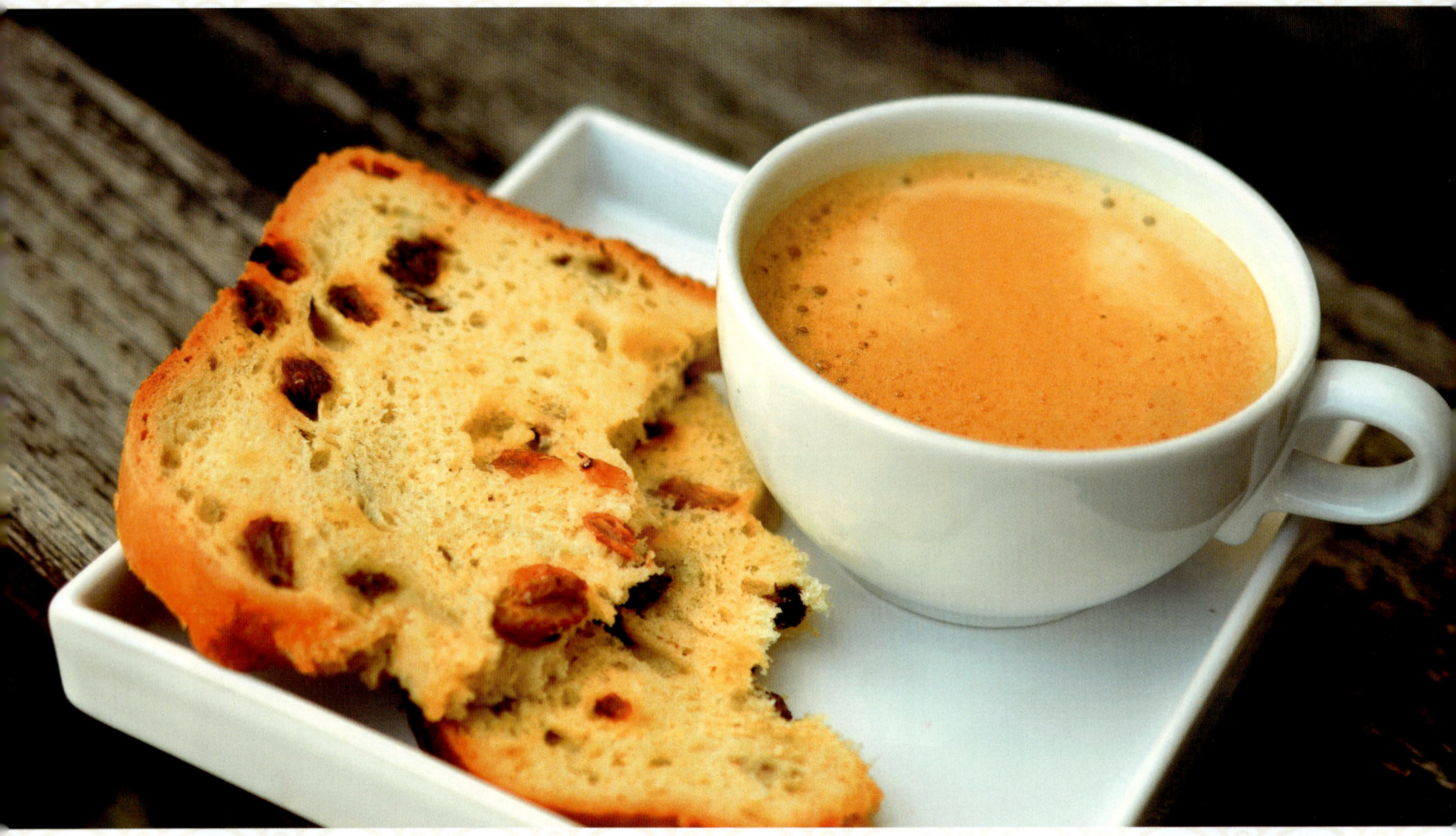

Gaspedal zu steigen, eine Phase der Sammlung, des Ruhiger-Werdens. Daher: Kaffee und Kuchen. Oder Teatime. Hinter diesen Bräuchen verbirgt sich profundes Volkswissen. Das Bittere von Kaffee oder Tee hilft, das Feuer abzusenken. Das Bittere beruhigt das Yang, das sich bis dahin seinen Weg nach oben gebannt hat. Der kleine Kick des Koffeins spielt natürlich auch eine Rolle. Aber der Nachmittagskaffee ist anders als der Morgenkaffee.

Nicht ohne Grund ist das zentrale Thema des Erd-Elements: Nähren. Zuerst muss man sich jedoch selber nähren.

Alleine schon vom Setting her. Beim einen blickt man voraus. Beim anderen zurück. Zudem kommt: Die Kombination mit Süßem gleicht die austrocknende Wirkung des Bitteren wieder aus und sorgt dafür, dass die durch einen hohen Aktivitätslevel vielleicht etwas angetrocknete Erde wieder befeuchtet wird. Im englischen Raum werden diesbezüglich bevorzugt süßsaure Kekse kredenzt. Das Saure hilft durch seine zusammenziehende Wirkung, die Säfte des Körpers zu bewahren. Ganz abgesehen davon, dass der süße Geschmack die Mitte, also das Erd-Element unterstützt. Mit Kaffee und Kuchen am Nachmittag fördern wir also den Übergang vom Feuer- in das Erd-Element. Ein kleines Ritual, fast wie ein kleines Erntedankfest, bei dem man sich mit nahestehenden Menschen in Ruhe noch einmal einem gemeinsamen Genuss hingibt, bevor man dem Ruf des Yin folgt und die Zeichen auf Rückzug und Einkehr setzt.

In Bezug auf den Lebenszyklus feiert das Erd-Element seinen Höhepunkt ab circa 30 Jahren. Bis dahin war die Yang-Energie die treibende Kraft. Zuerst das Wachstum des Holz-Elements, dann die Welteroberung mit der Kraft des Feuer-Elements. Man hat sich entfaltet, man hat sich verloren, man hat sich gefunden, man hat sich verwirklicht. Nun ist man in der Mitte angekommen und kann auf

Jetzt braucht es ein bisschen Zeit, um vom Gaspedal zu steigen, eine Phase der Sammlung, des Ruhiger-Werdens. Daher: Kaffee und Kuchen.

Basis all dieser Erfahrungen beginnen, sein Leben zu stabilisieren, sprich: Feste Partnerschaft, feste Arbeitsidentität, fester Wohnort. Man wird zum Zentrum des eigenen Lebens. Man hat gelernt, sich auf allen Ebenen des Seins selber zu ernähren. Man weiß, was einen satt und zufrieden macht. Auf Basis dieser Fülle gestattet einen die Erd-Phase im Leben wie keine andere Elemente-Phase für andere da zu sein, andere zu ernähren. Wie auch die Erde alle ernährt.

Ab 30 Jahren sollten wir also in der Mitte angekommen sein. Natürlich kommt es auf den individuellen Lebensentwurf an. Dann gibt es noch kulturelle Prägungen. Aber es ist nun einmal so: Unser Körper unterliegt wie alles in der Natur einer energetischen Entwicklung. Bis circa 30 Jahre hat das Yang das Ruder in der Hand. Wir brennen. Ab 30 lässt dieses Feuer nach und die Erde macht sich breit. Unabhängig davon, welchen Konzepten oder Philosophien man folgt. Bei uns sagt man: Mit 30 wird's schleißig. Was heißt das? Bis dahin hat es die Natur gut mit uns gemeint. Man konnte ohne groß darüber nachzudenken essen, was man wollte. Man musste sich nicht zu Bewegung oder Sport zwingen. Trotzdem behielt der Körper - natürlich gibt es Ausnahmen - mehr oder weniger seine Form. Dann, plötzlich: Die Mitte beginnt sich zu entfalten. Selbst wenn Ernährungs- und Bewegungspensum gleichbleiben. Das hat mit dem Abnehmen des Yang zu tun. Weniger Yang ist weniger Feuer ist weniger Verbrennungskraft ist eine leichte Verlangsamung des Stoffwechsels. Die Erde mag es nun einmal gemütlicher. Und zeigt das gerne her.

Wir stehen also in der Mitte. In Richtung Yin warten die Eltern, die mehr und mehr auf die unterstützende Qualität ihrer Kinder angewiesen sind. In Richtung Yang warten die Kinder, die auf die ernährende Qualität ihrer Eltern angewiesen sind. Nicht ohne Grund ist das zentrale Thema des Erd-Elements: Nähren. Zuerst muss man sich jedoch selber nähren. Da macht die Sache mit Stabilität und Ausgeglichenheit in der Lebensgestaltung schon Sinn. Das kostet einfach weniger Energie, als wenn man Tag für Tag das Rad neu erfinden müsste. Fixes Einkommen. Fixes Auskommen. Damit kann man kalkulieren. Wie auch mit seiner Zeit, die es nun auf die Bedürfnisse mehrerer aufzuteilen gilt. Klar könnte man sagen: Mit 30 ist man für das alles noch zu jung. Die ganze Sache mit Kind und Kegel, die gebe ich mir später. Jetzt mag ich noch mehr vom Leben haben. Das ist völlig in Ordnung. Da spricht noch das Feuer-Element. Es gilt nur zu bedenken: Unabhängig davon sind wir energetisch in der Erd-Phase, selbst wenn wir glauben, noch die Welt erobern zu müssen. Und: Die Zeit tickt. Ab Mitte 40 verlassen wir das Erd-Element wieder und wandern weiter in das Metall-Element. Es

> Nun ist man in der Mitte angekommen und kann auf Basis all dieser Erfahrungen beginnen, sein Leben zu stabilisieren, sprich: Feste Partnerschaft, feste Arbeitsidentität, fester Wohnort.

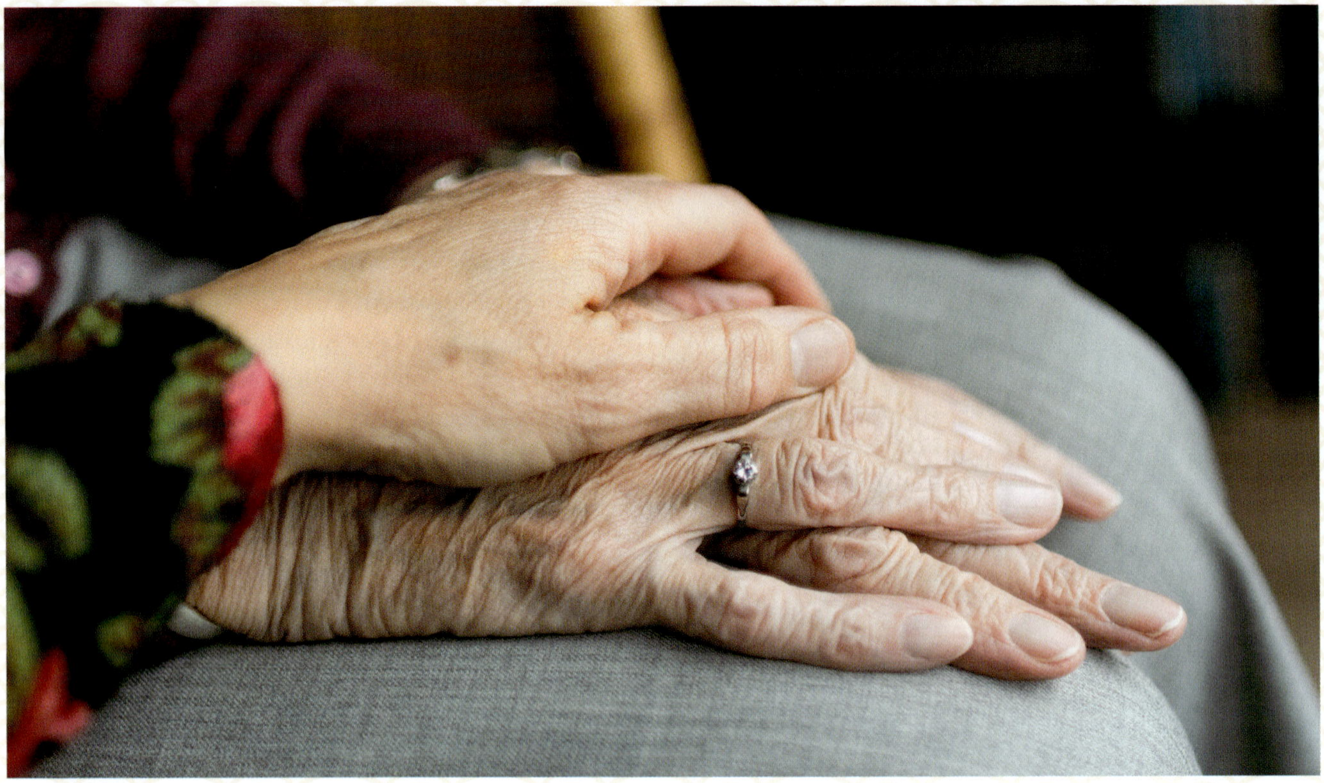

ist die Zeit der Wechseljahre, die Zeit in der es mit der Fruchtbarkeit zurück geht, oft einhergehend mit Trockenheit und Hitze. Wir erinnern uns: Feuchtigkeit ist der klimatische Faktor des Erd-Elements. Irgendwann zieht sich diese zurück. Wir beginnen zu welken. Die Erd-Zeit später nachzuholen geht. Aber der Überfluss ist energetisch nicht mehr so ausgeprägt wie zwischen 30 und 45, je nach Konstitution oder Anforderungen des Lebens. Man wird

> Man wird sich einfach schwerer tun, sich um andere zu kümmern, weil man mehr Reserven braucht, je älter man wird.

sich einfach schwerer tun, sich um andere zu kümmern, weil man mehr Reserven braucht, je älter man wird. Man wird mehr Reibung bei denselben Tätigkeiten verspüren, ganz einfach, weil die Feuchtigkeit als Schmiermittel fehlt.

Die Lebensmitte ist eine Übergangsphase. Vom Yang zu Yin. Vom Tun und Aufbau zu Stabilität und Harmonie. Aufgrund der Ausgeglichenheit sind wir weniger mit uns selbst beschäftigt und können uns mehr dem Leben im Moment hingeben. Auch das ist eine Qualität der Erde: Der Genuss des Augenblicks. In der Theorie. In der Praxis schaut die Sache anders aus. Weil uns die Erde immer mehr abhandenkommt. Unsere Kultur ist eine Kultur des Yang. Unsere Kultur ist eine Waschbrettbauchkultur.

> Das Erd-Element gibt dem Leben Substanz. Auch unseren Beziehungen, vor allem in der Partnerschaft.

Immer jung. Immer aktiv. Immer dynamisch. Immer am Checken. Der gelassene, fröhliche, gut genährte Bauch des Buddhas hat keinen Platz in der Gegenwart. Die Zeitphase zwischen 30 und 40 ist eine schwierige. Von innen zerrt die Energie der Erde. Außen zerren die Erwartungen der Umgebung. Das kann zu einer Angespanntheit führen, zu einer Zerrissenheit. Von wegen Ausgleich und Harmonie. Kommen wir nicht ins Zentrum, bleibt da ein Loch. Das wird gestopft. Mit Nahrung, Kleidung, Status. Und irgendwie holt uns der Buddhabauch erst recht ein. Allerdings: Der Bauch vom Buddha ist prall, voller Energie. Unsere

Man hat sich entfaltet, man hat sich verloren, man hat sich gefunden, man hat sich verwirklicht.

Bäuche sind oft weich, Ausdruck einer Überschwemmung im Gewebe, ohne innere Substanz.

Substanz ist überhaupt ein Stichwort für das Erd-Element. Das Erd-Element gibt dem Leben Substanz. Auch unseren Beziehungen, vor allem in der Partnerschaft. Die Zuneigung kann in der Erd-Phase reifen und sich verdichten. Die Verbundenheit wird stärker. Es entsteht ein gegenseitiges Verantwortungsgefühl, weil man sich gemeinsam einen LebensMITTElpunkt geschaffen hat. Da muss man sich nichts mehr beweisen. Da wird das Gefühl des Getragen-Seins, da wird Stabilität geschätzt. Und Ruhe.

Kommen wir nicht ins Zentrum, bleibt da ein Loch. Das wird gestopft. Mit Nahrung, Kleidung, Status.

Eine Ruhe, die nährt, die auf Vertrauen baut. So spüren sich auch die Erd-Phasen im Beruf an. Man kann von der Karriereleiter steigen, ganz einfach, weil man einen Platz gefunden hat, der einen satt und zufrieden macht. Kaffee- und Kuchenzeit. Solche Phasen können früher oder später oder immer wieder eintreten. Wie auch das Erd-Element immer dann zum Vorschein kommt, wenn es um Übergänge geht.

Bei Übergängen macht es Sinn, sich zuerst einmal im Zentrum zu sammeln und von dort aus das Alte abzuschließen, bevor mit dem Neuen begonnen wird. Eine kurze Auszeit, eine Rückkehr zur Mitte. Ein nach Hause kommen, bevor man die nächste Reise antritt. Diese Kunst haben wir ein bisschen verloren. Wie auch die Jahreszeiten ihre Übergänge verloren haben. Wie wir generell das Erd-Element zu wenig huldigen. Ein Zustand, über den man sich berechtigterweise Sorgen machen sollte.

Das Erd-Element im Leben
Nachmittag
Lebensmitte
Fülle, Reifung

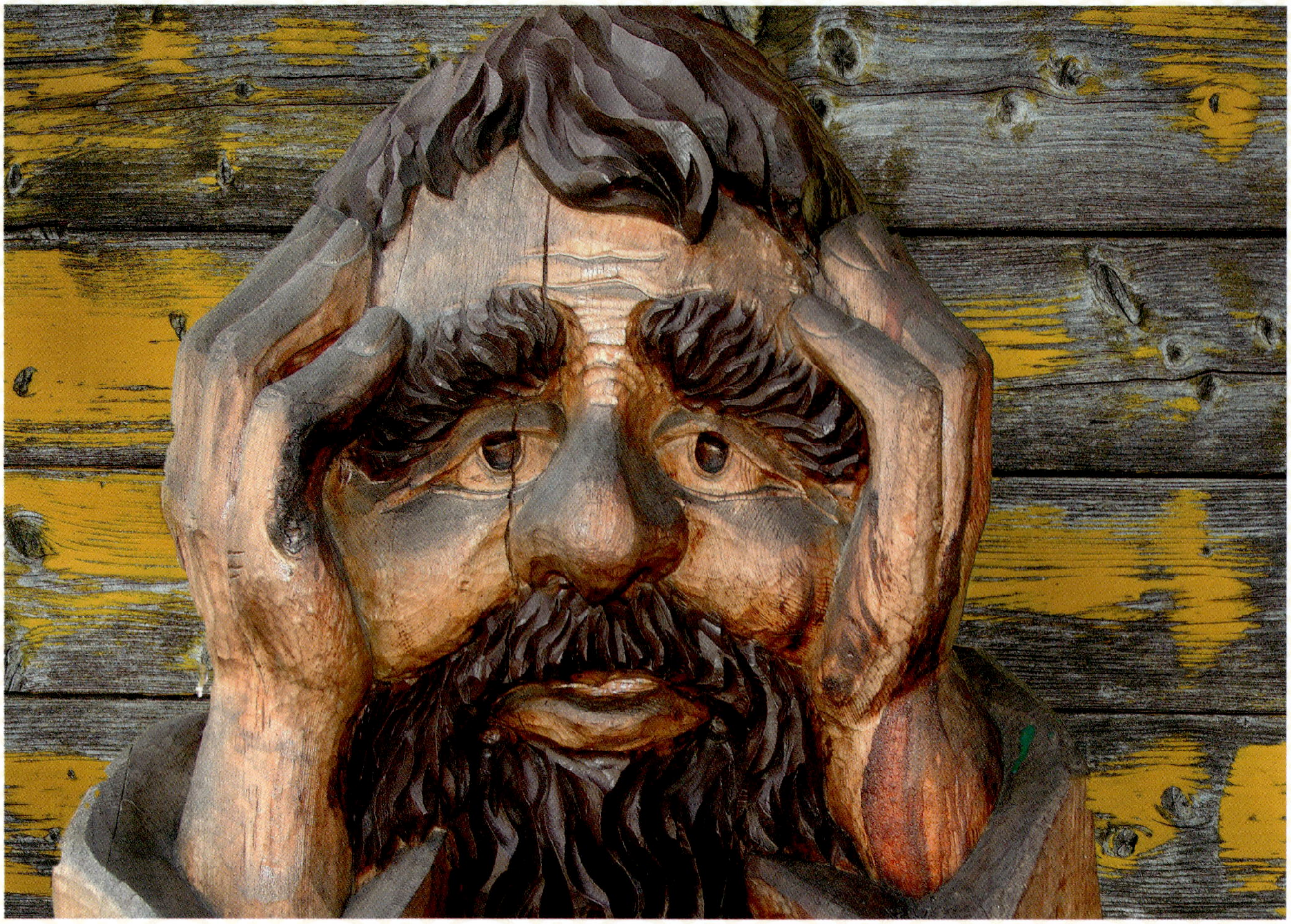

DIE EMOTION SORGE

Was für eine Ernte! Mutter Erde war übermütig fruchtbar. Im Spätsommer platzen die Lager aus allen Nähten. Tonnen von diesem, Tonnen von jenem. Überfluss. Überall. Was soll man nur damit machen? Was kann man verkaufen? Was kann man haltbar machen? Was sollte man rasch verwerten? Darüber muss man nachdenken und entsprechend handeln. Das ist die Eigenschaft von Yi, dem der Erde zugeordneten Elementargeist. Was aber, wenn die Ernte weit unter den Erwartungen geblieben ist? Wenn man davon ausgehen muss, dass es ziemlich knapp werden könnte mit der Nahrungsmittelversorgung, sollte sich der Winter streng und lang zeigen? Dann macht man sich Sorgen. Sich Sorgen zu machen ist der dem Erd-Element zugeordnete Gemütszustand.

Natürlich: Wir brauchen uns keine großen Sorgen machen, dass wir in einem unserer übersättigten Wohlstandsländer hungern oder gar verhungern müssen. Dass die Nahrungskette unvorhergesehen abreißen könnte. Aber es geht um das Vorsorgeprinzip. Das ist zeitlos und geographisch unabhängig. Trotz des negativen Beiklangs, den das Wort Sorgen beinhaltet, kann es sich dabei um eine äußerst vernünftige Sicht der Dinge handeln, die präventive und schützende Verhaltensweisen fördert und intensiviert. Man sollte sich Sorgen machen, wenn man merkt, dass es mit einer wie auch immer gearteten Versorgung Engpässe geben könnte, ob materieller, emotionaler oder psychischer Natur. Zu versorgen ist der Kernauftrag des Erd-Elements. Immer darauf zu achten, dass genug da ist, wenn man es brauchen könnte. Um versorgen zu können, muss man rechtzeitig vorsorgen und

> Sorgen sorgen für einen psychischen Puffer, der einen im Fall der Fälle besonnener und zielgerichteter agieren lässt.

Sich Sorgen zu machen ist der dem Erd-Element zugeordnete Gemütszustand. Natürlich: Wir brauchen uns keine großen Sorgen machen, hungern oder gar verhungern zu müssen.

Vorsorgen basiert auf den vorausgehenden Sorgen. Sorgen können als Hinweis gesehen werden, dass eine Situation ernst ist oder ernst werden könnte und entsprechende Handlungen unabdingbar sind. Wie eben die schon angesprochene schlechte Ernte. Wer da blauäugig in den Tag hinein lebt, wird bald einmal sein blaues Wunder erleben. Da ist der Ansatz Sorge wesentlich zielführender: Dass man sich den Worst Case vorstellt, sich dementsprechend Überlegungsprozessen hingibt und für alle Eventualitäten Maßnahmen setzt, die zwar Unannehmlichkeiten vielleicht nicht verhindern, zumindest aber ausreichend abfedern können. Spare in der Zeit, dann hast du in der Not. Ein Satz, der die Qualität des Erd-Elements auf den Punkt bringt. Sich zu Sorgen sorgt dafür, dass Stabilität gewährleistet werden kann und nicht böse Überraschungen das Ruder herumreißen. Wer sich Sorgen um Krankheiten macht, wird eher auf seine Gesundheit achten. Wer sich vor Hautkrebs fürchtet, wird intensive Sonneneinstrahlung meiden. Wer keinen Lungenkrebs bekommen will, lässt das Rauchen sein. Wer nicht Diabetes bekommen will, reduziert den Zucker. Wer Angst vor Unfällen hat, wird defensiver im Verkehr unterwegs sein. Wer in jeder Börsenschwankung eine kommende Wirtschaftskrise sieht, sichert sich konservativer ab. Wer nicht alleine sein will, sorgt in seiner Beziehung vor. Lieber den Spatz in der Hand als die Taube am Dach. Die Erde bleibt dank ihrem Faible für Sorgen bodenständig und vernünftig und wird daher selten zu kurz kommen. Das Mutterprinzip. Sorgen. Vorsorgen. Versorgen.

> Lieber den Spatz in der Hand als die Taube am Dach. Die Erde bleibt dank ihrem Faible für Sorgen bodenständig und vernünftig.

Sorgen beinhaltet noch einen weiteren interessanten Aspekt: Sich Sorgen kann ausgleichen und harmonisieren. Sind die Sorgen über ein zukünftiges Ereignis besonders intensiv und wird mit unangenehmen Erfahrungen gerechnet, dann bereitet sich das System quasi darauf vor. Die emotionale Reaktion auf das eintretende Ereignis ist dann oft wesentlich angenehmer als die gemachte Vorstellung davon. So nimmt man negativen Umständen den Wind aus den Segeln. Sorgen steht sorgen für einen psychischen Puffer, der einen im Fall der Fälle besonnener und zielgerichteter agieren lässt. Man verliert nicht sofort seine Mitte, sollte der Wind einmal rauer an den Grundfesten des Lebens rütteln. Sprich: Man soll sich um seine Sorgen nicht immer Sorgen machen. Zum Problem werden Sorgen erst dann, wenn Grübeln dazu kommt.

Spare in der Zeit, dann hast du in der Not. Ein Satz, der die Qualität des Erd-Elements auf den Punkt bringt.

Führen Sorgen zu konkreten Handlungen: Alles gut. Drehen sich die Sorgen im Kreis und tritt man auf der Stelle: Nicht gut. Grübeln blockiert den Fluss der Energie. In der TCM sagt man: Grübeln verknotet das Qi. Grübeln ist ein Knopf im Kopf, den man nicht und nicht lösen kann. Das Erd-Element steht in direkter Verbindung mit unserer Verdauung. Grübeln bedeutet, einen Informationsgehalt nicht entsprechend verdauen zu können, sodass ein wie auch immer gearteter Nährwert daraus entsteht. Man beißt sich an dem Ding die Zähne aus, bis man nur mehr stumpfe Waffen im Mund hat, mit denen man sich bedingt durch den Alltag kämpfen kann, weswegen man dann lieber gleich auf Schonkost setzt. Sprich leichte Kost in allen Belangen. Sprich jeder Herausforderung aus dem Weg gehen. Grübeln bedeutet geistige Blähungen, mentale Verstopfung. Grübeln ermüdet, wie eine zu schwere Mahlzeit, die wie ein Stein im Bauch liegt. Und wenn wir zu viel Grübeln, dann sind wir anfällig für den dem Erd-Element zugeordneten Geschmack: Süß. Denken verbraucht Energie. Ständiges Denken verbraucht noch mehr Energie. Das Gehirn braucht Zucker. Der Verdauungstrakt arbeitet für den Kopf. Zudem konzentriert sich laut TCM die Energie des Systems immer dort, wo sich die Aufmerksamkeit befindet. Beim Grübeln steigt die Energie nach oben. Die Mitte bleibt unterversorgt. Stau im Kopf. Loch im Bauch. Her mit Süßem. Nur: Zucker schwächt die Mitte. Grübeln schwächt die Mitte. Mit der angeschlagenen Mitte verlieren wir an Stabilität. Das Zentrum ist unser Anker im Hier und Jetzt. Es symbolisiert die Mitte zwischen Oben und Unten, zwischen Links und Rechts, zwischen Vergangenheit und Zukunft. Grübeln bezieht sich immer auf ein Gestern oder ein Morgen, nie jedoch auf den Moment. Ja, auch Sorgen sind meist auf Kommendes ausgerichtet, aber gutes Sorgen führt zu konkreten Handlungen in der Gegenwart. Grübeln führt zu wenigen oder gar keinen Handlungen. Grübeln steht in Opposition zu der Konzentration, der Eigenschaft des Yi.

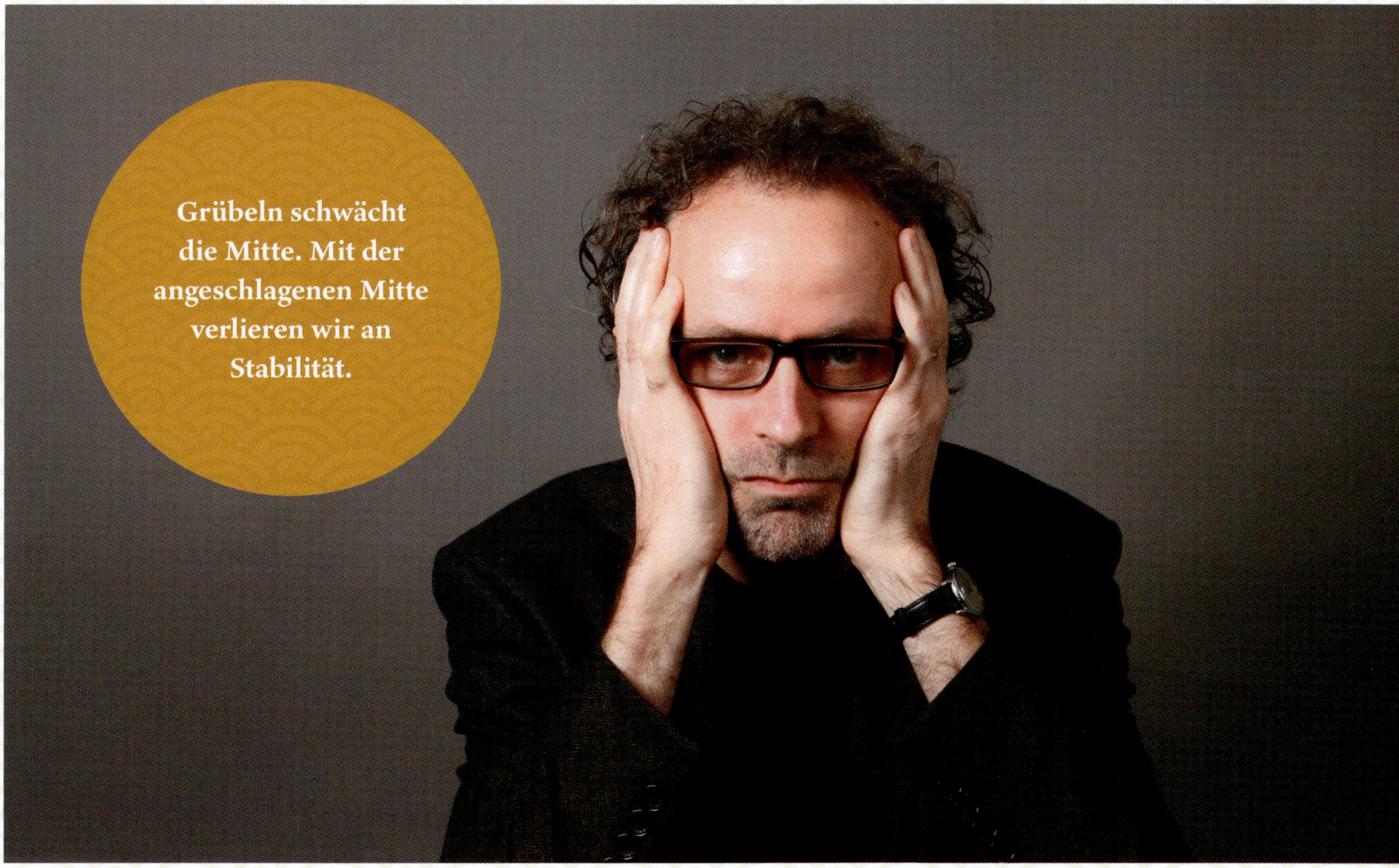

Konzentration ist wie ein gebündelter Laserstrahl. Grübeln ist das Gegenteil davon. Grübeln ist wie ein weicher Gedankenbrei, der sich um sich selber dreht. Weichheit und Klebrigkeit sind ebenfalls Aspekte des Erd-Elements. Das Erd-Element befeuchtet. Bei einer Fehlfunktion kann es zu einem Feuchtigkeitsüberschuss kommen. Der weicht auf, den Bauch, das Gewebe, die Gedanken, die Merkfähigkeit. Alles wird schwer. Alles wird träge. Tendenz: Leicht depressiv. Tendenz: Überfordert. Grübeln sind ziel- und zwecklose Sorgen. Grübeln ist die Zellulitis des Nachdenkprozesses.

In der TCM steht alles in einer Wechselwirkung. Man kann sagen: Grübeln schwächt die Mitte. Oder aber: Eine schwache Mitte führt zu Grübeln. Hier kommt die Ernährung mit ins Spiel. Gerade beim Erd-Element. Der Bauch ist unser zweites Hirn. Der Bauch steht direkt mit dem Gehirn in Verbindung. Jetzt: Wie soll das gut gehen? Wenn der Bauch ein diffuses Etwas ist? Von innen aufgedunsen von Gedärmen ohne Tonus und Begeisterung. Wie wird sich das auf das Denken auswirken? Wird dieses scharf und klar sein? Oder wird es im Kopf so aussehen wie im Bauch? Es ist eine Erfahrung, die jeder machen kann: Fasten sorgt für Klarheit im Kopf. Weil endlich Ordnung im Keller gemacht wird und die Eingeweide munter werden. Leerer Bauch, klare Gedanken. Umgekehrt: Ein Topf voller Gorgonzola Nudeln mit Sahne, nachher noch ein Tiramisu und der Kopf schaltet auf Notbetrieb.

Es braucht eine Klarheit, um berechtigte Sorgen als solche zu erkennen und sie von unnötigem Grübeln abzugrenzen. Sich bewusst zu Sorgen ist ein positiver Aspekt des Erd-Elements, weil man dann davon ausgehen kann, dass man vorgesorgt hat. Das gibt Sicherheit. Das Erd-Element kontrolliert das Wasser-Element. Das Wasser-Element steht für die Angst. Und für den Winter. Hat man die Erntezeit im Griff, dann hat man auch den Winter im Griff.

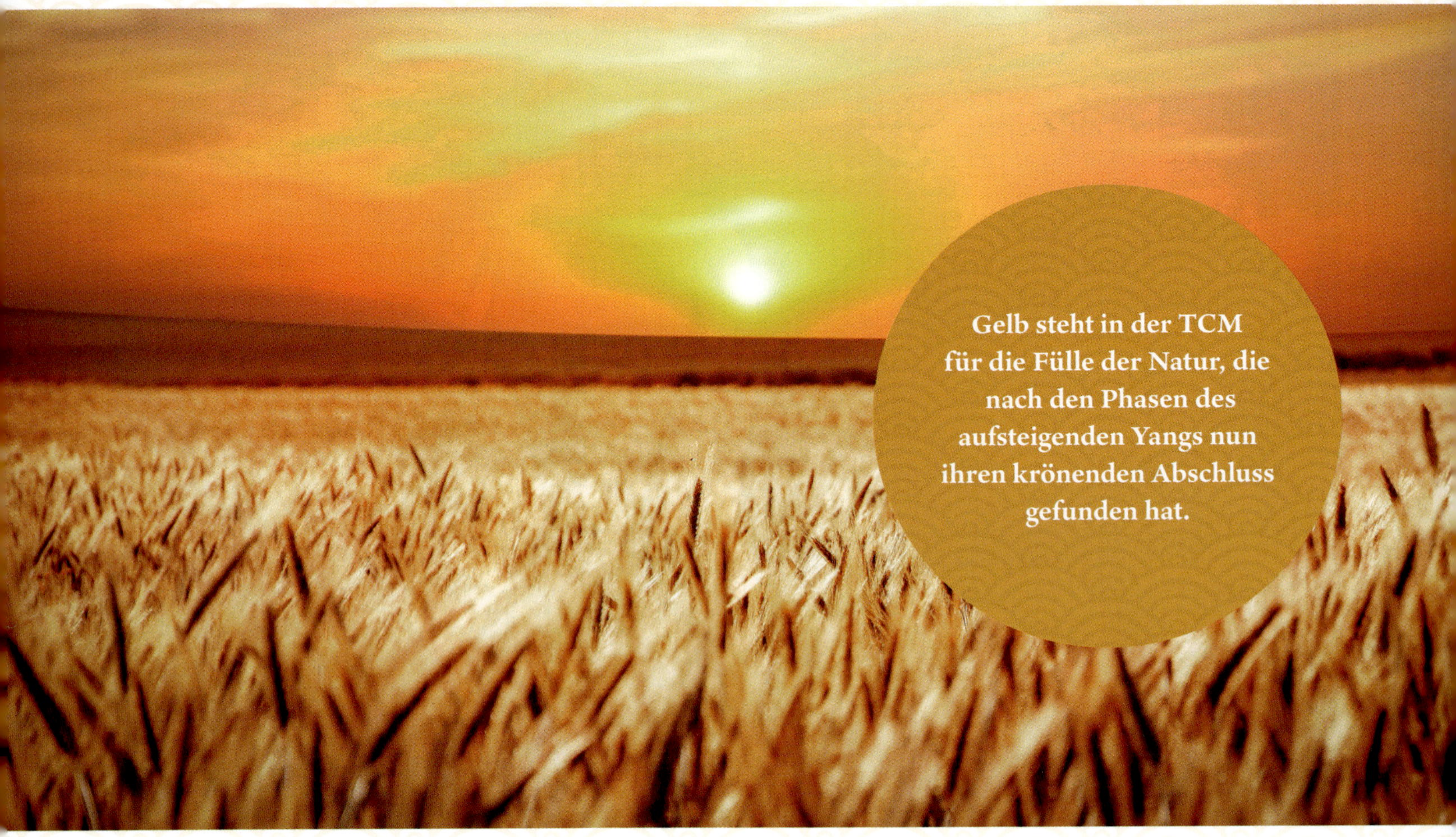

DIE FARBE GELB

Die prallen Ähren der Weizenfelder leuchten im Abendlicht. Daneben tausende von Sonnenblumen, die ihre strahlenden Köpfe dem Himmel entgegenstrecken. Am Kürbisacker welken die Blätter, um das Orange der saftigen Kugeln noch deutlicher zum Vorschein zu bringen. Der gelbe Mais wartet sehnsüchtig auf seine Bestimmung, wie die unter der Erde ruhenden Kartoffeln. Was im Frühjahr mit einem zarten Grün und dynamischen Wachstum begonnen hat, ist nun endgültig ausgereift und bereit, geerntet zu werden. Die Erntezeit ist die Zeit des Erd-Elements und die entsprechende Farbe ist Gelb. Gelb steht in der TCM für die Fülle der Natur, die nach den Phasen des aufsteigenden Yangs nun ihren krönenden Abschluss gefunden hat: Reicher als jetzt kann der Tisch im Kreislauf der Jahreszeiten nicht gedeckt sein.

Aber nicht nur die vielen nahrhaften Gaben der Erde zeigen sich gerne in gelblichen Tönen. Mitunter tut das die Erde selbst. Vor allem in China. In China finden sich die mächtigsten Lössböden überhaupt. Löss ist ein äußerst fruchtbares Sediment. Man spricht vom ackerbaulich günstigsten Boden überhaupt. Entlang des berühmten Gelben Flusses hat sich gelblicher Löss von einer Dicke bis zu 400 Metern abgelagert. Wo Löss ist, ist Leben. Wo Löss ist, kann Leben erhalten werden. Gelber Boden ist die Urmutter der Landwirtschaft. Kein Wunder, dass dem Element der Ernährung die Farbe Gelb auf dem rundlichen Leib geschnitten ist. Ernährung ist die Basis einer jeden Kultur. Genug zum Essen zu haben ist von höchster Bedeutung. Daher ist Gelb in China eine äußerst angesehene Farbe, einst dem Kaiser vorbehalten, der Person, die darauf zu achten hatte, dass die Versorgung in seinem Reich sichergestellt war. Wer die Hand am Getreidespeicher hat, der hat auch die Macht in der Hand.

In der Chakrenlehre symbolisiert die Farbe Gelb ebenfalls Macht und Kraft. Gelb ist die Ausdrucksfarbe des dritten Chakras, das mit dem Solarplexus in Verbindung

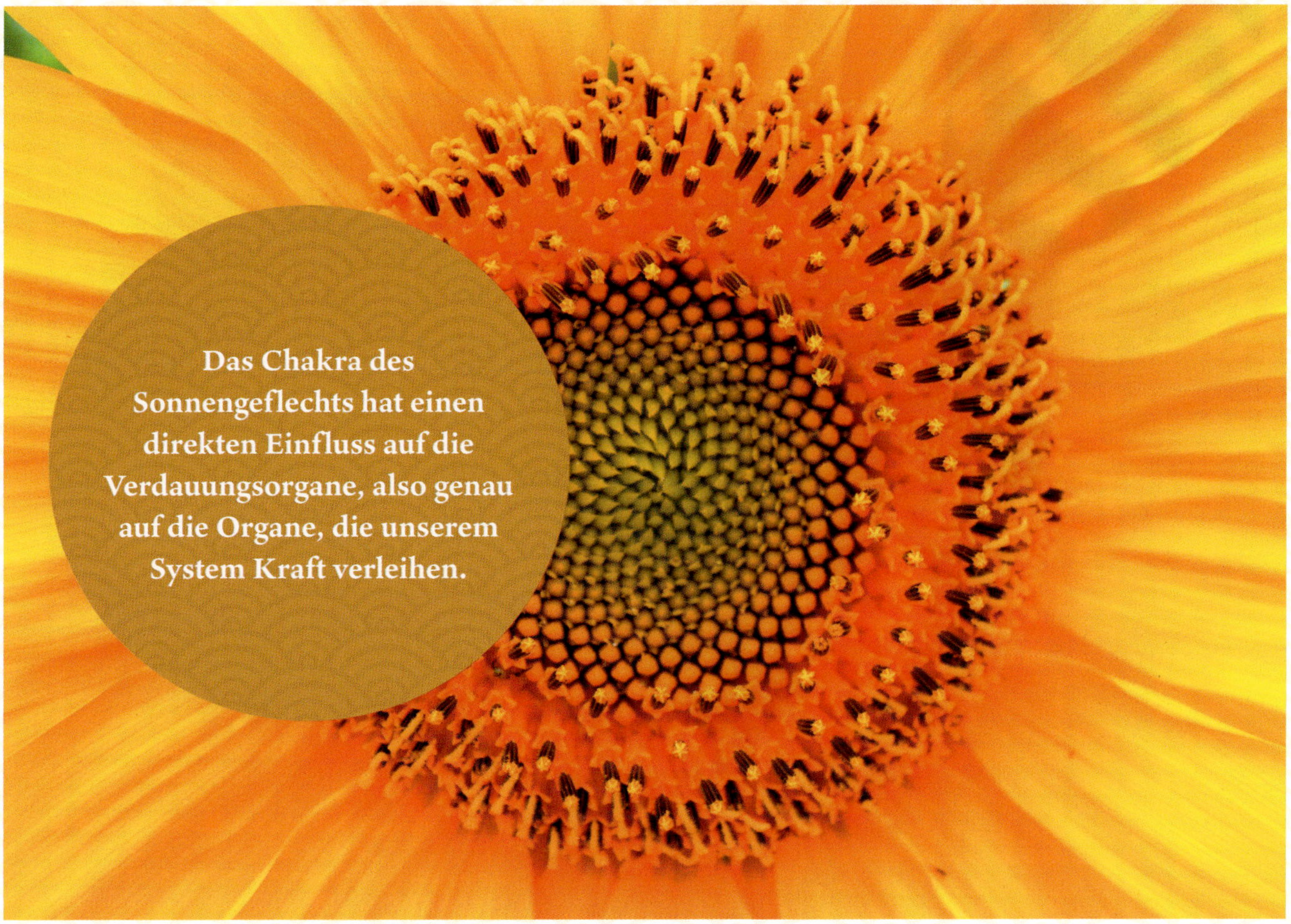

steht. Das Chakra des Sonnengeflechts hat einen direkten Einfluss auf die Verdauungsorgane, also genau auf die Organe, die unserem System Kraft verleihen. Kraft und Macht hängen zusammen, wobei wir hier nicht nur von physischer Kraft sprechen. Es geht auch um die geistige Kraft, welche zum Ausdruck durch Yi gebracht wird, den Elementargeist des Erd-Elements. Yi steht für Intellekt und Konzentration. Intellekt und Konzentrationsfähigkeit, angetrieben von einem robusten Körper, da ist der Weg zur Macht machbar.

In der Chakrenlehre symbolisiert die Farbe Gelb ebenfalls Macht und Kraft.

Es ist spannend, dass die TCM und die Chakrenlehre viele Überschneidungen aufweisen, was die Belegung von Körperregionen mit Farben, psychischen Funktionen und Emotionen betrifft. Letztendlich werden nur andere Worte und Bilder für ähnliche Zusammenhänge verwendet. Finden zwei unterschiedliche Systeme deckungsgleiche Verbindungen, dann kann man davon ausgehen, dass da etwas dran ist. Kommen drei oder mehr Philosophien auf dieselben Erkenntnisse, dann sollte man diesen Raum geben, auch wenn sie nicht unbedingt dem eigenen Glaubenssystem entsprechen. Nicht nur im fernen Osten gilt Gelb als eine Farbe der Macht. Auch bei uns im Westen haben viele altertümliche Philosophien die Sonne mit der Idee von Gott in Verbindung gesetzt. Ihr strahlendes Licht war ein Sinnbild für die göttliche Intelligenz. Intelligenz, Macht und ein bisschen Ego. Die TCM sagt Yi und Erd-Element dazu. Die Upanishaden sprechen vom Sonnengeflecht und Chakren. Gelb ist eine kraftvolle Farbe.

Gelb ist wie Rot eine Signalfarbe. Gelb ist ein Rot mit reduziertem Yang-Anteil. Gelb ist wie Rot, nur weniger aufdringlich, weniger schreiend, weniger um Aufmerksamkeit heischend, weniger Spektakel machend, aber

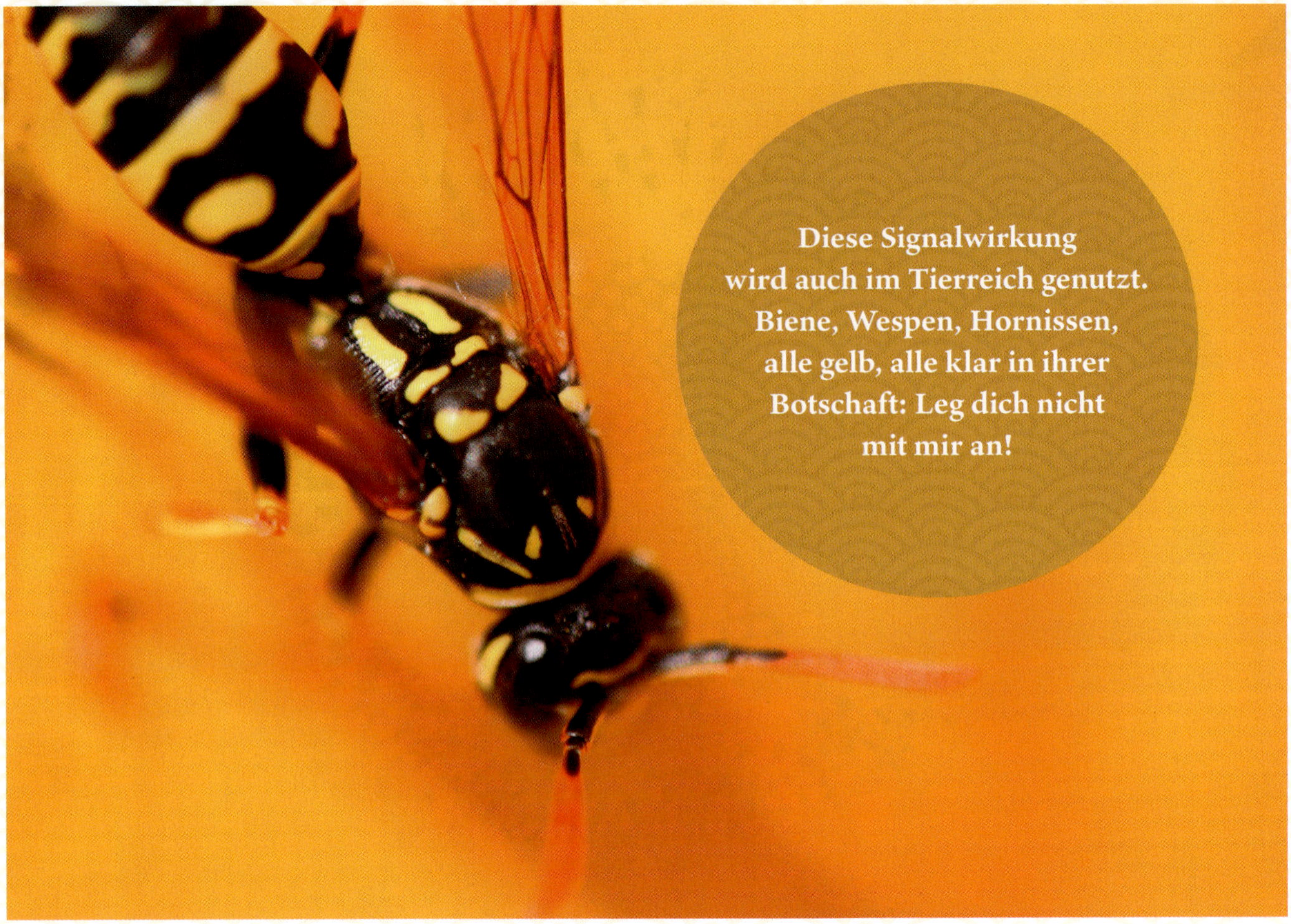
Diese Signalwirkung wird auch im Tierreich genutzt. Biene, Wespen, Hornissen, alle gelb, alle klar in ihrer Botschaft: Leg dich nicht mit mir an!

dennoch warm, stark, selbstbewusst. Ein Ferrari geht in rot. Er geht auch in gelb. Rote Kleidung muss man sich trauen. Gelbe auch. Letztendlich sind sowohl Feuer- als auch Erd-Element Phasen des Höhepunktes, der Vollendung. Das Feuer-Element ist die Vollendung des Yang. Das Erd-Element ist die Vollendung der Reifung. Beide sind die Elemente, die sich im Jahreskreislauf deutlich im Außen manifestieren.

> Mit Gelb sollte man daher umgehen wie mit dem Erd-Element an sich: Es dort zur Unterstützung einsetzen, wo man es braucht.

Diese Signalwirkung wird auch im Tierreich genutzt. Biene, Wespen, Hornissen, alle gelb, alle klar in ihrer Botschaft: Leg dich nicht mit mir an! Der Schreckliche Pfeilgiftfrosch ist eines der giftigsten Wesen überhaupt. Gelb als Warnung. Das kennen wir aus dem Alltag: Die gelbe Ampel. Gelb als Vorstufe zu Rot. Wie die gelbe Karte im Fußball vor der roten kommt. Stopp. Aufpassen. Auf der anderen Seite: Äpfel, Birnen, Quitten, Mirabellen, Kartoffeln, Mais, viele Getreidesorten, Zucchini, Bananen, Zitronen... Alles wunderbar, alles schmackhaft, alles gelb. Gelb lädt also auch zum Genuss.

> Gelb scheint eine widersprüchliche Farbe zu sein. Das hat mit der Qualität des Erd-Elements zu tun. Das steht in der Mitte und ist offen in alle Richtungen.

Gelb scheint eine widersprüchliche Farbe zu sein. Das hat mit der Qualität des Erd-Elements zu tun. Das steht in der Mitte und ist offen für alle Richtungen. Andere Elemente beziehen da einen klareren Standpunkt. Andere Elemente

Gelb schenkt Heiterkeit und Optimismus. Gelb steht aber auch für Neid und Krankheit.

beanspruchen eine ganze Jahreszeit für sich. Sie sind entweder Yin oder Yang. Das Erd-Element ist irgendwie beides und alles. Gelb hat eine nährende Qualität, Gelb kann uns wärmen. Gelb ist eine fröhliche Farbe, wie die Sonne. Gelb schenkt Heiterkeit und Optimismus. Gelb steht aber auch für Neid und Krankheit. Wird man gelb vor Neid, dann ist das nicht unbedingt das Gelbe vom Ei. Nimmt die Haut einen gelblichen Teint an, dann ist das ein suboptimales Zeichen, das auf einen instabilen Gesundheitszustand hinweisen kann. Gelblich sind wir, wenn wir schwach sind. Mit Gelb sollte man daher umgehen wie mit dem Erd-Element an sich: Es dort zur Unterstützung einsetzen, wo man es braucht.

Energie der Farbe Gelb:
Warm, nährend, fruchtbar
Reife, Spätsommer
Heiterkeit, Optimismus
Kraft, Macht, Stärke
Intellekt, Licht
Eifersucht, Neid, Verrat
Kränklich

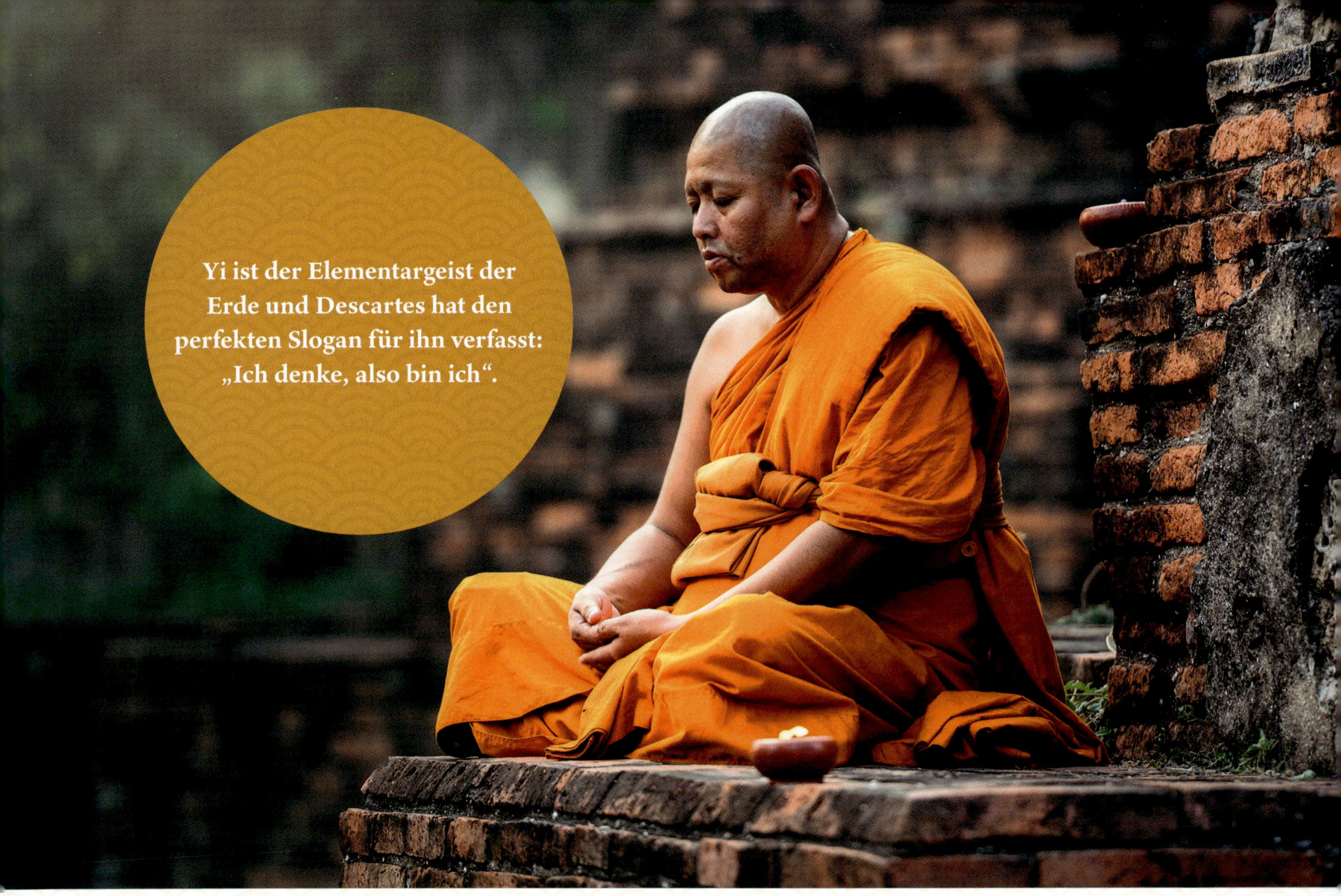

DER ELEMENTARGEIST YI

Yi ist der Elementargeist der Erde und Descartes hat den perfekten Slogan für ihn verfasst: „Ich denke, also bin ich“. Wobei: Jeder Elementargeist denkt auf seine Art und Weise. Der Schwerpunkt ist von der energetischen Qualität des jeweiligen Elements geprägt. Der Po des Metall-Elements denkt an die Zukunft, an das, was sei könnte. Der Hun des Holz-Elements denkt an die Vergangenheit. Er steht für das Speicherbewusstsein, für all unsere Erinnerungen und Erfahrungen. Der Zhi des Wasser-Elements denkt an das, was er will. Der Shen des Feuer-Elements denkt gerne darüber nach, wer er eigentlich wirklich ist. Was macht nun Yi? Ganz einfach: Der nährenden Qualität des Erd-Elements entsprechend denkt Yi bevorzugt an das Essen.

Wobei Essen hier als Überbegriff im Sinne von Versorgung zu sehen ist. Yi denkt prinzipiell an alles, was es braucht, um das eigene System auf allen Ebenen satt zu machen. Oder auch: Um andere Systeme auf allen Ebenen satt zu machen. Man denke an ein großes Erntedankfest. Yi ist der Gastgeber. Er muss daran denken, welche Speisen und Getränke es geben wird. Er muss daran denken, wer wo sitzt. Er muss an den Programmablauf denken. Er muss daran denken, was er anziehen soll. Er muss sich Gedanken machen, mit welchen Gästen er was redet und welche Themen er lieber meiden sollte. Yi mag alle derart umsorgen, dass jeder zufrieden und satt nach Hause geht. Und zwar nicht nur mit einem angenehmen Völlegefühl im Bauch. Denn letztendlich kann alles einen Nährwert haben: Ein fülliges Mahl, ein gutes Gespräch, angenehme Gefühle.

Ein Gefühl ist feinstofflich, hat aber ebenso einen Nährwert, einen beachtlichen noch dazu: Es kann das Herz und die Seele nähren.

In der TCM wird kein großer Unterschied gemacht, ob etwas, mit dem wir wie auch immer in Wechselwirkung treten, nun materiell zu fassen ist oder nicht. Man spricht von der Energie aller Erscheinungen, ob fest oder flüchtig. Jede Interaktion mit einer Energie ergibt eine Reaktion. Je nach Informationsgehalt und Schwingung ist diese Energie dichter oder feinstofflicher Natur. Ein Steak ist sehr dicht. Es hat Substanz. Sein Nährwert adressiert unsere physische Form. Ein Gefühl ist feinstofflich, hat aber ebenso einen Nährwert, einen beachtlichen noch dazu: Es kann das Herz und die Seele nähren. Yi achtet darauf, dass alle Ebenen unseres Seins genügend Nahrung bekommen, damit nirgendwo eine Leere entsteht. Yi kümmert sich darum, dass das, was unser System aufnimmt, entsprechend verarbeitet wird.

Da muss man konzentriert sein. Da muss man fokussiert sein. Mit genau diesen Qualitäten stattet uns Yi aus. Mit gutem Grund.

Gefühle gehören wie ein Steak verdaut. Dieser Prozess ist oft schwieriger zu bewerkstelligen als die Aufschlüsselung greifbarer Nahrung. Manche Emotionen sind harte Brocken, liegen oft jahrelang wie ein schlecht gelaunter Stein im Magen umher und kommen immer wieder gerne hoch. Umgekehrt kann der Nährwert von Gefühlen mehr satt machen als das, was am Teller liegt. Frisch verliebt scheinen wir über Wochen an eine Art unsichtbarer Instant-Versorgung angeschlossen zu sein und vergessen dabei sogar auf das Essen, weil uns die Schmetterlinge im Bauch satt genug machen. Auch Meinungen und Ideen gehören verdaut. All das fällt in den Verantwortungsbereich von Yi. Er schaut ständig darauf, was für uns verwertbar ist und was nicht. So gesehen denkt Yi die ganze Zeit an das Essen. An Essen auf allen Ebenen. Da muss man schon viel und komplex denken können. Kein leichter Job also. Da muss man den Überblick haben, geistig wach und rege sein. Da muss man konzentriert sein. Da muss man fokussiert sein. Mit genau diesen Qualitäten stattet uns Yi aus. Mit gutem Grund.

In der TCM wird kein großer Unterschied gemacht, ob etwas, mit dem wir wie auch immer in Wechselwirkung treten, nun materiell zu fassen ist oder nicht.

Die Zeit des Erd-Elements ist die Zeit des Spätsommers, der Ernte. Der Gabentisch ist reichlich gedeckt. Hülle und Fülle für alle. Ab jetzt wird sich das Angebot sukzessive ausdünnen, bis es gänzlich unter einer dicken Blätter-, Schnee- oder Eisschicht verschwunden ist. Es gilt zu hamstern. Es gilt Reserven anzulegen. Auch im Körper.

Das ist die Aufgabe des Erd-Elements: Die Mitte zu bewahren, auszugleichen, Harmonie zu schaffen.

Dabei darf man nicht allzu verschwenderisch sein. Man muss bedacht mit der Fülle umgehen, auf dass es auch in den kargen Zeiten noch etwas zu essen gibt. Yi ist getrieben von der Angst, zu wenig haben zu können. Daher mag Yi gerne mehr. Mehr. Mehr. Dieser Hunger auf Mehr hat die Welt zu dem gemacht, was sie heute ist.

Stabilität ist ein weiterer Faktor, der in den Aufgabenbereich von Yi fällt. Das hat wieder mit der Fähigkeit zur Konzentration und mit dem Denken zu tun.

Dieser Hunger hat die Entwicklung vorangetrieben, Neuland erschlossen und Unmögliches möglich gemacht. Wir sind eine Yi getriebene Kultur. Wir haben so viel gejagt, dass sämtliche Speisekammern überzuquellen und wir im Überfluss zu ersticken drohen. Wir haben von allem alles. Wir sind eine Gesellschaft, die die Eigenschaften von Yi zur Maxime erklärt hat: „Ich denke, also bin ich". Wir sind Denker. Da ist etwas schiefgelaufen. Eigentlich sollte der Kopf die Verlängerung des Bauchhirns sein. Der Bauch steuert. Das Bauchgefühl. Die Intuition. Nun steuert der Kopf. Wir haben unser Zentrum verloren. Yi macht, was er will. Dauernd auf der Jagd und trotzdem fehlt etwas. Das passiert, wenn die Verbindung zur Mitte abreißt, wenn wir uns nicht mehr zentrieren, wenn wir uns nicht konzentrieren.

Denken ist ein Aspekt von Yi. Konzentration der andere. Denken braucht Konzentration, sonst wird Yi flatterhaft und lässt sich manipulieren. Da kann einem dann die Werbung schnell einreden, dass man dieses oder jenes brauchen könnte, weil einem sonst ja etwas fehlt. Wobei ein konzentrierter Blick in den Kühl- oder Kleiderschrank so manchem Versprechen sofort den Boden der Argumente entziehen würde. Denken ist wie ein Schwert, das durch Konzentration seine Schärfe bekommt. Ohne Konzentration zerstreut sich Yi. Das Wesentliche geht verloren: Was habe ich schon? Was brauche ich wirklich?

In Zeiten von Fülle muss man fokussiert bleiben und sich gut überlegen, was man damit macht. Das macht Yi. Yi sorgt dafür, dass der Gabentisch längerfristig gedeckt bleibt. Yi kann als Manager der materiellen Belange gesehen werden. Yi ist wie die Mutter, die immer etwas für ihre Kinder hat, ob Süßigkeiten oder eine kleine Geldspritze. Immer. Auf Mamas kann man sich verlassen. Auf Yi auch. Wir brauchen Yi zum Ver- und zum Vorsorgen. Ein kraftvoller Yi kümmert sich um Fülle, ob finanzieller oder emotionaler Natur. Yi hilft uns, etwas zur Seite zu legen. Sollten Engpässe kommen, Yi hat daran gedacht. Insofern stimmt es auch, wenn die TCM sagt, das Erd-Element kontrolliert das Wasser-Element. Das Wasser-Element ist das Element der mageren Zeiten, das Element der Bewahrung der Ressourcen. Yi sorgt dafür, dass es auch in Anbetracht eines Mangels genügend Reserven gibt. Yi ist die Instanz, die im Spätsommer genügend

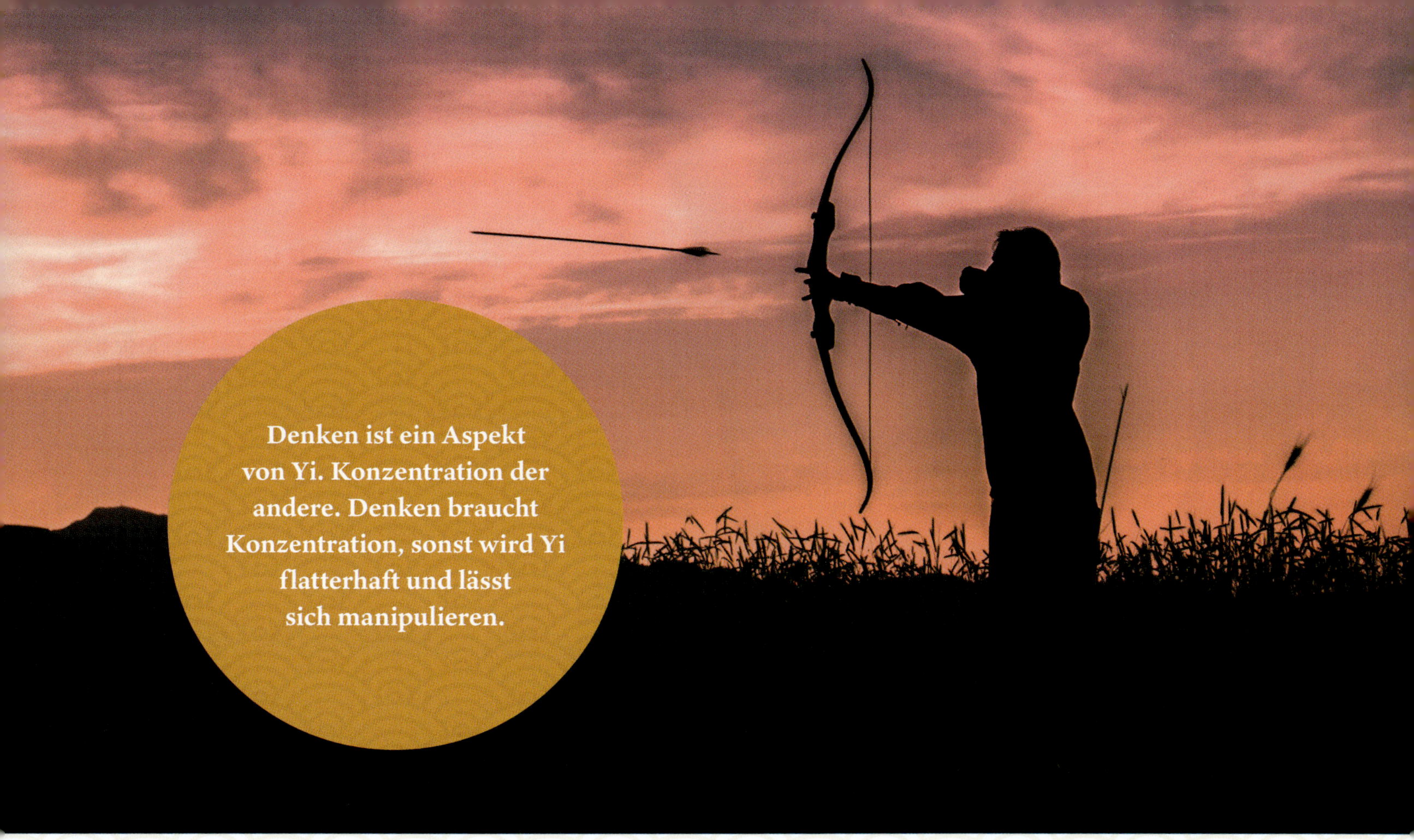

Kürbisse in den Keller trägt, damit im Winter noch welche vorhanden sind. Das gibt ein Gefühl von Sicherheit. Das kreiert Stabilität.

Stabilität ist ein weiterer Faktor, der in den Aufgabenbereich von Yi fällt. Das hat wieder mit der Fähigkeit zur Konzentration und mit dem Denken zu tun. Die anderen Elementargeister sind ja schon ein bisschen egoistisch.

> In Zeiten von Fülle muss man fokussiert bleiben und sich gut überlegen, was man damit macht. Das macht Yi. Yi sorgt dafür, dass der Gabentisch längerfristig gedeckt bleibt.

Jeder glaubt, seine Perspektive sei die wichtigste. Da schwelgt der Hun im Vergangenen, da flüchtet der Po in die Zukunft, der Shen mit seinem Status als oberster Boss nimmt sich so oder so immer Privilegien heraus und der Zhi will mit dem Kopf durch die Wand. Jemand muss da her gehen und fragen: Um was geht es jetzt wirklich? Konzentrieren ist zentrieren. Yi ist hier und jetzt. Daher spielt Konzentration in allen Meditationsmethoden eine so wichtige Rolle. Wobei Konzentration viele Gesichter hat. Da gibt es die Konzentration, die wie eine Lupe ist. Wie ein Laserstrahl. Dann gibt es die Form von Konzentration, die aus einer fokussierten Zentriertheit heraus entsteht und als generelle Achtsamkeit gesehen werden kann. Diese Form braucht es in der Meditation. Diese Form braucht es, wenn sich die Elemente wieder einmal zu sehr in ihrem eigenen Saft suhlen und dadurch ein inneres Spannungsfeld kreieren, das einen zerreißen kann. Das ist die Aufgabe des Erd-Elements: Die Mitte zu bewahren, auszugleichen, Harmonie zu schaffen.

Da ist wieder die Mama-Super-Kraft, die inmitten eines tobenden Kinder-Chaos den kompletten Überblick und liebevolle Aufmerksamkeit bewahren kann. Okay, vielleicht nicht immer. Aber wenn es darauf ankommt, dann auf jeden Fall. Aus dieser zentrierten Achtsamkeit entspringt auch Mitgefühl. Denn ist Yi gut in Form, dann ist genug da, um von ganzem Herzen geteilt werden.

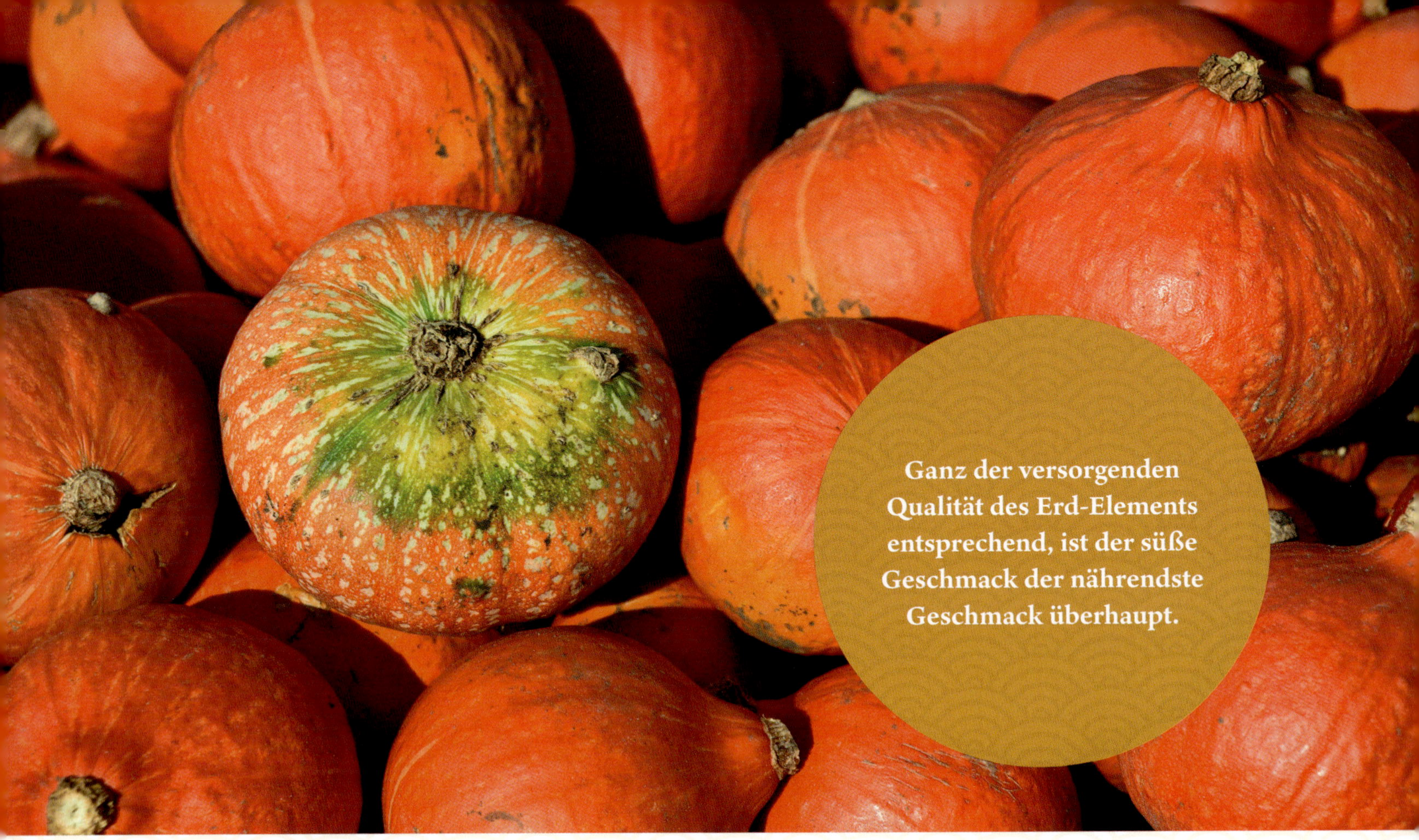

Ganz der versorgenden Qualität des Erd-Elements entsprechend, ist der süße Geschmack der nährendste Geschmack überhaupt.

DER SÜSSE GESCHMACK

Der süße Geschmack gehört zum Element der Mitte. Ganz der versorgenden Qualität des Erd-Elements entsprechend, ist der süße Geschmack der nährendste Geschmack überhaupt. Süß geht immer. Wobei wir hier nicht von der Süße des beliebten weißen Zuckers sprechen. Süß sind im Endeffekt alle Kohlenhydrate. Kohlenhydrate setzen sich aus dem Baustein Zucker zusammen. Das betrifft Getreidesorten, ob im vollen Korn oder raffiniert. Das betrifft stärkehaltige Gemüse. Das betrifft Obst. Das betrifft Alkohol.

Süß ist der Geschmack der Grundversorgung. Süß ist der Geschmack, der dem Menschen angeboren ist. Bereits ab dem dritten Monat nimmt der Embryo den Geschmack des süßlichen Fruchtwassers wahr. Die Muttermilch ist ebenfalls süßlich. Wir wachsen in und mit einem süßen Milieu auf. Anderseits erkennt unser Gehirn süß sofort als hochwertige Energiequelle, die zudem mit höchster Wahrscheinlichkeit genießbar, also nicht giftig ist. Sauer und bitter gelten als Warngeschmäcker und die Abneigung dagegen ist in unseren Genen als Selbstschutz verankert. Auf süß kann man vertrauen. Das tun wir auch.

Vor allem in der Jahreszeit des Erd-Elements, wo alle Gaben der Natur ihren höchsten Reifegrad erreicht haben, ist der Tisch reichlich mit Speisen und Getränken gedeckt, die sich zu einem hohen Anteil aus Zuckerbausteinen zusammensetzen. Das macht Sinn. Es gilt noch einmal kräftig Energie und Substanz zu tanken. Es gilt die Vorratsspeicher zu füllen. Früher war der Winterspeck eine Form von Lebensversicherung. Eine Isolationsschicht, ein Speckmantel, der bis zum Frühjahr als eiserne Reserve herhalten musste. Der süße Geschmack ist der Geschmack, der dem System die beste Versorgung gewährleistet. Durch die Kraft des Verdauungstraktes wird die aufgenommene Nahrung in Yang- und Yin-Aspekte transformiert. Die Yin-Aspekte sind Substanz, Blut und Flüssigkeiten, also Feuchtigkeit. Der Yang-Aspekt ist Energie, auf Chinesisch Qi.

Das ist die Aufgabe des Erd-Elements: Die Mitte zu bewahren, auszugleichen, Harmonie zu schaffen.

Daher lieben alle Kinder süß. Weil Kinder rund um die Uhr Energie verbrennen. Wie ein Hochofen. Da kommt man mit dem Nachlegen gar nicht nach. Beziehungsweise liegt es daran, dass das falsche Holz verwendet wird. Trockener, substanzloser Zunder, der die Flammen schnell hoch lodern lässt, ohne einen dauerhaft wärmenden Glutstock zu bilden. Zunder ist Zucker. Einfachzucker kann der Körper schnell aufnehmen. Im Gegensatz zu anderen Kohlenhydraten müssen sie nicht mehr in kleinere Moleküle aufgespalten werden. Sie können sofort in die Blutbahn übertreten und stehen unmittelbar als Energie zu Verfügung. Wie sich das auf das Nervensystem auswirkt, weiß jeder, der schon einmal Kinder von einer Geburtstagsparty abgeholt hat. Die Flammen des Geistes flackern wild. Überdreht bis in die Haarspitzen. Bis der Zusammenbruch erfolgt. Einfachzucker haben Strohfeuerqualität. Ein schnelles Hochlodern der Flammen. Ein schnelles Niedergehen der Flammen. Da muss man schnell nachfeuern. Sonst gibt es Müdigkeit, Antriebslosigkeit, in späteren Jahren sogar leichte Anflüge von Depression.

> Suchen wir nach Energie, greifen wir instinktiv zu süßen Nahrungsmitteln, bevorzugt zu stark zuckerhältigen. Instinkt gut, Ausführung schlecht.

Suchen wir nach Energie, greifen wir instinktiv zu süßen Nahrungsmitteln, bevorzugt zu stark zuckerhältigen. Instinkt gut, Ausführung schlecht. Besser wäre es, das Feuer des Körpers mit Polysacchariden zu füttern, jenen aus zahlreichen Monosacchariden aufgebauten Kohlenhydraten, die ein Netz bilden können, wie zum Beispiel bei Stärke. Überhaupt: Stärke ist ein schöner Begriff. Stärke findet sich in Getreiden, in Kartoffeln, Kürbissen, Karotten, im Mais.

> Der süße Geschmack ist der Geschmack, der dem System die beste Versorgung gewährleistet. Durch die Kraft des Verdauungstraktes wird die aufgenommene Nahrung in Yang- und Yin-Aspekte transformiert.

Stärke muss verdaut werden. Stärke braucht den Verdauungstrakt. Stärke stärkt unsere Mitte. Stärke kann einen Glutstock kreieren, der über Stunden Energie abgibt. Der Fachbegriff diesbezüglich: Glykämischer Index (Gl). Er gibt an, inwieweit ein kohlenhydratreiches Lebensmittel den Blutzucker über den Normalwert anhebt. Raffinierter Zucker hat einen Gl von 100. Ein Baguette hat einen Gl von 95. Weißer Reis hat einen Gl von 87. Vollkornreis hat einen Gl von 55. Karotten haben eine Gl von 47. Süß ist nicht gleich süß. Volles Korn und Natursüßes ergibt einen Glutstock. Ein hoher Gl bedeutet Strohfeuer.

Der Griff zu Süßem für den raschen Energie-Kick prägt nicht nur die Kindheit. Er verfolgt uns ein Leben lang. Einzig im Alter verlieren wir mit den Zähnen wohl auch den Süßzahn. Beziehungsweise herrschen im Alter andere energetische Prioritäten. Hier geht es entsprechend den Qualitäten des Metall- und des Wasser-Elements darum, Energie zu bewahren und zu schützen. Bis dahin sind wir oft im Strohfeuer-Kreislauf gefangen. Müdigkeit. Zuckerschub. Frust. Zuckerschub. Belohnung. Zuckerschub. Innere Leere. Zuckerschub. Dieses Auf und Ab tut der Erde nicht gut. Die sukzessive Destabilisierung der Mitte hat mittlerweile einen Namen bekommen: Diabetes II. Der ständige Heißhunger auf Süßes zeigt, dass wir trotz einer Überversorgung einen Mangel an wirklich brauchbarer Energie im System haben. Wir ersticken in Kohlenhydraten, ernähren uns aber trotzdem nicht ausreichend.

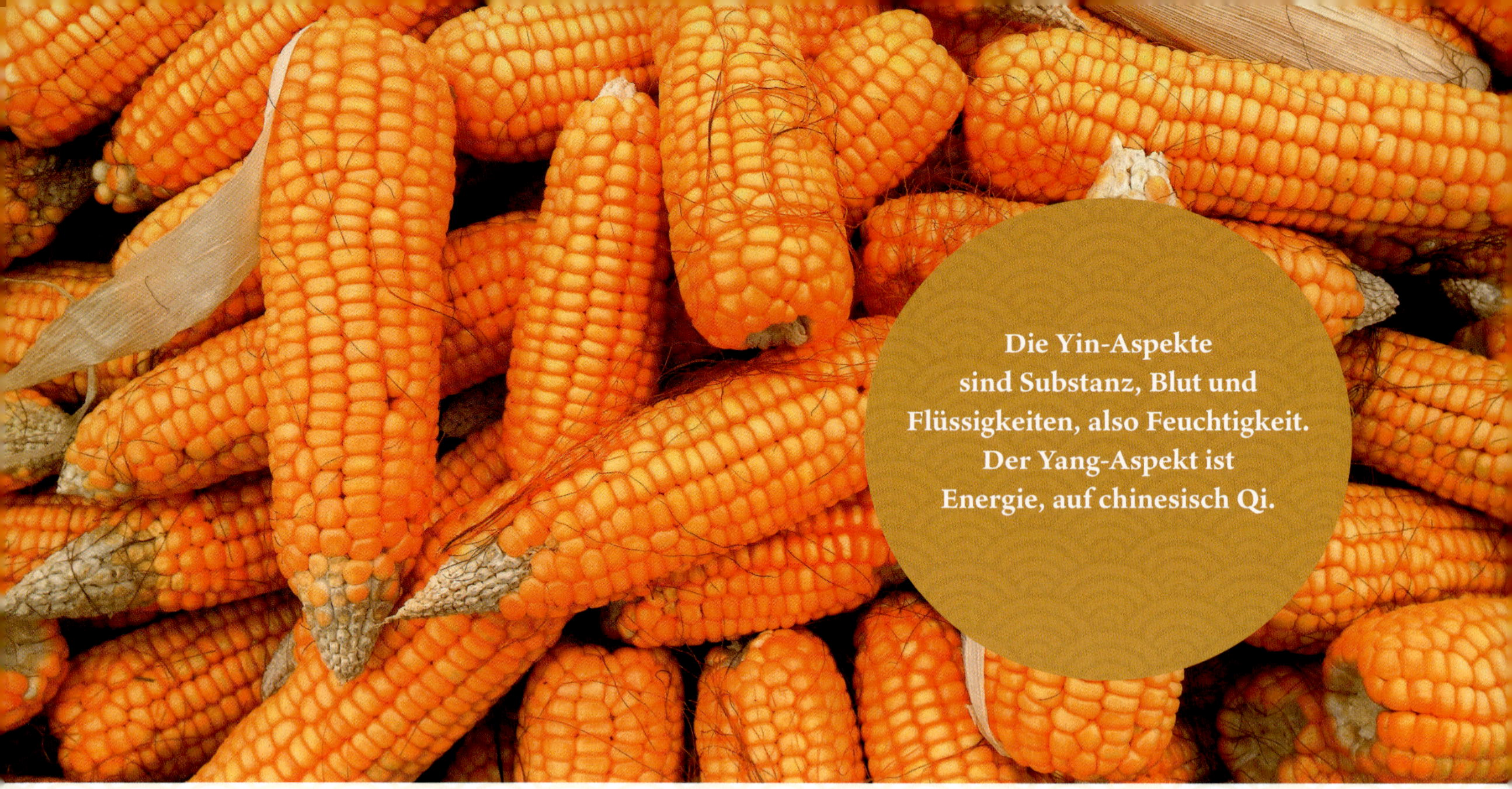

Die Yin-Aspekte sind Substanz, Blut und Flüssigkeiten, also Feuchtigkeit. Der Yang-Aspekt ist Energie, auf chinesisch Qi.

Süß baut auf. Zum einen unser Qi. Daher kann der süße Geschmack hervorragend bei allen Formen von Energiemangel eingesetzt werden. Zum anderen baut Süßes unseren Flüssigkeitshaushalt auf. In der TCM sagt man: Süß befeuchtet. Das ist ja das Problem mit der Erde: Wenn sie zu trocken wird. Trockene Erde wird brüchig, rissig, die auf sie angewiesenen Pflanzen verdorren. Trockenheit entsteht, wenn wir uns selber zu sehr verbrennen, wenn wir geistig oder körperlich über einen längeren Zeitraum zu viel leisten mussten, wenn wir in Summe zu heiß gelaufen sind. Das zehrt an der Substanz. Trockenheit in unserem System kann sich auf viele Arten bemerkbar machen. Besonders betroffen sind die Organe Lunge, Magen und Dickdarm. Die Lunge kontrolliert in der TCM die Haut und die Schleimhäute. Der Magen hat generell die Tendenz heiß zu laufen und sich zu entzünden. Der Dickdarm braucht ein gewisses Maß an Feuchtigkeit, damit der Stuhl durch ihn hindurch rutschen kann. Liegen Trockenheitssymptome vor, dann kann man diesen Organen das Leben durchaus versüßen. Auch in unserem Kulturkreis haben wir die entsprechenden Hausmittel parat, wie zum Beispiel ein Glas Milch mit Honig bei trockenem Husten oder gequollene Leinsamen bei Verstopfung.

Das Erd-Element folgt im Kreislauf der Jahreszeiten auf das Feuer-Element. Der Spätsommer bringt der Natur die Feuchtigkeit retour. Die Zeit der größten Hitze ist vorbei. Die Wiesen sind morgens oft schon ein bisschen nass. Das hat die Natur nach dem Sommer notwendig. Unser Körper auch. Gibt es zu viel Feuchtigkeit, dann kann diese von der Erde nicht mehr aufgenommen werden. Das führt zu Überschwemmungen, zu Flüssigkeitsstau. Am schnellsten erkennbar an einer Schwere in den Gliedern, an einer Müdigkeit, als würde man sich mit Blei in den Blutgefäßen durch Wasser bewegen. Der Stuhl spiegelt das Zuviel an Feuchtigkeit ebenfalls wider: Er wird wässrig, bis hin zum Durchfall. Aber auch Zysten und starke Gewichtszunahme fallen in diese Kategorie. Man wird zum Feuchtgebiet, durch und durch. Zuviel Süßes zeigt sich in Ödemen, in Rotz und Schleim, sprich rinnender Nase, großzügigem Auswurf. Das merkt man oft bei extrem süß affinen Kindern. Diese leiden häufig unter dem berüchtigten O-O-Schnupfen: Von Oktober bis Ostern verschleimt. Das passiert, wenn aus dem gut gemeinten Glas Milch mit Honig ein täglicher Liter Milch mit Schokolade und Gummibären und Riegeln aller Art wird. Wenn primär raffinierte Lebensmittel mit einem hohen glykämischen Index den Hauptanteil der Ernährung ausmachen.

Entgegenwirken kann man, in dem man den ballaststoffarmen Kohlenhydratanteil in der Ernährung reduziert. Besser: Volles Korn. Dazu holt man sich das Feuer-Element und den bitteren Geschmack mit an Board. Der trocknet aus. Bei Kindern kann man auf natürliche Süße setzen. Das geht. Der Autor hat drei Kinder ohne Schokolade großgezogen. Entspannt. Denn Süßes hat neben der Zufuhr von Energie und der befeuchtenden Qualität noch eine wichtige Wirkung: Süß entspannt. Dieser Effekt kommt durch die Kombination von Energiezufuhr und Befeuchtung zustande. Anspannung ist meist das Resultat von Stagnation. Ein bisschen Feuchtigkeit kann da helfen. Man denke an eine festsitzende Schraube, die sich mit ein bisschen Öl und Aufwand (Energiezufuhr) wieder lösen lässt. Süßes ist nicht umsonst ein beliebtes Mittel gegen Stress und Frust, also Zuständen, die dazu führen, dass sich die Energie nicht mehr frei im System bewegen kann.

Weiters hat der süße Geschmack die Fähigkeit, Falten zu bügeln und Wogen zu glätten. Süß harmonisiert. Das ist die Kernqualität des Erd-Elements. Es sorgt für Ausgeglichenheit. Süß kann man mit allen anderen Geschmacksrichtungen kombinieren. Und nach einem üppigen Mahl, das unterschiedlichste geschmackliche Abenteuerreisen mit sich brachte, macht eine süße Nachspeise die Sache erst wirklich rund. Schokolade kann Löcher in der Beziehungskiste flicken. Zu Kaffee und Kuchen setzt man sich sogar mit der Schwiegermutter an einem Tisch. Und Süßholz zu raspeln hat sich noch bei jedem Kennenlernen als harmonisierender Effekt bewährt. In diesem Sinne: Süßes kann und sollte den Hauptanteil unserer Ernährung ausmachen, ergänzt von den anderen vier Geschmacksrichtungen der TCM, um die Energie zielgerichtet in die eine oder die andere Richtung zu lenken, je nach Konstitution und Bedarf.

Wirkungsweise des süßen Geschmacks
Tonisiert Qi
Baut Feuchtigkeit und Blut auf
Baut Substanz auf (Yin)
Wirkt entspannend und harmonisierend
Hebt und bewegt Qi

Indikationen des süßen Geschmacks
Müdigkeit, Energiemangel
Substanz-Mangel
Trockenheit, Blut-Mangel
Anspannung

Kontraindikationen des süßen Geschmacks
Feuchtigkeit, Ödeme, breiiger Stuhl
Müdigkeit, Trägheit (durch Feuchtigkeit)
Übergewicht
Verdauungsschwäche
Diabetes

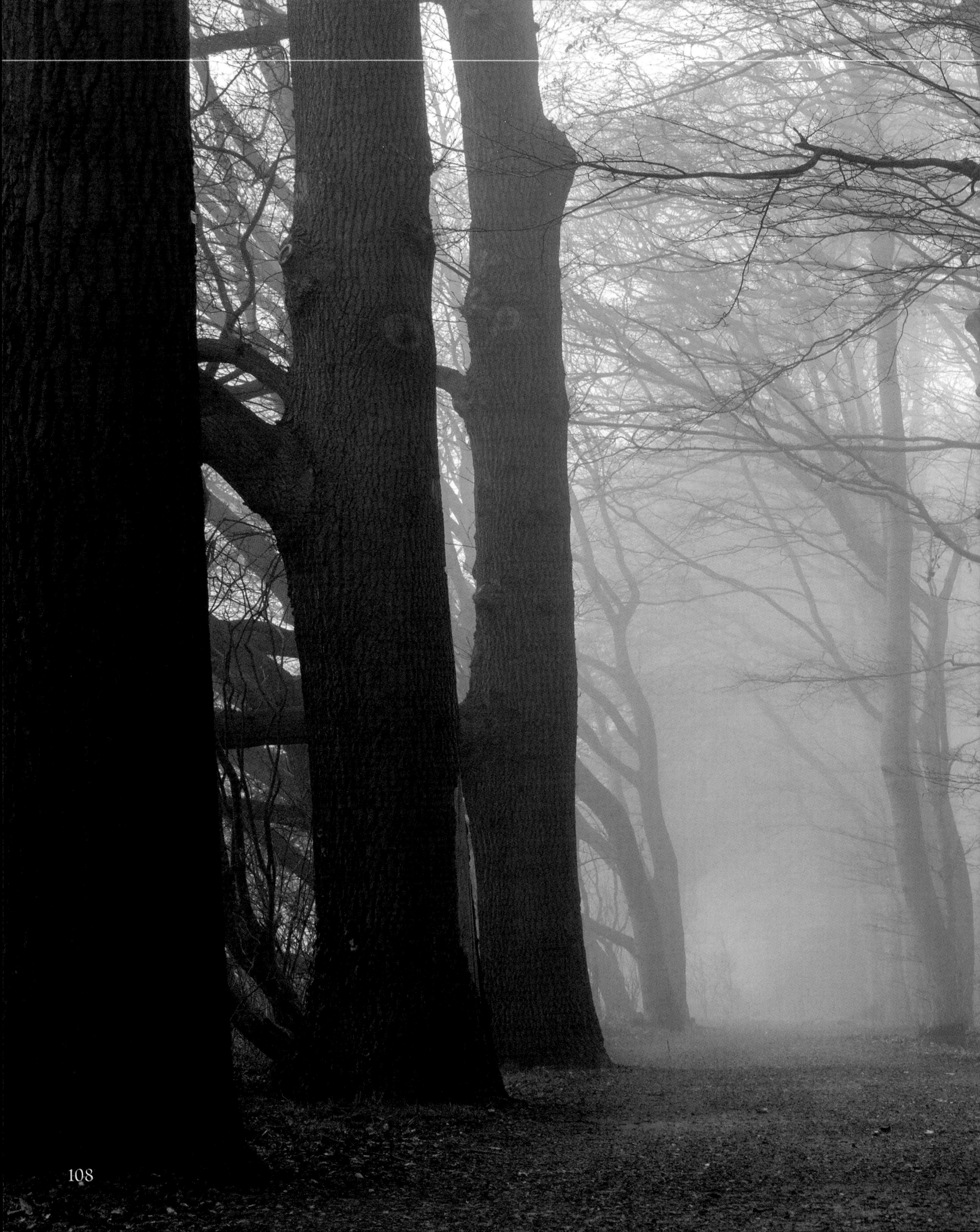

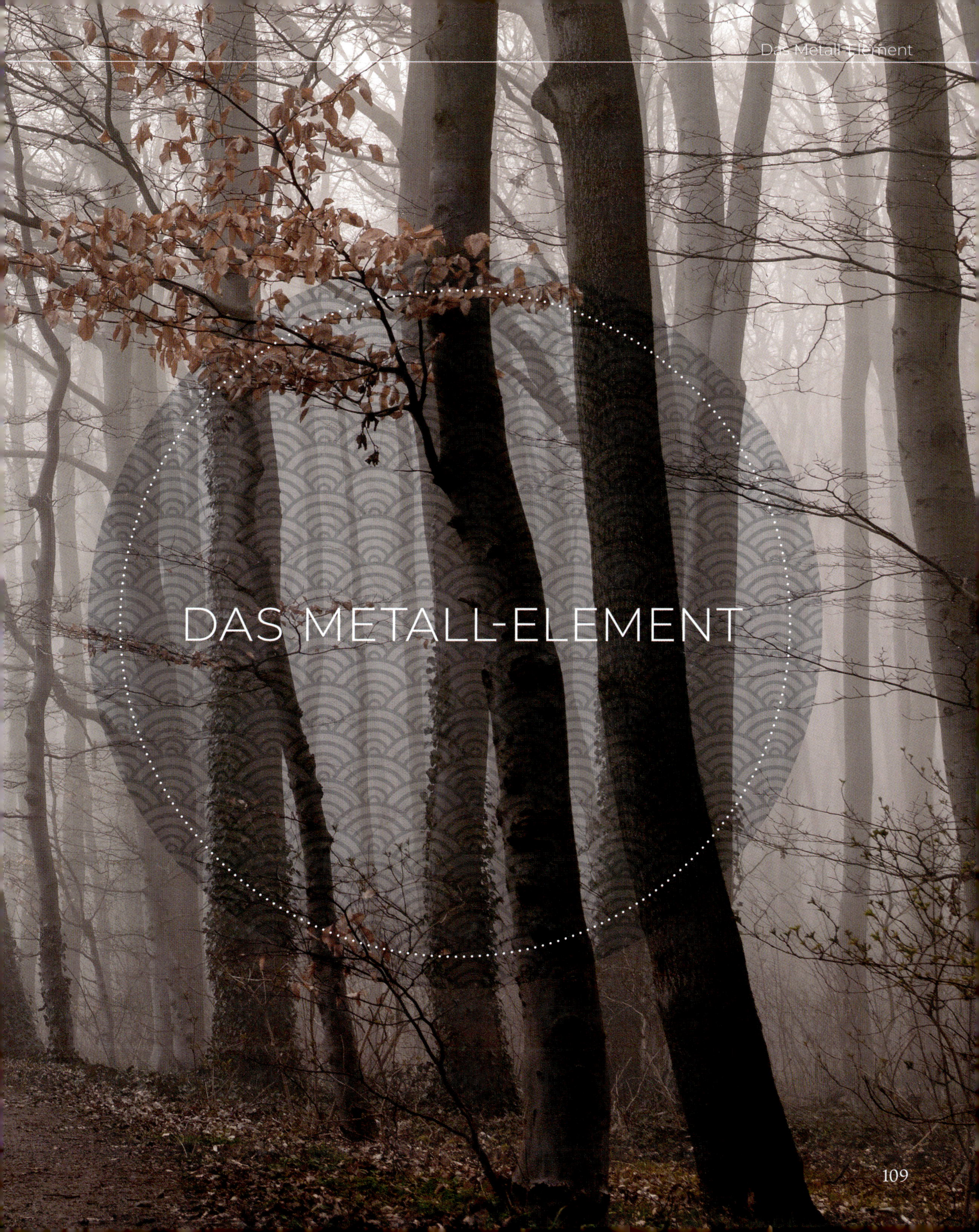

DAS METALL-ELEMENT

DAS METALL-ELEMENT

Jahreszeit: **Herbst**
Tageszeit: **Dämmerung, Abend**
Lebenszeit: **Frühes Alter**
Wachstumsphase: **Reifung / Ernte**
Energetische Wirkrichtung: **Nach unten, Konzentration, Verdichtung**
Klimatischer Faktor: **Trockenheit**
Himmelsrichtung: **Westen**
Planet: **Venus**
Emotion: **Trauer**
Tugend: **Tapferkeit**
Farbe: **Weiss, silber**
Elementargeist: **Po**
Geschmack: **Scharf**
Sinnesorgan: **Nase**
Sinnesfunktion: **Riechen**
Gewebe: **Haut**
Körperregion: **Brustkorb**
Körperflüssigkeit: **Schleim**
Symptom: **Kurzatmikgkeit**
Klang: **Weinerlich**
Yin Organ (Tageszeit): **Lunge (3.00 - 5.00)**
Yang Organ (Tageszeit): **Dickdarm (5.00 - 7.00)**
Frage: **Wo**

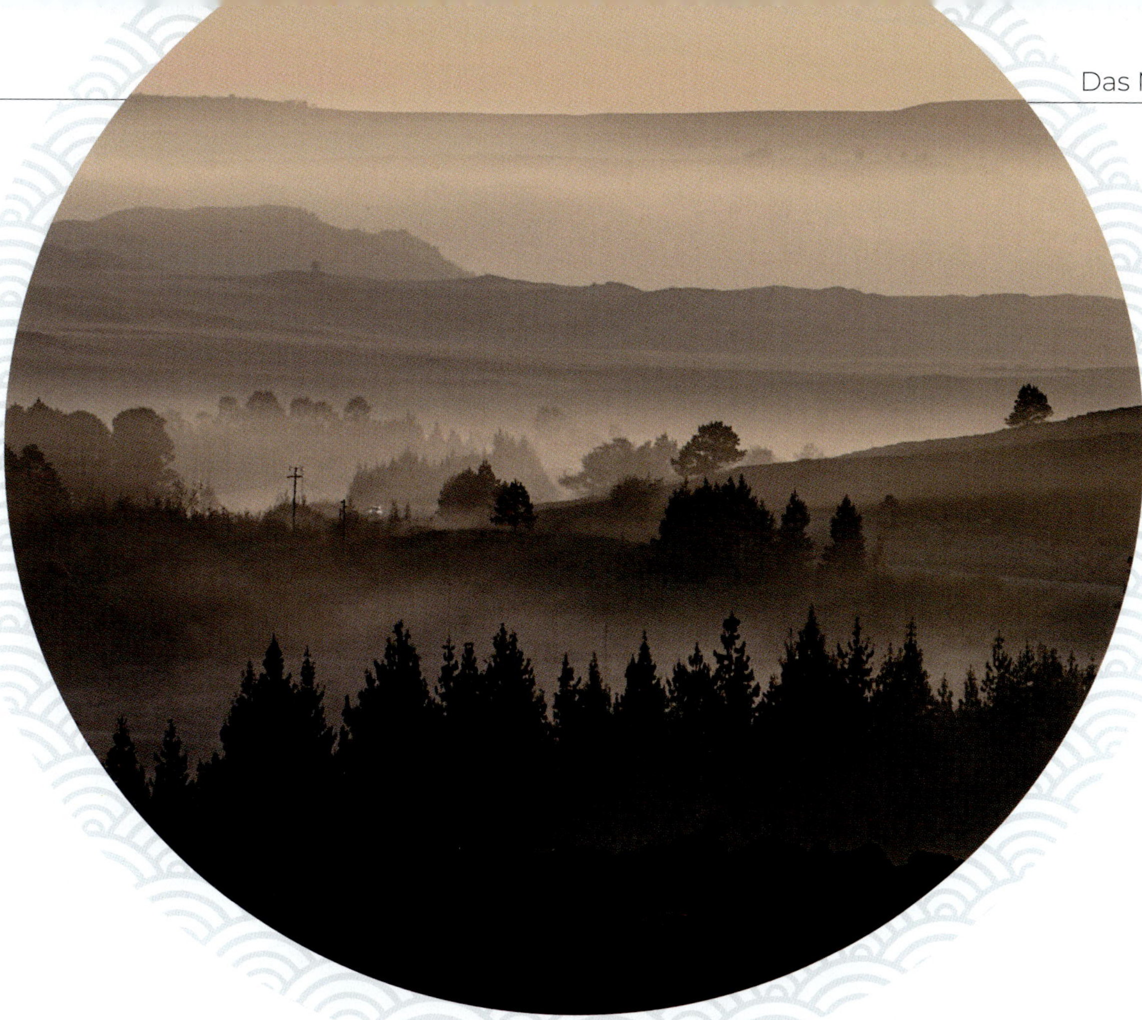

DIE JAHRESZEIT HERBST:

Rückzug und Konzentration

Der Herbst folgt im Kreislauf der Jahreszeiten auf den Sommer beziehungsweise, wenn man es genau nimmt, auf dessen kleine Schwester, den Spätsommer, der in der TCM als eigenständiger saisonaler Abschnitt gilt und aus der vier- eine fünfköpfige Familie macht, die sich den Tanz der Erde um die Sonne aufteilt. Aber wie man es auch betrachtet, ob der Herbst mit seiner windigen Aura und seinen klammen Fingern nun anstelle von heißen oder weniger heißen Tagen tritt, eine leichte Aufgabe ist das nicht. Sommer und Spätsommer sind einfach die größeren Sympathieträger, selbst wenn sie diesen emotionalen Bonus hin und wieder schamlos ausnützen und maßlos über die Stränge schlagen. Mit Temperaturen jenseits des Wohlfühlfaktors. Mit Backofen- und Gluthaufenklima. Mit tropischen Nächten, die uns vieles lassen, nur nicht schlafen. Hundstage. Hundswochen. So ist das eben, wenn das Yang regiert: Die Sonne brennt vom Himmel wie ein frisch verliebter Heizstrahler und lässt ihre Muskeln spielen. Die Tage sind lang und schmiegen sich sinnlich wie klebrig an die gerne hergezeigte Haut. La dolce vita. Allerdings mit Ablaufdatum.

Die Ausdehnung und Dominanz des Yang hat mit der Sommersonnenwende am 21. Juni ihren Höhepunkt erreicht. Nach dem Überschreiten dieses Zenits verliert die expansive Dynamik ihre Kraft und beginnt zuerst langsam, dann aber immer schneller zu kollabieren. Anfangs findet dieser Prozess unter der Wahrnehmungsschwelle statt. Es fällt nicht wirklich auf. Man redet sich den endlosen Sommer ein. Dann aber, meist ganz plötzlich, meist

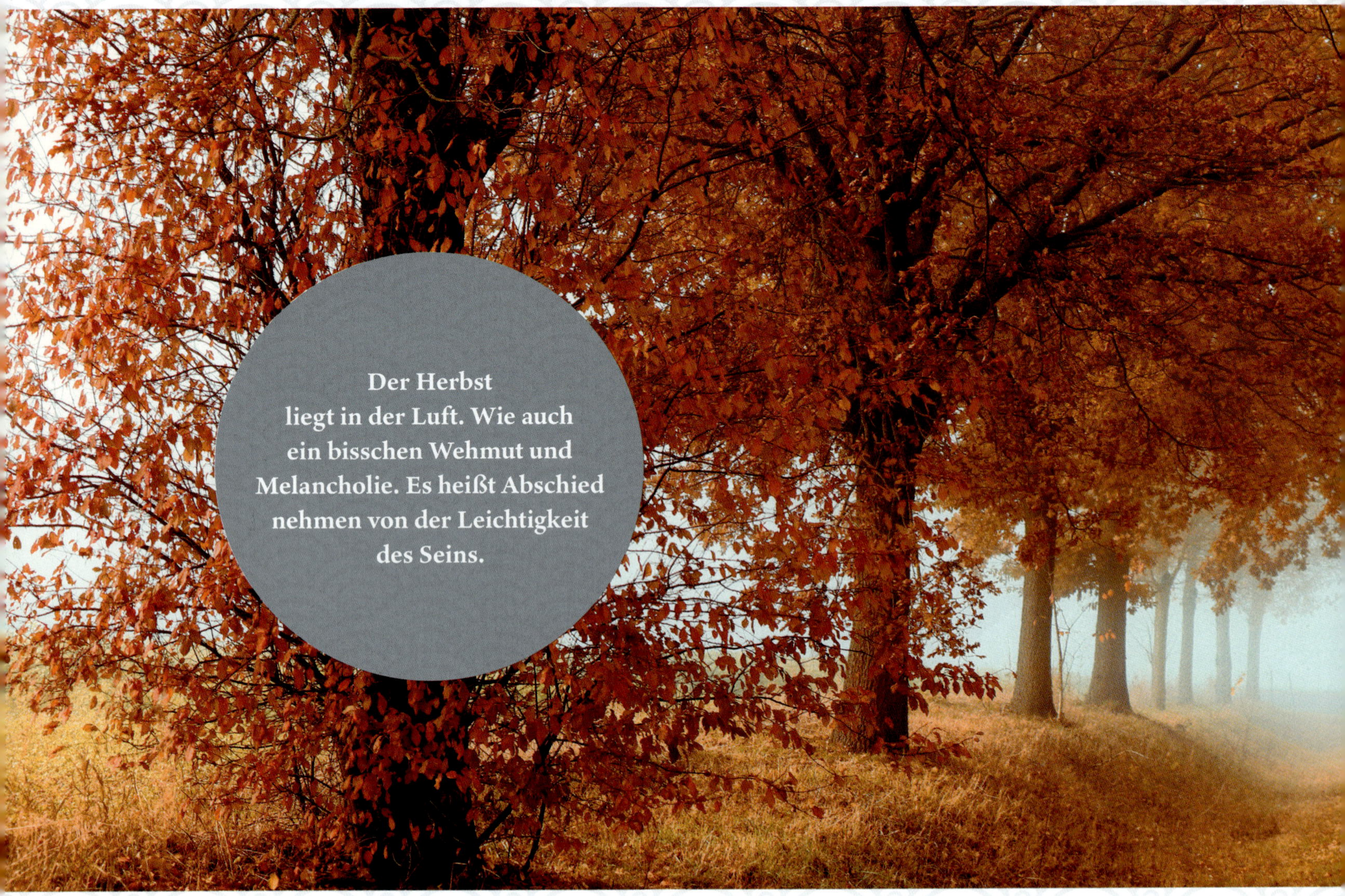

Mitte August, wird es augenscheinlich später hell und früher dunkel: In der TCM der offizielle Beginn der Metallzeit. Mit dem Schwinden des Lichtes verliert die Wärme ihre alles durchdringende Qualität. Es ist vorbei mit den genauso langen wie schwülen Abenden. Es ist vorbei mit den lauen Nächten. Am frühen Morgen kann sich schon einmal Tau auf der Wiese befinden. Motivierte Kaltfronten können in den Bergen sogar für frischen Schnee sorgen. Der Herbst liegt in der Luft. Wie auch ein bisschen Wehmut und Melancholie. Es heißt Abschied nehmen von der Leichtigkeit des Seins. Auf Wiedersehen Sommer. Ciao Sonnenschein. Die große Party ist zu Ende. Das Yin ist auf dem Vormarsch. In der TCM spricht man vom Metall-Element als das kleine Yin.

Der Frühling (kleines Yang) und der Sommer (großes Yang) stehen für die aufstrebende Expansion des Lebens: Alles bewegt sich von innen nach außen, von drinnen nach draußen, von unten nach oben, von der Erde in Richtung Himmel. Der Herbst zieht einen Schlussstrich und dreht diese Dynamik um. Bis jetzt herrschte Hülle und Fülle: Die extrovertierte Yang Energie versorgte Umwelt und Lebewesen mit Lebendigkeit und Lebenslust. Die Natur am sprichwörtlich aufsteigenden Ast. Im Herbst müssen Kraft und Energie gespart und konserviert werden: Es steht nicht mehr so viel davon zu Verfügung. Zudem klopfen karge, früher sogar lebensbedrohliche Zeiten an die Tür. Stichwort Winter. Daher beginnt sich die Lebensenergie kollektiv zurück zu ziehen und zu sammeln: Aktivitäten werden gedrosselt. Das Wachstum

Das Wachstum verlangsamt sich und wird schließlich komplett eingestellt. Ein ruhigerer Rhythmus macht sich breit. Rückzug ist angesagt.

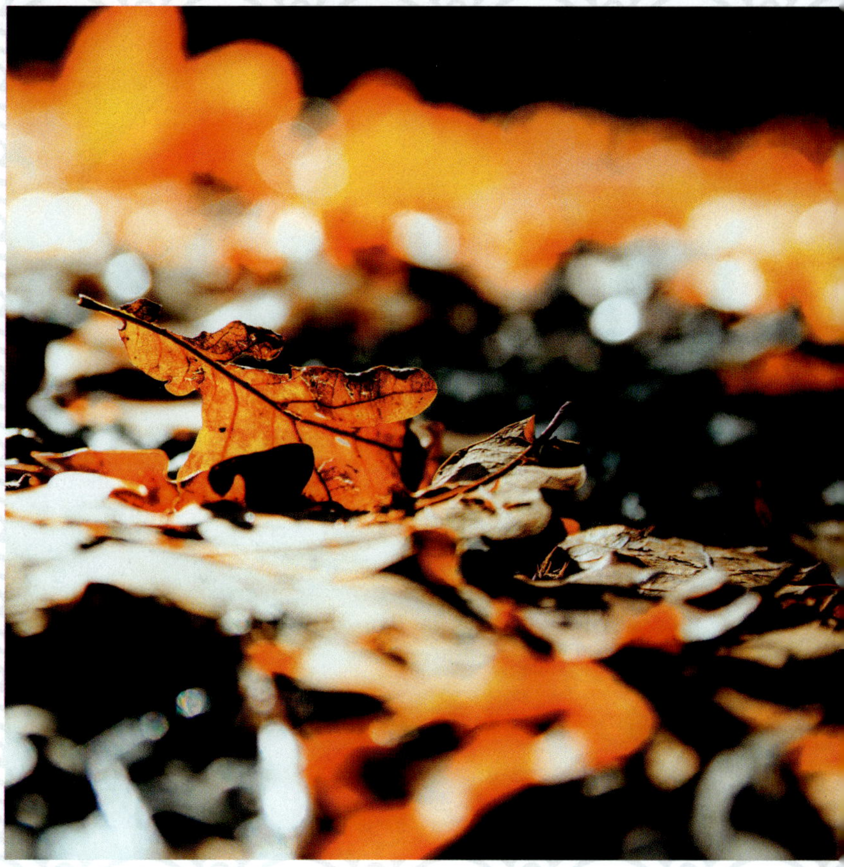

verlangsamt sich und wird schließlich komplett eingestellt. Ein ruhigerer Rhythmus macht sich breit. Rückzug ist angesagt. Dementsprechend ist die energetische Wirkrichtung des Metall-Elements von außen nach innen gehend und nach abwärts gerichtet. Zudem ist sie leicht zusammenziehend. Sie hat eine verdichtende Qualität.

Diese Wirkrichtung lässt sich gut an den herbstlichen Bäumen erkennen, deren Blätter sich aufgrund des in den Stamm und in die Wurzeln verschwindenden Lebenssaftes verfärben und welk werden. Eine Verlagerung der Ressourcen findet statt: Von der Außenwelt in die Innenwelt. Die Lebensprozesse an der Peripherie können nicht mehr ausreichend versorgt und aufrechterhalten werden. Jeglicher unnötige Ballast wird abgeworfen. Dieser Prozess lässt sich nicht nur an den Bäumen beobachten. Ob Gras, Kraut oder Strauch: Alles beginnt seine Energie unter die Erde zu bringen. In der Tierwelt wird noch so viel wie möglich gehamstert. Wer kann, zieht sich bereits zurück, in Erdlöcher, in Höhlen, in den Wald, in eine Form von Unterschlupf. Auch wir Menschen halten uns nun vermehrt in geschlossenen Räumen auf und verstecken unsere Körper unter Schichten von Gewand, um

Jeglicher unnötiger Ballast wird abgeworfen. Dieser Prozess lässt sich nicht nur an den Bäumen beobachten.

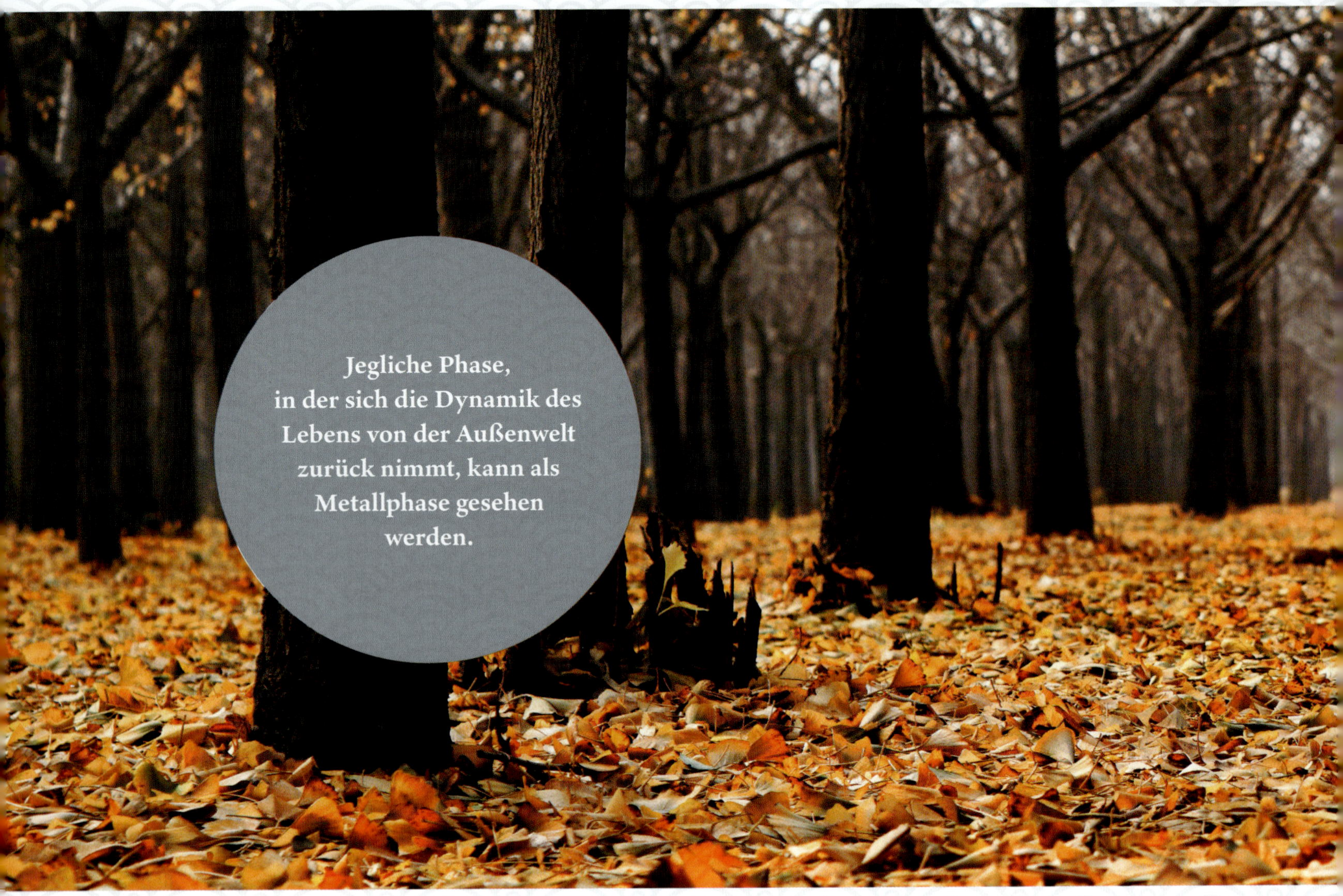

uns gegen Wind und Kälte zu schützen. Zuhause bleiben die Fenster zu. Die Heizung wird hochgedreht. Der Herbst ist die Jahreszeit der Einkehr. Er ist die Jahreszeit von Kondensation und Konzentration auf das Wesentliche. Diese Konzentration auf das Wesentliche ist der spezifische Wesenszug des Metall-Elements, der sich auch in klimatischen Regionen zeigt, die nicht die uns üblichen Jahreszeiten aufweisen. Statt dem, was wir unter Herbst verstehen, kann es zum Beispiel eine Trockenzeit geben. Jegliche Phase, in der sich die Dynamik des Lebens von der Außenwelt zurücknimmt, kann als Metallphase gesehen werden.

Trockenheit ist generell ein zum Metall-Element gehörender Aspekt. Im Herbst folgen auch die Flüssigkeiten der vorherrschenden energetischen Wirkrichtung: Sie ziehen sich zurück und sammeln sich. Wieder zu den Bäumen und deren Blätter: Durch den Entzug des Lebenssaftes beginnen sie auszutrocknen, bis sie absterben und abfallen. Dasselbe passiert mit dem Obst, das sich, bleibt es an den Bäumen hängen, langsam in sogenannte Mumien verwandelt. Verdorrt. Verschrumpelt. Auch Gräser, Kräuter und Pflanzen sterben ab. Die Wiesen werden braun und karg. Sogar die Luft trocknet aus. Im chinesischen Denken stehen der charakteristische herbstliche Morgentau sowie der sich breit machende Nebel für einen Feuchtigkeitsentzug der Luft, der sich der energetischen Wirkrichtung des Metall-Elements entsprechend in Richtung Boden verdichtet. Tau und Nebel sind Kennzeichen des frühen Herbstes. Mit dessen Fortschreiten

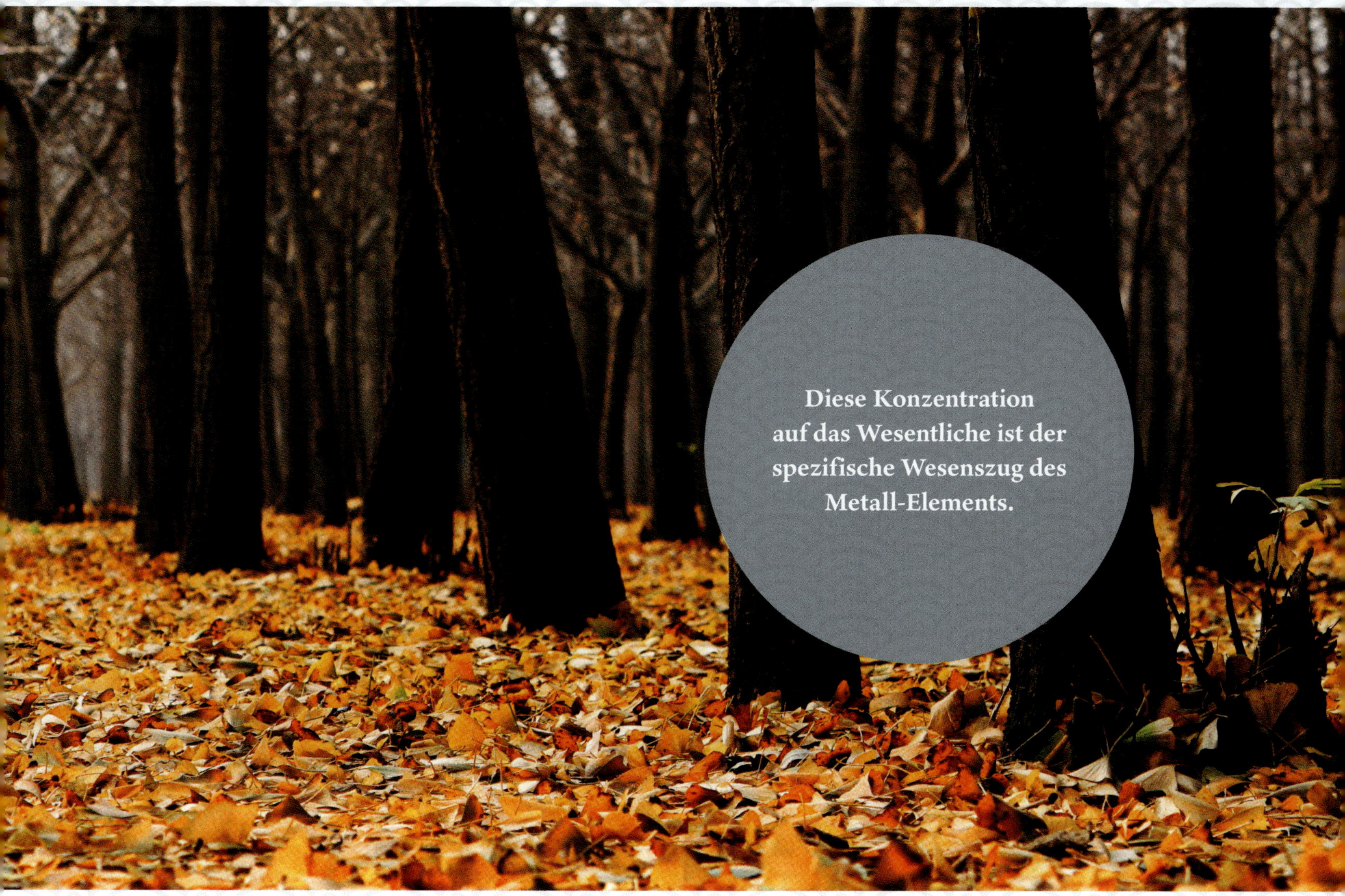

wird die Luft immer trockener. Zu guter Letzt erreicht die große Trockenheit auch uns Menschen. Zum einen, weil wir uns vermehrt im Inneren von gut geheizten und gut isolierten Gebäuden aufhalten. Die Abwesenheit von natürlicher Luftfeuchtigkeit und Frischluft charakterisiert das typische Raumklima des Metall-Elements. Zum anderen verteilen wir durch die im Herbst generell weniger werdende körperliche Bewegung die Energie in unserem System nicht mehr stark genug, als dass sie die Peripherie erreichen und versorgen könnte. Dadurch wird alles in bisschen empfindlicher, ein bisschen reizbarer und: Trockener. Die Schleimhäute, die Lunge, die Haut. Die Haut ist es auch, die im Herbst des Lebens zu auszutrocknen und zu welken beginnt wie ein Blatt.

Kernqualitäten des Metall-Elements
Jahreszeit: Herbst
Charakteristik: Konzentration
Wirkrichtung: Verdichtend, nach innen, nach unten
Klimatischer Faktor: Trockenheit

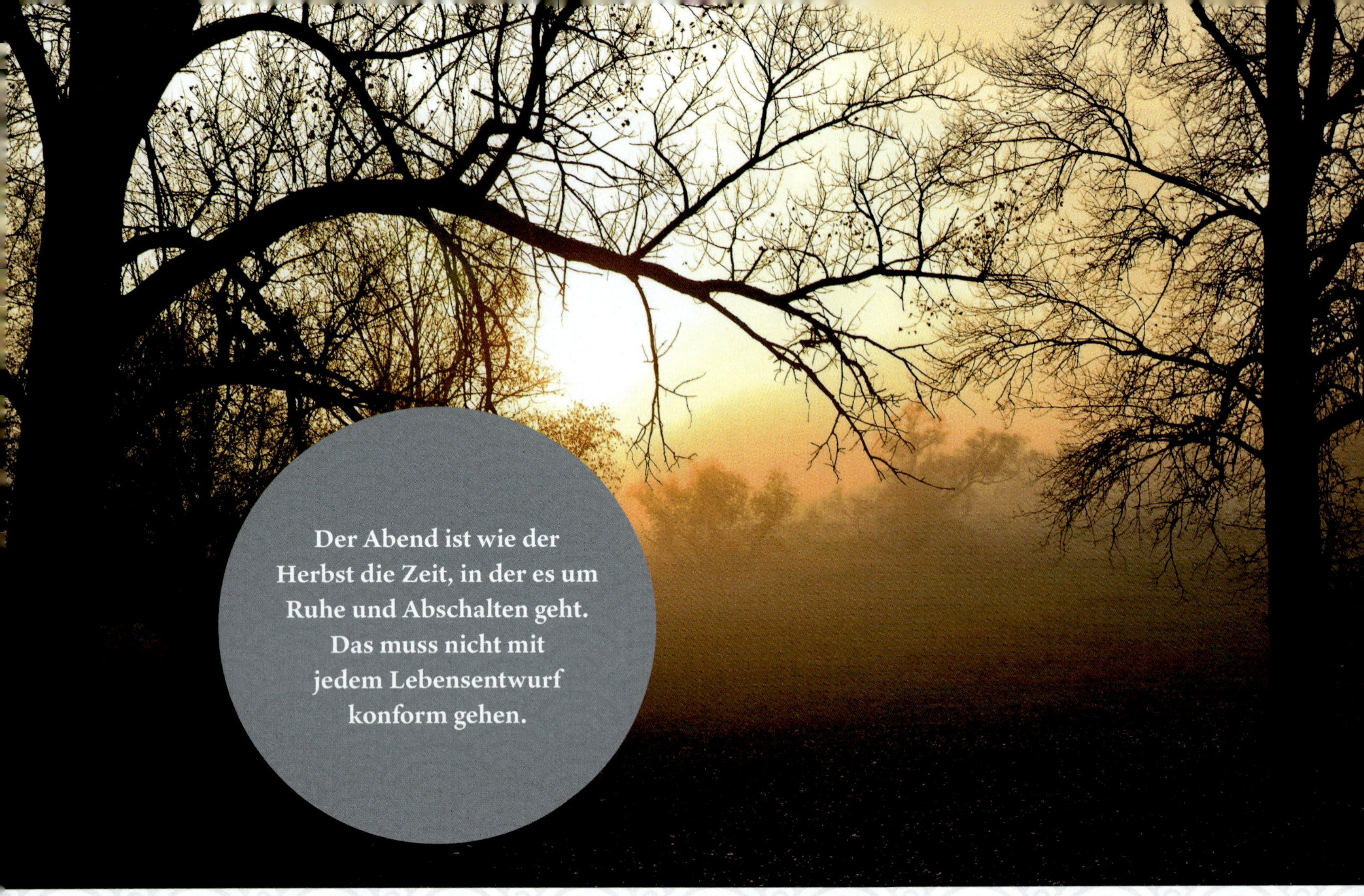

Der Abend ist wie der Herbst die Zeit, in der es um Ruhe und Abschalten geht. Das muss nicht mit jedem Lebensentwurf konform gehen.

DER HERBST IM LEBEN

Jeder Lebensprozess hat seine Metallphase, jeder Lebensprozess hat seinen Herbst. Der Herbst des Tages ist der frühe Abend: Am frühen Abend kehren wir dem pulsierenden Alltag den Rücken und verabschieden uns in Richtung Privatsphäre. Der Sommer des Tages ist vorbei. Es ist Zeit, sich von unnötigem Ballast zu befreien. Es ist Zeit, eine klare Trennlinie zu ziehen: Bis hier her das Öffentliche. Ab jetzt das Persönliche. Raus aus der Berufsrolle, raus aus den Berufsklamotten. Willkommen Bequemlichkeit. Innerlich wie äußerlich. Wir lassen Verpflichtungen und Aufgaben hinter uns. Wir sammeln uns. Wir schließen letzte Aktivitäten ab, um uns auf die bevorstehende Nacht, auf das große Yin im Tagesablauf vorzubereiten. Der frühe Abend ist Durchdrungen von der Qualität des Metall-Elements. Er steht für den Rückzug, für das nach Innen gehen, für die Konzentration auf das Wesentliche. Der Abend ist wie der Herbst die Zeit, in der es um Ruhe und Abschalten geht. Das muss nicht mit jedem Lebensentwurf konform gehen: Es gibt auch Personen, die blühen erst am Abend so richtig auf. Die machen die Nacht zum Tag. Es gibt schließlich auch nachtaktive Tiere. Trotzdem: Irgendwann werden selbst die ausdauerndsten Eulen und die aufgedrehtesten Nachtschwärmer müde und kehren heim. Für sie findet die Metallphase des Tages möglicherweise erst in den frühen Morgenstunden statt. Das entspricht jedoch nicht dem natürlichen Rhythmus. Der Abend ist nun einmal der ideale Zeitpunkt für den geordneten Rückzug, weil hier Metall-Qualität in der Luft liegt und den Takt vorgibt: Es wird dunkel. Das Yin übernimmt die Regie.

In der Dämmerung macht die Sonne dasselbe wie wir Menschen: Sie verabschiedet sich in Richtung Feierabend. Das schwindende Yang macht Platz für das Yin der Nacht. Helligkeit weicht Dunkelheit. Wärme weicht kühleren Temperaturen. Und wo verschwindet das Yang?

Es ist Zeit, sich von unnötigem Ballast zu befreien. Es ist Zeit, eine klare Trennlinie zu ziehen: Bis hier her das Öffentliche. Ab jetzt das Persönliche.

Im Westen. Der Westen ist die Himmelsrichtung des Sonnenunterganges. Der Westen ist die dem Metall-Element zugeordnete Himmelsrichtung. Je nach Jahreszeit verabschiedet sich die Sonne dort früher oder später, mehr oder weniger kraftvoll. Im Sommer steht der Feuerball lange und intensiv über dem Horizont, rot, gelb, pulsierend. Wie ein nicht müde werdender Partygast, der bleiben und nicht gehen will. Im Herbst schleicht sich die Sonne wie ein erschöpftes Neonlicht von der Bühne, leise, matt und weiß. Weiß ist die dem Metall-Element zugeordnete Farbe.

Weiß gilt in vielen asiatischen Kulturen als die Farbe der Trauer. Die Himmelsrichtung des Metall-Elements, der Westen, wird mit dem Tod in Verbindung gebracht. Dort, wo die lebensspendende Sonne untergeht, fängt das Schattenreich der Dunkelheit an. Wenn die Sonne untergeht, stirbt der Tag. Wenn das Licht eines Menschen erlischt, stirbt der Mensch. Das Metall-Element markiert in unserem Leben die sich langsam heranschleichende Dämmerung: Es steht für den Herbst und den Abend unserer irdischen Reise. In die Phase des Metall-Elements treten wir je nach Konstitution und Lebensstil zwischen 40 und 50 Jahre. Den Beginn stellen die Wechseljahre dar, die in der TCM für beiderlei Geschlecht gelten. Die Zeit des Aufstiegs und der Expansion hat ihren Zenit überschritten. Die Zeit der größten Fülle und der höchsten Fruchtbarkeit ist vorbei. Nun kommt es zu einem stetigen Nachlassen und Schwinden der Kräfte, der Energie, der Substanz.

> Das schwindende Yang macht Platz für das Yin der Nacht. Helligkeit weicht Dunkelheit. Wärme weicht kühleren Temperaturen.

Wieder ist es eine Umkehr vom Yang zum Yin. Wieder beginnt sich die Lebenskraft von der Peripherie zurück zu

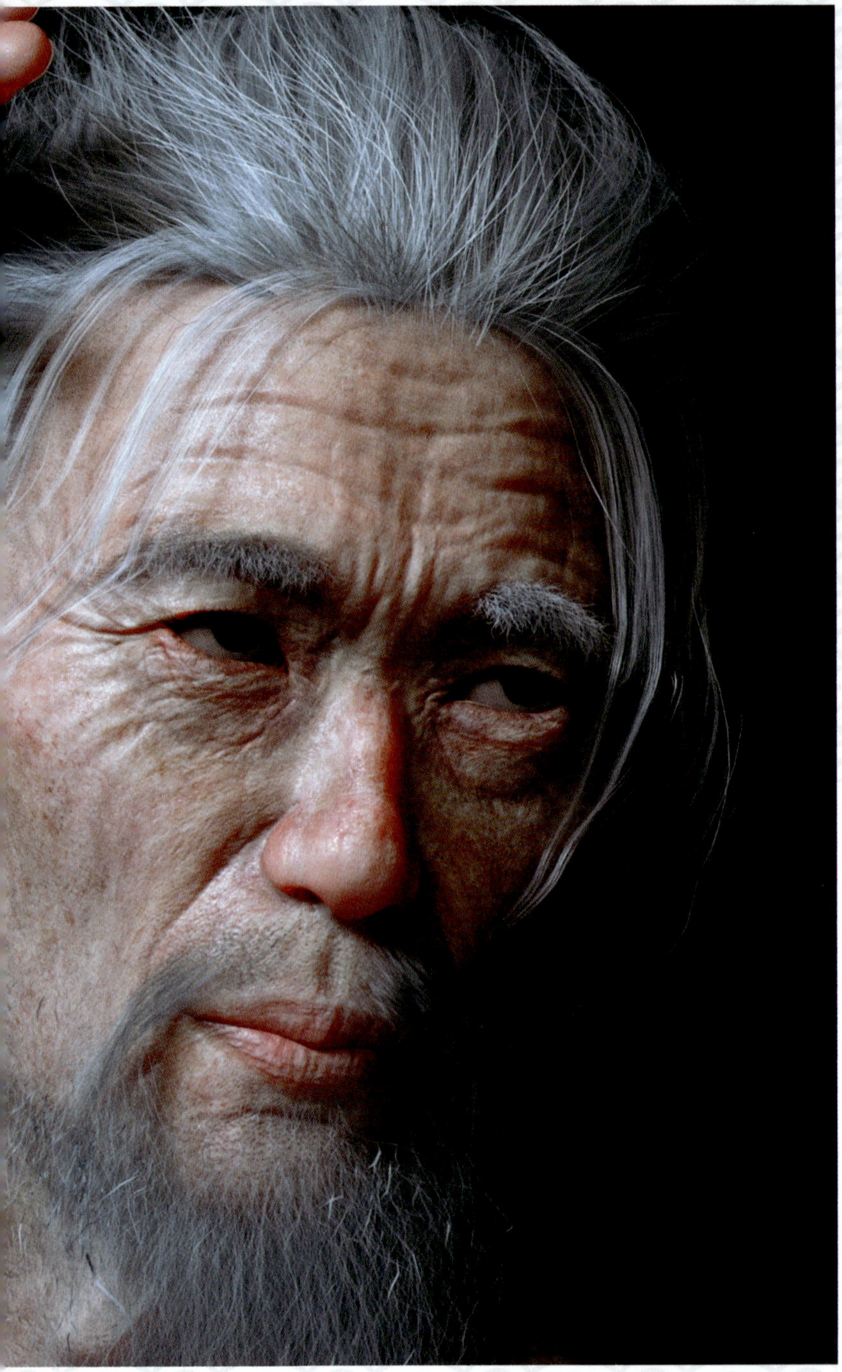

Im Lebensherbst können wir auf eine umfangreiche Lebenserfahrung zurückblicken. Die Kraft des Metall-Elements liegt darin, diese Erfahrung zu verdichten.

ziehen. Unser Körper durchläuft dabei denselben Prozess wie die Pflanzen im Herbst: Zuerst beginnen wir sanft zu welken. Die ersten Falten zeigen sich. Die ersten grauen Haare machen sich bemerkbar. Auf der einen Seite verliert das Gewebe seine Lebendigkeit und seine Spannkraft. Auf der anderen Seite trocknet die Muskulatur aus und

Wir werden knorrig und ächzen im Wind des Lebens, wie die trockenen Äste herbstlicher Bäume. Die Kraft der Peripherie nimmt ab. Nur im Kern bleibt der Lebenssaft erhalten.

büßt an Flexibilität ein. Wir werden starrer und steifer. Wir werden knorrig und ächzen im Wind des Lebens, wie die trockenen Äste herbstlicher Bäume. Die Kraft der Peripherie nimmt ab. Nur im Kern bleibt der Lebenssaft erhalten.

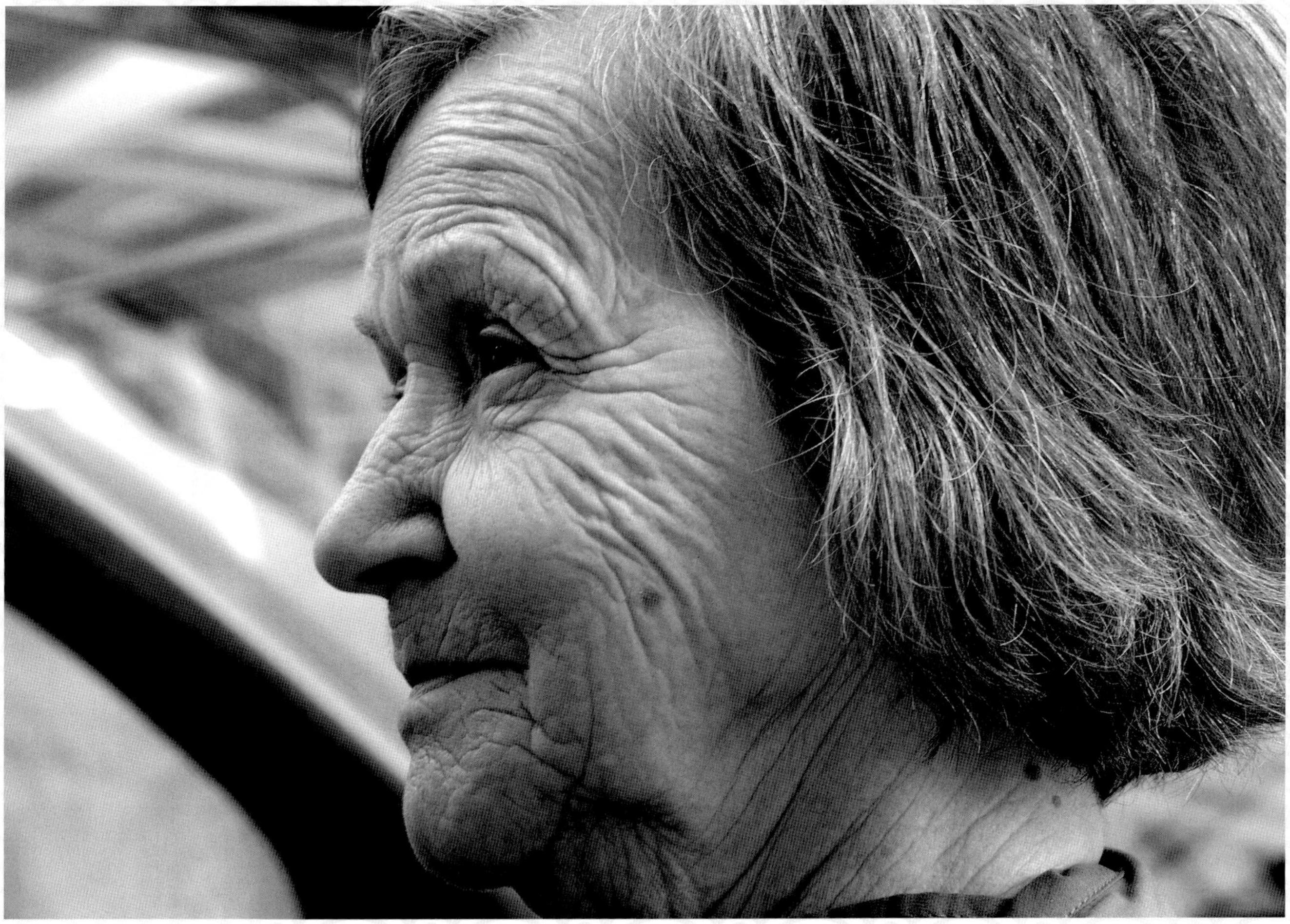

Den Frühling und den Sommer des Lebens haben wir hinter uns gelassen. Man hat nicht mehr so viel Energie zu Verfügung. Bevor diese komplett versiegt, sollte man behutsam und gezielt damit umgehen. Im Herbst des Lebens gilt es auf geistiger und emotionaler Ebene unnötigen Ballast abzuwerfen und sich mit einer ruhigen Ernsthaftigkeit auf das Wesentliche zu konzentrieren. Der Höhepunkt der Metall-Phase in unserem Leben ist der Rückzug aus dem Berufsleben. Nach all den aktiven Jahren in der Außenwelt, nach der dynamischen Zeit des Aufbaus und des Werdens und der Antizipation, nach dem Suchen und dem Finden der eigenen Rollen in der Wirtschaft, der Gesellschaft und in der Familie, sollte entsprechend der energetischen Wirkrichtung des Metall-Elements eine stärkere Fokussierung auf das Innenleben erfolgen. Im Lebensherbst können wir auf eine umfangreiche Lebenserfahrung zurückblicken. Die Kraft des Metall-Elements liegt darin, diese Erfahrung zu verdichten und die Essenz heraus zu kristallisieren. Es erfolgt eine stärkere Gewichtung essentieller Fragen: Was möchte ich mit dem Rest meiner Zeit anfangen? Was ist mir wirklich wichtig? Was brauche ich nicht mehr? Von was muss oder möchte ich mich trennen?

Im Herbst des Lebens gilt es auf geistiger und emotionaler Ebene unnötigen Ballast abzuwerfen und sich mit einer ruhigen Ernsthaftigkeit auf das Wesentliche zu konzentrieren.

Die besondere Qualität des Metall-Elements liegt darin, sich vom Schein zu befreien. So wie sich die Bäume im Herbst ihrer Blätter entledigen und ihre ungeschminkte Struktur zeigen, unterstützt uns der Herbst des Lebens darin, den Kern unserer Seele nackt und unverhüllt nach außen zu bringen. Das Metall-Element hat einen trennenden Charakter. Wie die Klinge eines Schwertes, das durchtrennt, was nicht (mehr) zusammengehört.

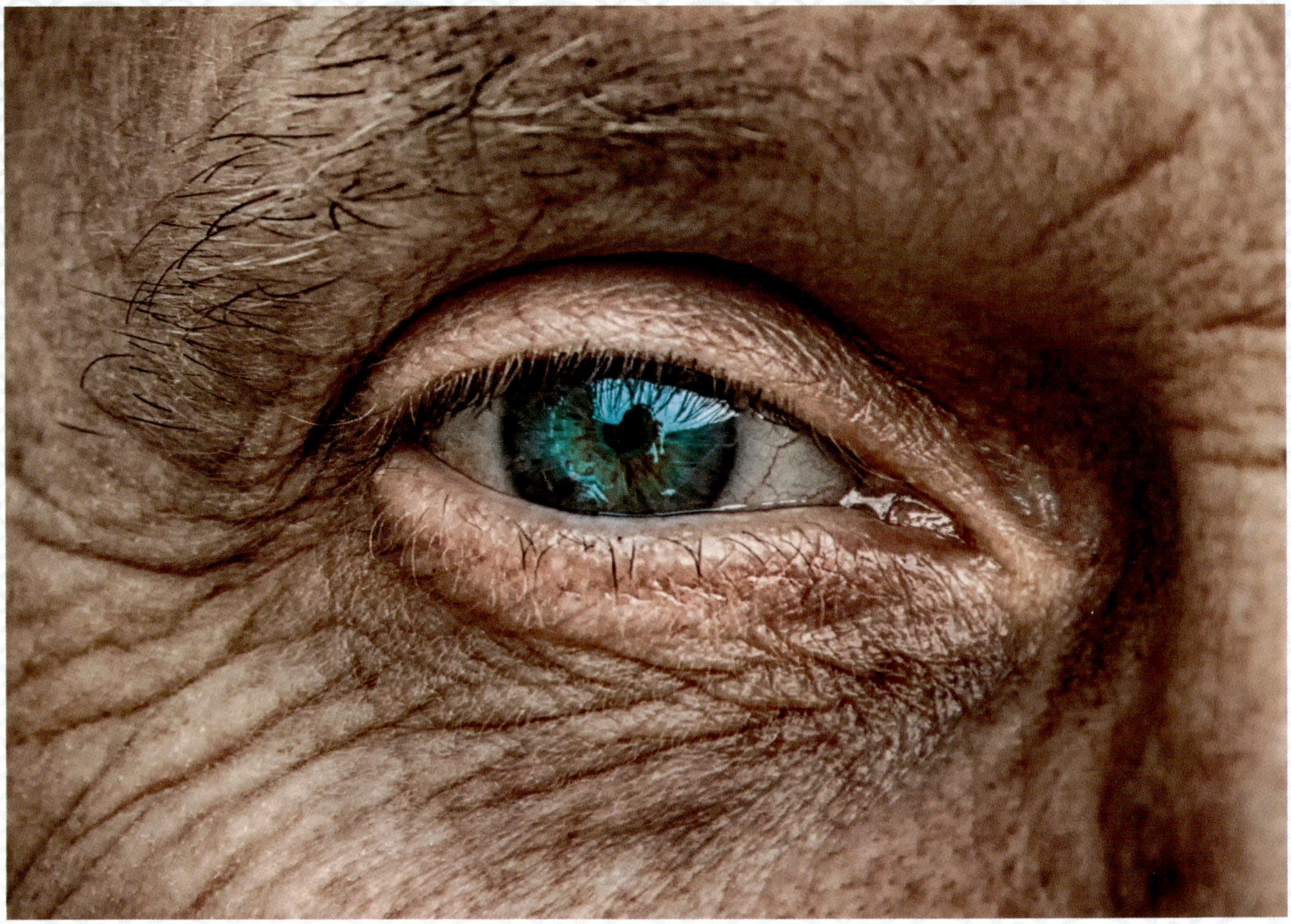

Metall-Phasen müssen uns nicht nur im Alter begegnen. Jede Lebensphase, in der wir uns von der Außenwelt abkehren, um uns nach innen auszurichten, kann als Metall-Phase gesehen werden. So kann auch eine Partnerschaft ihren Herbst erleben: Man zieht seine Energie vom Gegenüber ab. Man sammelt sich und macht vermehrt die Schotten dicht. Der Umgang miteinander wird kühler,

> So wie sich die Bäume im Herbst ihrer Blät-ter entledigen, unterstützt uns der Herbst des Lebens darin, den Kern unserer Seele nach außen zu bringen.

distanzierter. Morgenfrost und eisiger Wind im Herzen. Dichter Nebel statt rosa Wolken. Die gemeinsamen Berührungspunkte beginnen zu welken, wie auch die Liebe. Bis die Gefühle vollkommen vertrocknet sind. Rückzug. Verdichtung im eigenen Kern. Trockenheit. Metall-Energie. Das ist das Gegenteil der Frühlingsenergie, in der alles wild und chaotisch gedeiht, in der alles saftig und lebendig ist. Die Frühlingsenergie steht für die Verliebtheit. Die Herbstenergie für Distanz. Metallphasen sind in Beziehungen aber auch eine Notwendigkeit, weil sie es sind, die einen zweiten Frühling ermöglichen. Um frisch zu Erblühen, muss das Absterben, was diesem Erblühen im Weg steht. Das heißt nicht immer Trennung. Das heißt Erneuerung.

Das Prinzip der Erneuerung erlernt die Wirtschaft mitunter auf schmerzhafte Art und Weise. Weil die Wirtschaft gerne auf einen immerwährenden Frühling und auf nie endend wollendes Wachstum setzt, dabei aber oft den Zeitpunkt übersieht, in dem sich eine Expansion nicht mehr aufrechterhalten lässt. Dann braucht es den wirtschaftlichen Herbst, um sich gesund zu schrumpfen, um Ballast los zu werden, um zum Kerngeschäft zurück zu kehren, um neu durchzustarten. In der TCM wird in Zyklen gedacht, nicht in stetigen Wachstumskurven. Das Spiel von Yin und Yang ist ein kreisförmiges, kein lineares.

Was möchte ich mit dem Rest meiner Zeit anfangen? Was ist mir wirklich wichtig? Was brauche ich nicht mehr?

Man muss sich diesen Herausforderungen stellen, sich sammeln und umorientieren, um neues Wachstum in die Wege zu leiten.

Phasen mit verschiedenen Schwerpunkten geben sich die Klinke in die Hand. Das sorgt für ein dynamisches Gleichgewicht und verhindert die übermäßige Dominanz einer bestimmten Qualität.

> Metallphasen sind in Beziehungen aber auch eine Notwendigkeit, weil sie es sind, die einen zweiten Frühling ermöglichen.

Auch unser Leben ist weit weniger linear als angenommen. Natürlich: Der Herbst des Lebens feiert im fortgeschrittenen Alter seinen Höhepunkt. Zwischendurch begegnen wir jedoch immer wieder Metallphasen. Jede Lebenskrise beinhaltet einen Metallaspekt, weil uns Krisen auf uns selber zurückwerfen. Man muss sich diesen Herausforderungen stellen, sich sammeln und umorientieren, um neues Wachstum in die Wege zu leiten. Metallphasen sind Phasen der Sondierung, der Konzentration. Um zum Wesentlichen zu kommen, muss man Unwesentliches entfernen. Man muss Loslassen können, auch von Dingen, die ans Herz gewachsen sind. Das kann zu Wehmut oder Trauer führen. Trauer ist die dem Metall-Element zugeordnete Emotion. Jede Phase der Trauer ist auch eine Phase des Metall-Elements.

Das Metall-Element im Leben
Abend, Dämmerung
Frühes Alter
Abschied, Trennung

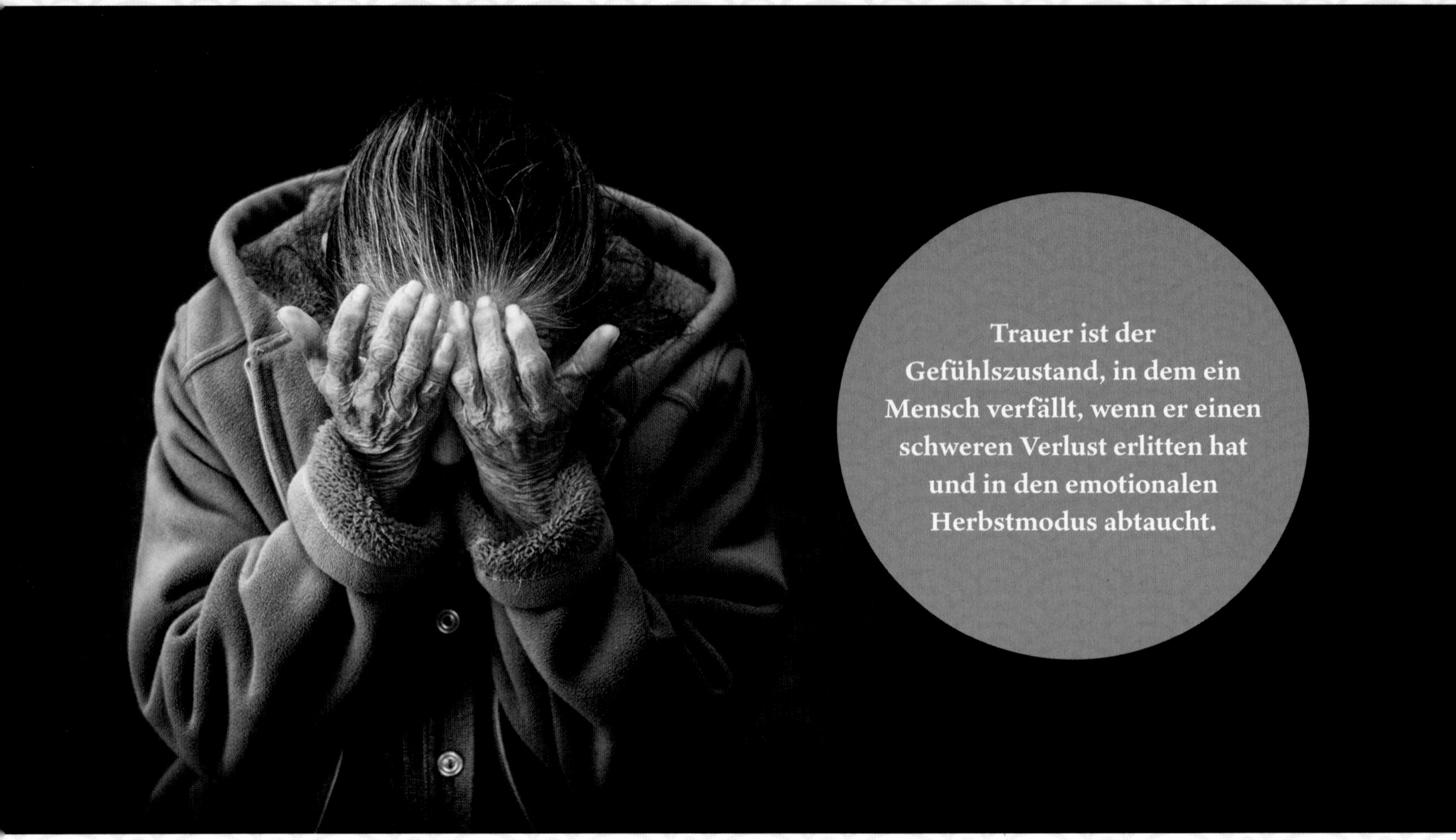

DIE EMOTION TRAUER

Der Herbst ist die Jahreszeit der sanften Melancholie. Vorbei ist die pulsierende Dynamik des Frühjahrs. Vorbei ist die lebendige Leichtigkeit des Sommers. Es heißt Abschied nehmen von der Fülle und dem Überschuss. Es gilt loszulassen. Da kann einem schon die Wehmut erfassen. Müssen wir uns von etwas trennen, das uns wirklich am Herzen gelegen ist, dann wird aus der Wehmut rasch einmal Trauer. Trauer ist der Gefühlszustand, in dem ein Mensch verfällt, wenn er einen schweren Verlust erlitten hat und in den emotionalen Herbstmodus abtaucht. Verluste können nahestehende Personen betreffen: Der Verlust eines Partners durch Trennung. Der Verlust eines geliebten Menschen durch sein Ableben. Der Verlust des Freundeskreises durch sich ändernde örtliche Umstände. Trauer kann aber auch durch Einbuße des Arbeitsplatzes, durch den Umzug weg von einer gewohnten Umgebung, durch Unfälle oder chronische Krankheiten, durch das Verabschieden materieller Dinge oder dem Ablauf einer bestimmten Lebensphase hervorgerufen werden.

Nach innen zu gehen ist ein wesentlicher Prozess einer jeden Trauerphase. Bleibt der Fokus an der Peripherie haften, an dem Verlust, dann wird es schwer, sich von diesem zu trennen.

Trauer ist insofern eine wichtige Emotion, da sie mit etwas abschließt, das unwiderruflich vorbei ist. Die energetische Wirkrichtung der Trauer entspricht dem Charakter des Metall-Elements: Trauer führt nach innen und nach unten. Wie der Baum im Herbst die Blätter nicht mehr versorgen kann und sich von ihnen trennen muss, hilft uns die Trauer, uns von Dingen zu verabschieden, die wir

Trauer im Sinne des Metall-Elements ist eine durch die Emotion ausgelöste Wiederverbindungmit dem eigenen Wesenskern und benötigt eine bewusste Auseinandersetzung.

nicht mehr versorgen oder beeinflussen können. Durch den Rückzug der Lebensenergie in den Kern ziehen wir eine Grenze zwischen dem, was war, und dem, was noch übrig bleibt: Uns selbst.

Nach innen zu gehen ist ein wesentlicher Prozess einer jeden Trauerphase. Bleibt der Fokus an der Peripherie haften, an dem Verlust, dann wird es schwer, sich von diesem zu trennen. Ein Anhaften, das ein Weitergehen blockiert, ist Ausdruck einer Störung im Metall-Element. Es ist der verzweifelte Versuch, einen bereits vergangenen Frühling oder Sommer unter allen Umständen aufrecht erhalten zu wollen, anstatt sich voll und ganz und hier und jetzt mit dem eingetretenen Herbst auseinanderzusetzen. Die durch den Verlust neu entstandene Realität gehört angenommen, nicht verweigert. Oft wird die Konfrontation mit der Trauer aus der Angst vor dem Schmerz vermieden, den man durch ein Abtauchen ins Innere begegnen könnte. Die wahren Gefühle werden blockiert. Das verhindert einen Neubeginn, einen neuen Frühling.

Das kann dazu führen, dass man schließlich komplett in der Trauer versinkt. Die nach unten gerichtete Wirkrichtung des Metall-Elements drückt einen mit aller Kraft auf den Boden und raubt Körper, Geist und Seele jeglichen Lebenssaft: Die Schultern hängen müde nach vorne, der Brustkorb ist eingefallen, die Stimme schwach und kraftlos. Es dominiert eine freudlose und introvertierte Grundstimmung, bis hin zur Verbitterung, einem Zustand höchster emotionaler Trockenheit, in der die Lebensenergie verdorrt ist und komplett versiegt. Eine derartige Trauer kann genauso wie die Verweigerung der Trauer zu einem Dauerzustand werden, zu einer Art Grundhaltung.

Trauer ist insofern eine wichtige Emotion, da sie mit etwas abschließt, das unwiderruflich vorbei ist.

Trauer im Sinne des Metall-Elements ist eine durch die Emotion ausgelöste Wiederverbindung mit dem eigenen Wesenskern und benötigt eine bewusste Auseinandersetzung. Grundlegende Elemente des Lebens sind weggebrochen. Es gilt zu lernen, sich ohne diesen Pfeiler neu zu orientieren. Es gilt sich zu sammeln, sich zu finden, sich frisch zu erfinden. Das ist ein Veränderungsprozess, ein Transformationsprozess, eine Übergangsphase, genau wie der Herbst, der zuerst Altes abstößt, damit Neues entstehen kann. Das braucht ein Annehmen, kein Festhalten. Das braucht eine Konfrontation mit den eigenen Gefühlen, mit der Wut, der Ohnmacht, der Verzweiflung, der Angst, mit der Trauer. Und es erfordert Zeit. Nicht ohne Grund gibt es in vielen Kulturen klar definierte Trauerphasen. Durch das Tragen einer bestimmten Kleidung über einen bestimmten Zeitraum wird der vorübergehende Rückzug aus dem sozialen Leben zum Ausdruck gebracht, um dem inneren Reifungsprozess den notwendigen Raum zu geben, bis man die neu entstandene Lebenssituation angenommen hat. Erst dann ist eine Weiterbewegung möglich.

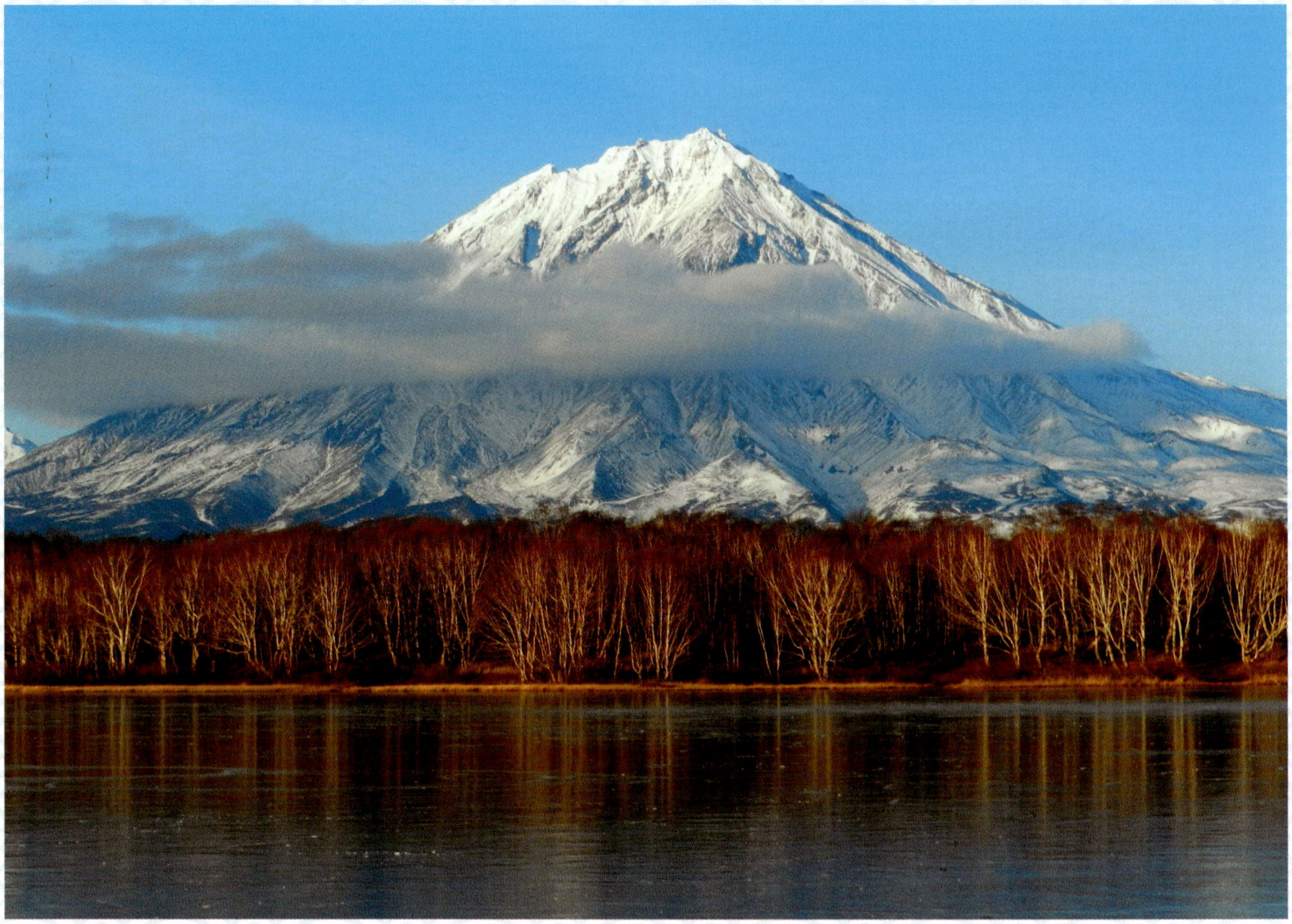

DIE FARBE WEISS

Die Farbe Weiß ist die Farbe des Metall-Elements. Weiß, wie die im Herbst oft schon schneebedeckten Berge. Weiß wie die Haut, der in dieser Jahreszeit das Sonnenlicht fehlt. Weiß, wie die Haarspitzen, die sich in der Dämmerung des Lebens zu verfärben beginnen. Weiß wie die Knochen, die als die größte Verdichtung, als das Metall des menschlichen Körpers gesehen werden können. Die Farbe Weiß steht im asiatischen Denken durch ihre enge Verbindung mit dem Metall-Element für die Vergänglichkeit und den Tod. Weiß ist die Farbe der Trauer. Man sollte sich hüten, in Asien bei fröhlichen Anlässen weiße Blumen zu schenken oder weiß gekleidet zu erscheinen. Weiß steht aber auch für Reinheit und Klarheit, Qualitäten und Eigenschaften, die mit dem Metall-Element in Verbindung stehen und sich durch die Reduktion und die Konzentration auf das Wesentliche ergeben. Unter allen fünf Elementen sticht das Metall-Element durch seinen Hang zum Essentiellen heraus. Alle anderen Elemente, ob Holz, Feuer, Erde oder Wasser sind Mischelemente. Ein Metall besteht - Legierungen ausgenommen - ausschließlich aus sich selbst. Ob Eisen, Kupfer, Zink, Blei, Aluminium, Silber oder Gold: Hochreine Substanzen mit spezifischen Eigenschaften.

> Die Farbe Weiß steht für unsere wahre Natur und die Fähigkeit, sich mit dieser zu verbinden.

Eine Eigenschaft von Metallen ist ihre Reflexionsfähigkeit. Man spricht vom Spiegelglanz. Metalle wurden immer schon verwendet, um Spiegel herzustellen. Die ersten Spiegel waren geschliffene Metallplatten. Später wurde eine Glasschicht mit Metall hinterlegt. Wie die Farbe Weiß alle Farben reflektiert, reflektiert ein Spiegel das auf ihn treffende Licht. Weiß und Spiegel absorbieren nicht. Sie bleiben rein und unbefleckt. Die Kraft des Metall-Elements in uns zeigt sich in der Fähigkeit, alles von sich

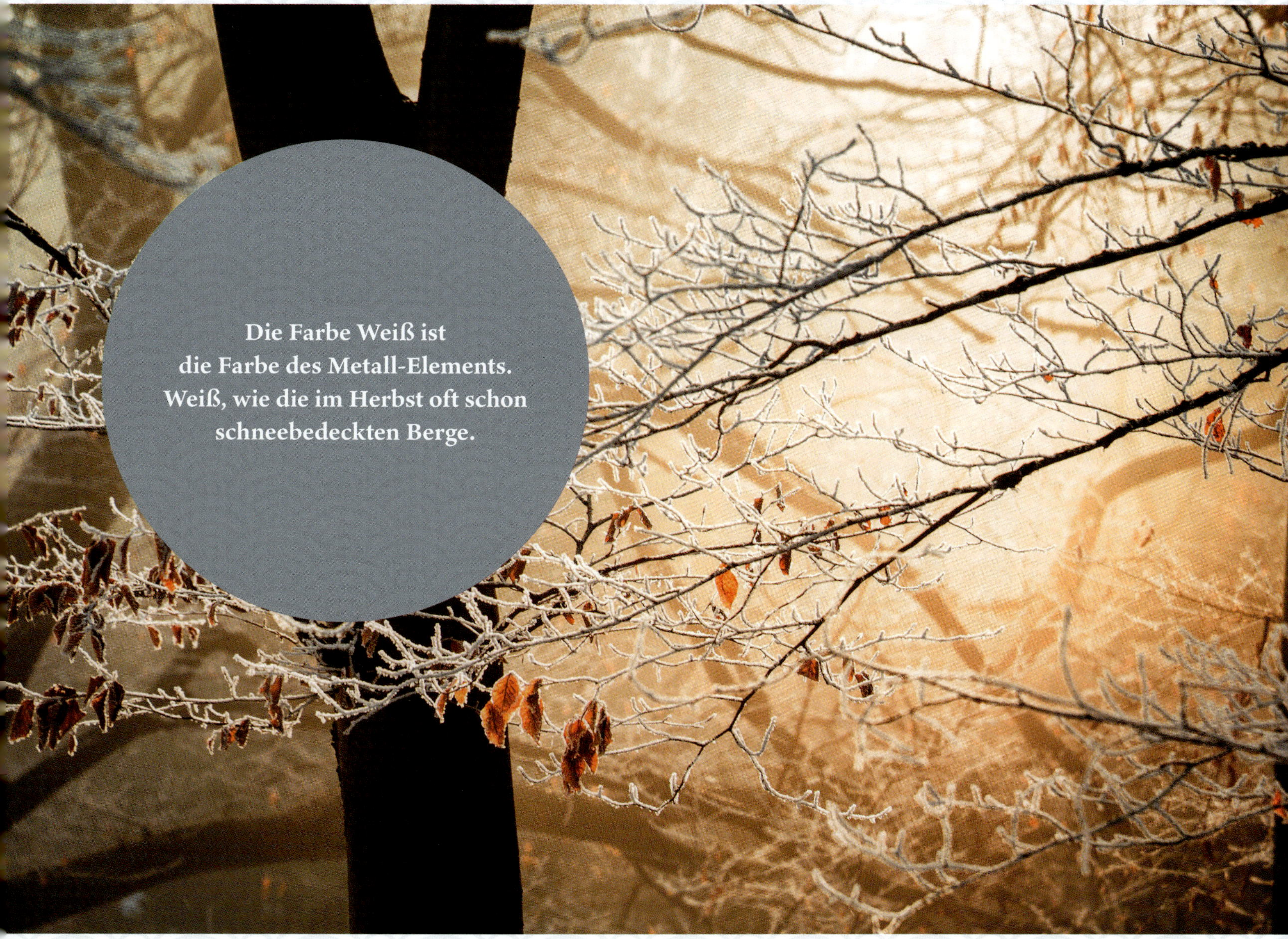

Die Farbe Weiß ist die Farbe des Metall-Elements. Weiß, wie die im Herbst oft schon schneebedeckten Berge.

zu weisen, was nicht mit der eigenen Essenz in Übereinstimmung steht. Das Metall wirft zurück, was nicht (mehr) zu einem passt oder nicht (mehr) zu einem gehört, sodass der reine und klare Wesenskern zum Ausdruck kommt. Entledigen sich die Bäume ihrer Blätter, stehen sie nackt vor uns. Ihre Essenz, ihre Struktur wird klar und deutlich. So wie wir im Herbst unseres Lebens bereits eine Klarheit in Bezug auf unser Sein gefunden haben sollten und es nicht mehr nötig haben, einen Schein aufrecht zu bewahren. Die Farbe Weiß steht für unsere wahre Natur und die Fähigkeit, sich mit dieser zu verbinden.

Zurück zum Herbst: Man hält sich wieder vermehrt in geschlossenen Räumen auf. Das Leben verlagert sich von draußen nach drinnen. Die Metallqualität sorgt dafür, dass es innerhalb der eigenen vier Wände ordentlich ist: Es gehört aufgeräumt, sauber gemacht, bis alles blitz und glänzt. Spiegelglatt. Rein wie weiß. Weiß ist die Farbe der Reinheit und Sauberkeit und das Metall-Element liebt diese Qualitäten auf allen Ebenen. Es schätzt nicht nur die Reinheit des Geistes, es schätzt auch die Sauberkeit des Fußbodens oder der Toilette. Überhaupt: Personen mit einem starken Metall-Element haben die Tendenz zu Putzmanie und Schmutzphobie. Alles muss einer imaginären inneren Weißheit angepasst werden. Es muss reiner

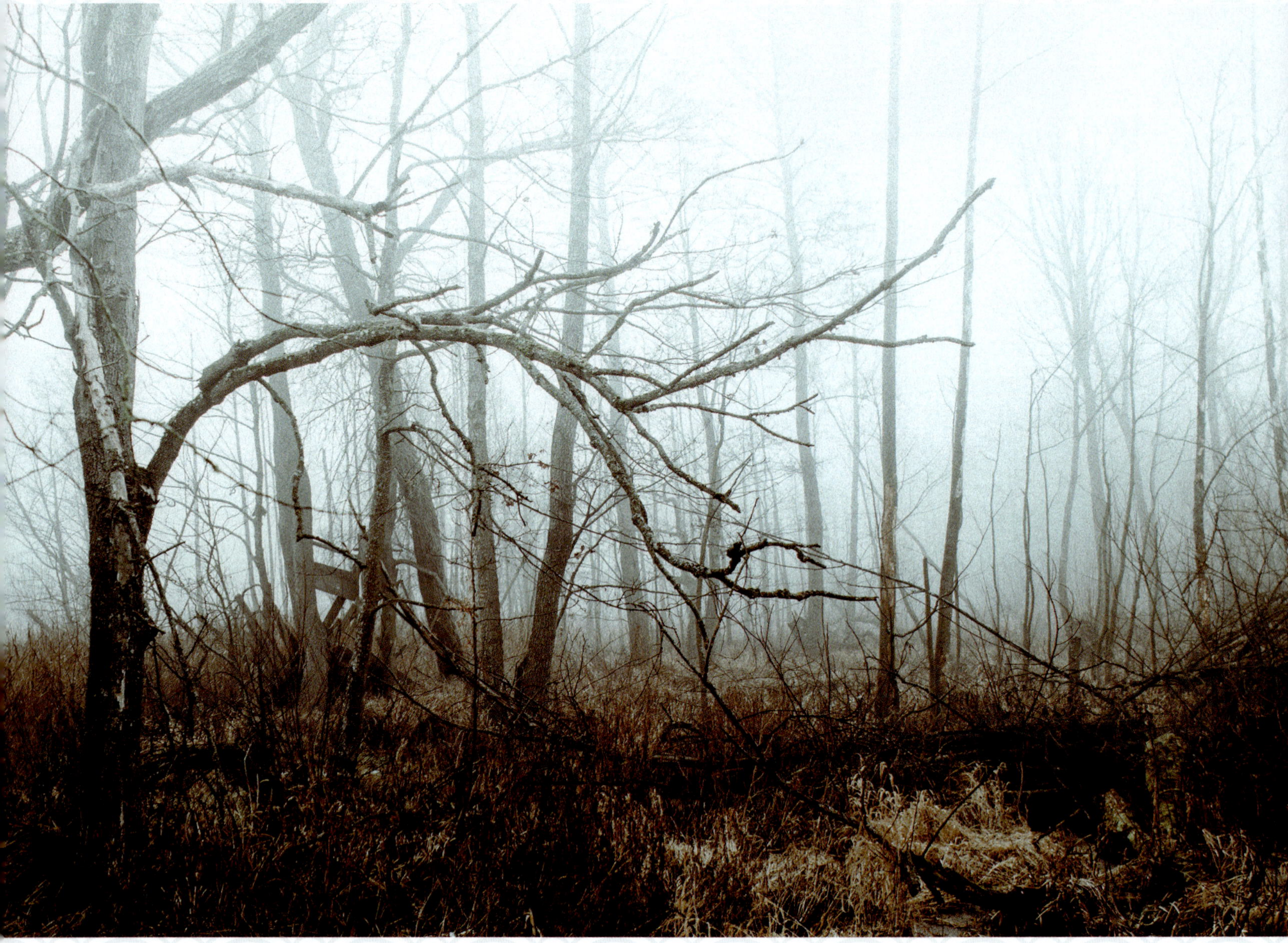

als rein, weißer als weiß sein. Umgekehrt kann eine Störung im Metall-Element zu einer Vernachlässigung von häuslicher und persönlicher Hygiene führen, bis hin zur völligen Verwahrlosung der Außen- und der Innenwelt.

Zurück zu den Metallen: Mit vielen Metallen verbinden wir eine hohe materielle Wertigkeit, von der Silbermünze bis zum Goldbarren. Aus Metall können jedoch nicht nur Zahlungs- oder Wertmittel, sondern viele weitere nützliche Gegenstände unterschiedlichster Natur hergestellt werden. Ob feinste Nadel oder gröbste Axt, ob Ehering oder Schwert, ob Trennendes oder Verbindendes: Metall verfügt über mannigfaltige Gesichter. Eine weitere wesentliche Eigenschaft von Metall ist dessen Verformbarkeit und Gestaltbarkeit. Metall lässt sich schmelzen und in jede beliebige Form bringen. In flüssigem Zustand

Weiß ist die Farbe der Reinheit und Sauberkeit und das Metall-Element liebt diese Qualitäten auf allen Ebenen.

ist es weich und biegbar. In flüssigem Zustand ist es willig. Erstarrtes Metall wiederum ist hart und fest. In erstarrter Form ist es willensstark. Das Metall-Element verfügt über

Weiß steht auch für Reinheit und Klarheit, Qualitäten und Eigenschaften, die mit dem Metall-Element in Verbindung stehen und sich auf das Wesentliche ergeben.

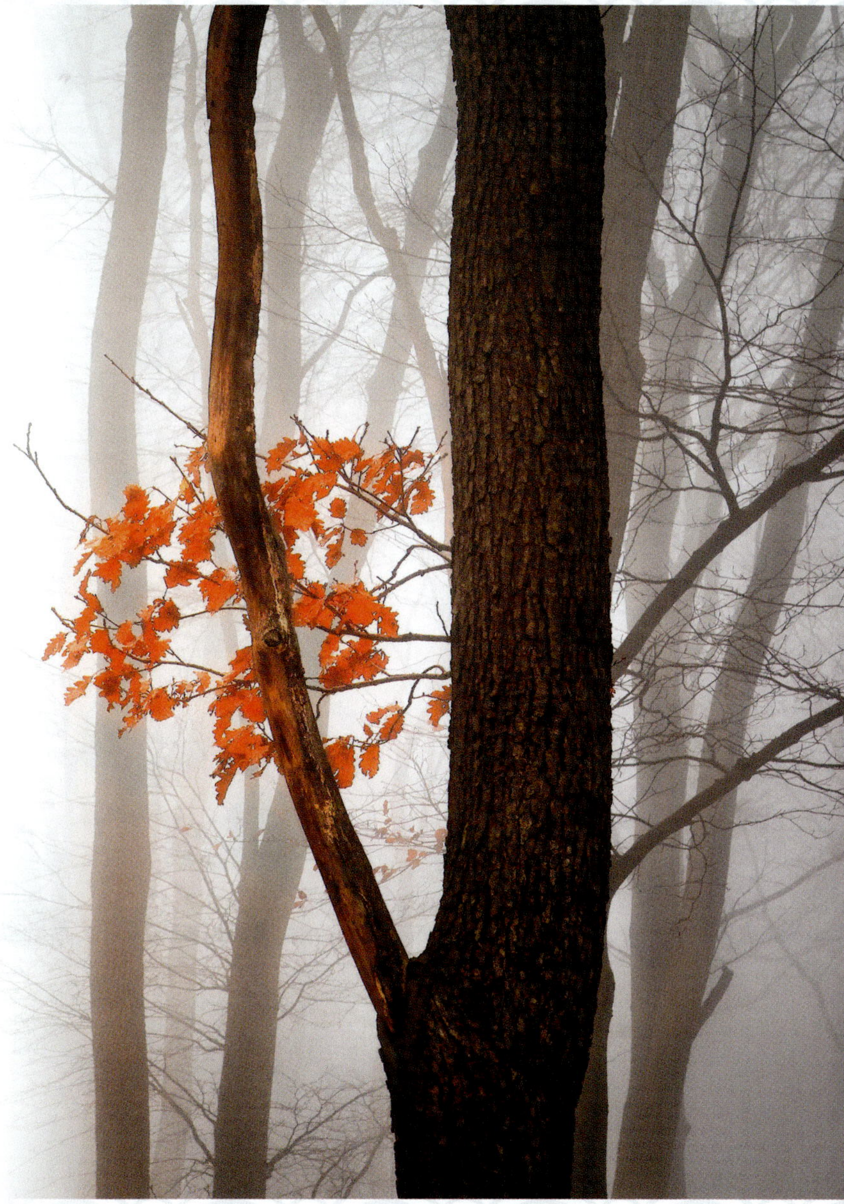

eine Doppelnatur. Auch das ist ein Aspekt der Farbe Weiß. Sie ist eine Mischung sämtlicher Wellenlängen des sichtbaren Spektrums. Sie beinhaltet alles und aus ihr heraus kann jede beliebige Farbe freigelegt werden. Der Herbst kann sich dementsprechend mannigfaltig zeigen: Bunt durch die Verfärbung der Blätter. Grau in Grau, wenn sich Nebel und Nieselregen die Klinke in die Hand geben. Oder sogar weiß, sollte der Winter verfrüht einsetzen.

Energie der Farbe Weiss:
Reinheit, Klarheit
Erkenntnis
Wandelbar
Abschied, Trauer

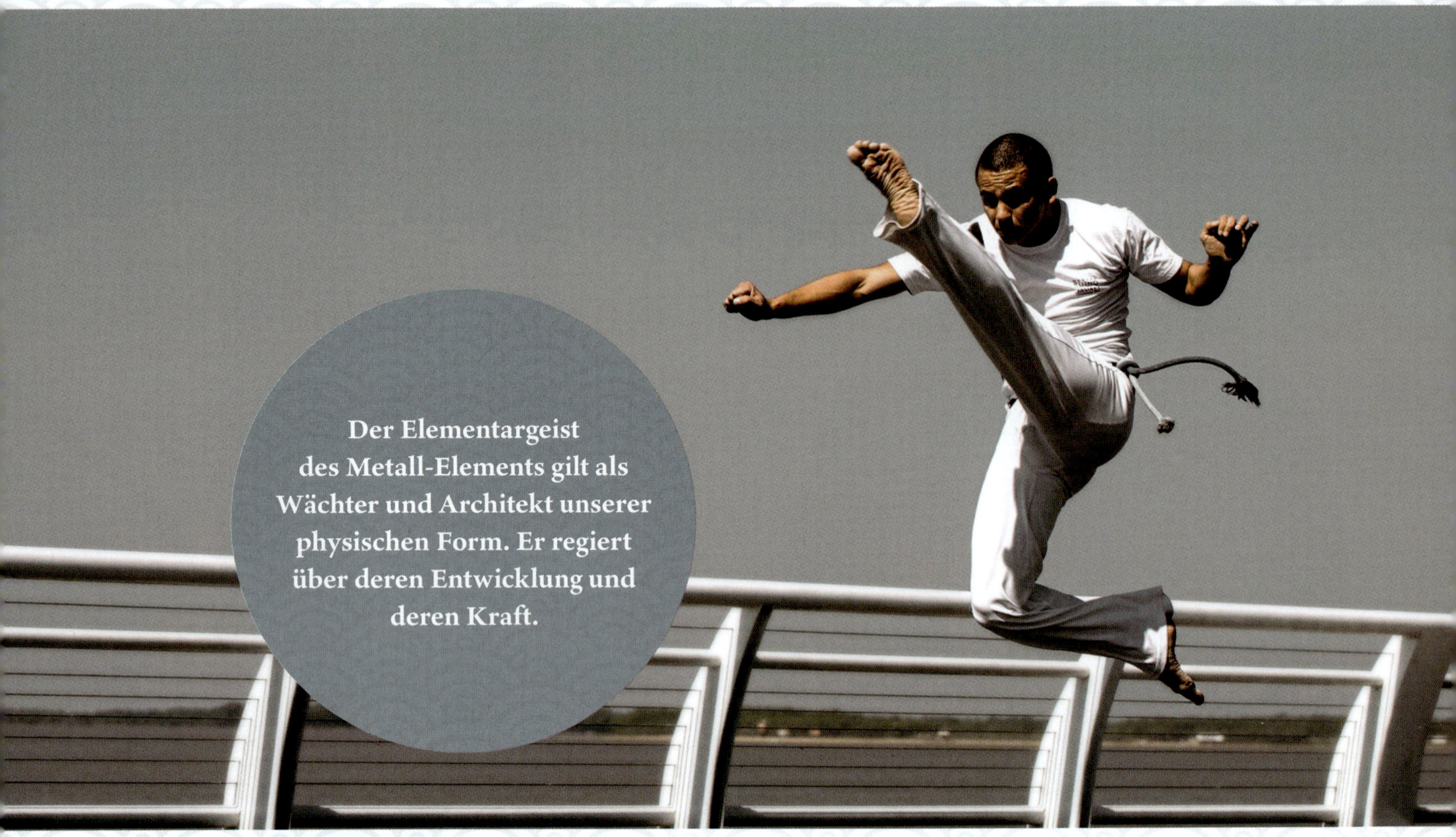

DER ELEMENTAR-GEIST PO

Der Po wird in der TCM als Körperseele bezeichnet. Unser Körper kann, ganz im Sinne des Metall-Elements, als die Verdichtung und die Essenz unserer energetischen Matrix gesehen werden. Die Yang-Elemente Holz und Feuer streben ihrer Natur entsprechend nach oben, dem Himmel entgegen. Sie haben einen stärkeren Bezug zu den flüchtigeren Aspekten unserer Persönlichkeit wie Ideen, Gedanken, Geist oder Bewusstsein. Die Yin-Elemente Metall und Wasser haben mehr Bezug zur Erde, zu den materiellen Aspekten unserer Persönlichkeit. Das Metall-Element ist das schwerste und dichteste aller Elemente. Der dichteste Aspekt unseres Menschseins ist unser physischer Körper. Es besteht eine enge Beziehung zwischen Metall-Element, Po und Körper.

Der Elementargeist des Metall-Elements gilt als Wächter und Architekt unserer physischen Form. Er regiert über deren Entwicklung und deren Kraft. Ob wir robust und kräftig, ob wir zerbrechlich und dünnhäutig, ob wir gesund und vital, ob wir kränklich und schwach sind: Das alles fällt in den Verantwortungsbereich des Architekten Po. Zu den Aufgaben des Wächters Po gehört es,

> Das Metall-Element in uns reagiert ebenso sensibel, bis hin zur Wahrnehmung von subtilster Veränderungen. Der Po ist unsere Instinkt-Instanz. Er ist der Superleiter unse-res Energiesystems.

den Körper am Leben zu halten und regelmäßig zu reinigen. Ersteres über die Atmung und das Yin-Organ des Metall-Elements, die Lunge. Zweiteres über die Ausscheidung und das Yang-Organ des Metall-Elements, den

Der sechste Sinn wird gerne als Körpersinn oder Propriozeption bezeichnet. Der Körpersinn kann wie die Augen oder die Ohren als Sinnesorgan gesehen werden.

Dickdarm. Generell werden jedoch alle unwillkürlichen vitalen Funktionen des Organismus dem Metall-Element zugeordnet. Das Metall-Element agiert dabei unter der Bewusstseinsschwelle, wie sich auch Metalle tief im Erdreich befinden und dort weder sichtbar noch beeinflussbar sind. Der Po reguliert Schlaf, Hunger, Durst oder Verdauung. Weiters repräsentiert er unseren Überlebenstrieb: Der Po ist der tierische Instinkt in uns, der genau weiß, was zu tun ist, um unsere physische Form aufrecht und am Leben zu halten. In Bezug auf den Po spricht man auch von dem sechsten Sinn.

> Zu den Aufgaben des Wächters Po gehört es, den Körper am Leben zu halten und regelmäßig zu reinigen.

Der sechste Sinn ist jedoch kein abstraktes Konstrukt esoterisch angehauchter Philosophien. Er ist eine greifbare Funktionseinheit. Die klassischen fünf Sinne Sehen, Hören, Fühlen, Riechen und Schmecken verbinden uns mit der Umwelt. Der sechste Sinn wird gerne als Körpersinn oder Propriozeption bezeichnet. Der Körpersinn kann wie die Augen oder die Ohren als Sinnesorgan gesehen werden. Er sorgt für die Körperwahrnehmung, die Raumwahrnehmung und die Selbstwahrnehmung über körperliche Empfindungen. Ohne Propriozeption würden wir uns mit Gleichgewichtsbewahrung und Bewegung im Raum schwertun. Wir hätten sogar Probleme damit, eine Gabel mit der Hand zum Mund zu führen, geschweige denn ein paar Schritte rückwärts zu gehen oder einen Salto zu machen.

Das alles braucht multidimensionale Feedbackschleifen, die unmittelbar verarbeitet werden müssen. Das ist der eine Aspekt des sechsten Sinns. Der andere: Der Körpersinn ist ein feinfühliges Sensorium, so feinfühlig, dass er geringste Nuancen der Veränderung im Raum über den Körper wahrnehmen kann. Nuancen, die weit unter der Wahrnehmungsschwelle liegen. Ein starker Po verleiht uns fast schon magische Kräfte. Er spürt es, übertrieben dargestellt, wenn in China ein Rad umfällt oder ein Schmetterling dabei ist, im Südpazifik einen Orkan auszulösen. Jede noch so kleine Veränderung im Raum hat ihre Auswirkungen und das teilweise über große und größte Distanzen. Je nachdem wie gut unser Po ausgeprägt ist, nehmen wir sie wahr. Oder eben nicht. Überhaupt: Metalle sind die besten Leiter und werden zum Beispiel auch als Sensoren für elektromagnetische Felder verwendet. Jede Veränderung in diesen Feldern kann mit den entsprechenden Instrumenten gemessen, also wahrgenommen werden. Das Metall-Element in uns reagiert

Als Wächter und Architekt der Form erlebt sich der Po gerne über den Körper. Er braucht den Körper, um sich zu erleben.

Der Po besitzt die Fähigkeit, uns instinktiv und ohne großen Nachdenkprozess aus bedrohlichen Situationen heraus zu manövrieren.

ebenso sensibel, bis hin zur Wahrnehmung von subtilsten Veränderungen. Der Po ist unsere Instinkt-Instanz. Er ist der Superleiter unseres Energiesystems.

Den Po kann man auch trainieren: Indem man viel Zeit in der Natur verbringt und wieder lernt, mehr auf die leisen Regungen im Körper zu hören und zu vertrauen.

Tiere verfügen über einen ausgezeichneten Po. Haustiere spüren das Herannahen von Bezugspersonen, bevor sich diese überhaupt in unmittelbarer Nähe befinden. Wildtiere können Gefahren wahrnehmen, die sich in weiter Entfernung anbahnen, lange bevor es konkrete Anzeichen dafür gibt. So flüchteten zahlreiche Tiere auf den von dem großen Tsunami des Jahres 2004 betroffenen Inseln vor dem Eintreffen der Flutwelle in höher gelegene Regionen und wurden derart verschont. So auch die mit der Natur in Verbindung stehenden Einwohner. Nur die sich schon lange von der Natur entfernt habenden Touristen machten genau das Gegenteil: Sie liefen dem Tsunami entgegen. Der Po besitzt die Fähigkeit, uns instinktiv und ohne großen Nachdenkprozess aus bedrohlichen Situationen heraus zu manövrieren. Weil wir es irgendwie spüren, dass etwas ganz und gar nicht stimmt. Der sechste Sinn eben. Der Wächter über die Form. Den Po kann man auch trainieren: Indem man viel Zeit in der Natur verbringt und wieder lernt, mehr auf die leisen Regungen im Körper zu hören und zu vertrauen. Die modernen vollklimatisierten Großraumbüros mit ihren isolierten Kojen sind hingegen tödlich für den Po. Selten ist man von der Natur mehr getrennt als in einem solchen Umfeld. Längerfristig degeneriert der Körpersinn. Bis man sich gar nicht mehr spürt.

Der Po ist Soma, der Leib. Der Po ist unsere psychosomatische Instanz. Er verkörpert Gefühle. Im Körper akkumulieren sich vor allem jene Gefühle, die uns tief geprägt haben.

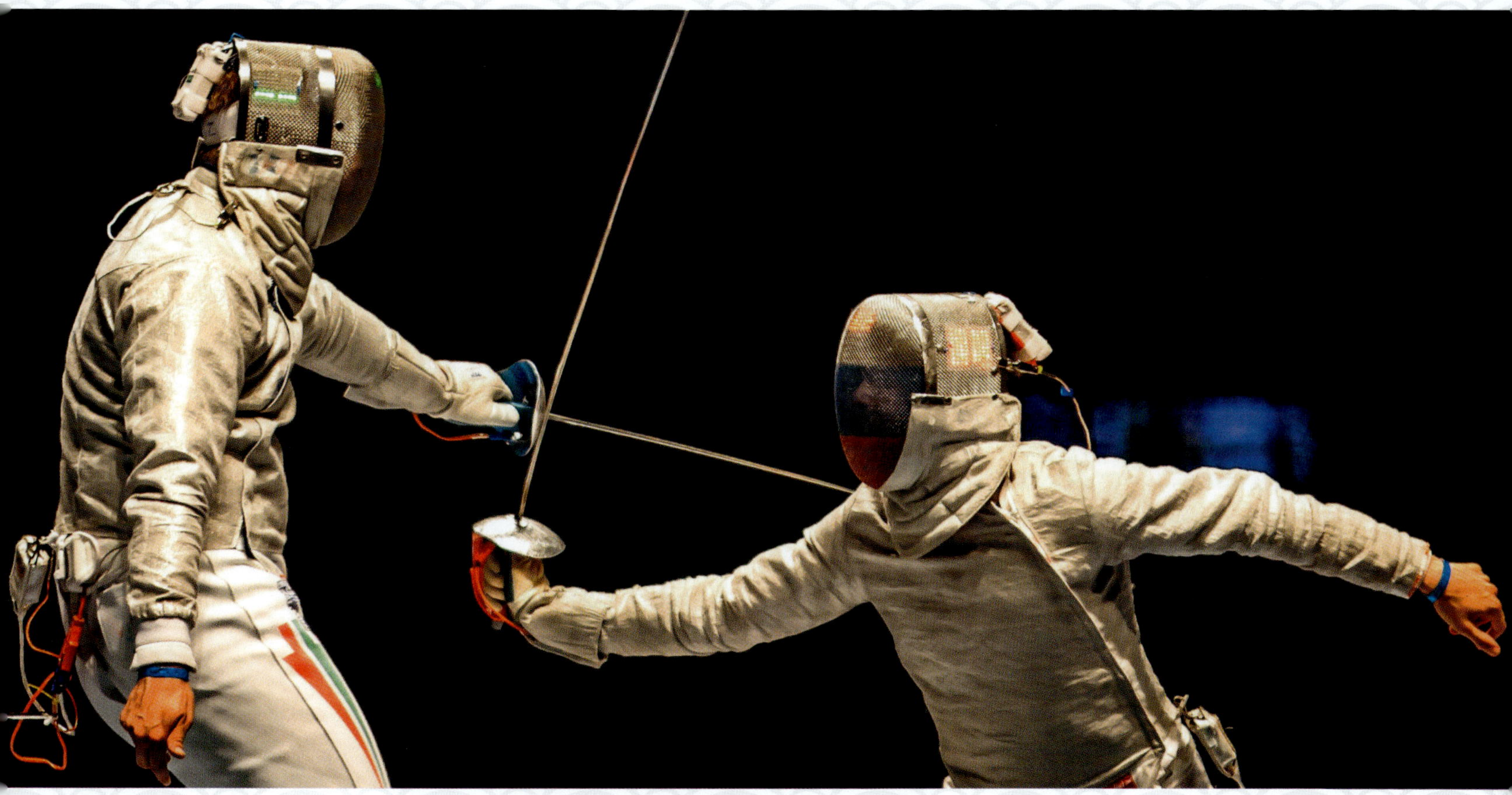

Apropos spüren: Als Wächter und Architekt der Form erlebt sich der Po gerne über den Körper. Er braucht den Körper, um sich zu erleben. Ist er sich seiner nicht ganz sicher, dann braucht er intensive Reize, um sich zu spüren, bis hin zu einer Sucht nach Reizintensität. Im Po schlummert unser Suchtpotential. Ob Sportsucht, Sexsucht, Fresssucht oder Drogensucht: Jeder Rausch der Sinne, der zu einem intensivierten Erleben - und somit zu einer Bestätigung - seiner Selbst über den Körper führt, ist Ausdruck eines Po auf der Suche nach sich selbst. Sucht bei der Wurzel zu packen ist immer eine Auseinandersetzung mit dem Po. Diese Auseinandersetzung ist nicht leicht. Denn der Po herrscht über unsere Gefühle.

Sucht bei der Wurzel zu packen ist immer eine Auseinandersetzung mit dem Po. Diese Auseinandersetzung ist nicht leicht. Denn der Po herrscht über unsere Gefühle.

Generell ist das Holz-Element die Mutter der Emotionen. Das stimmt bis zu einem gewissen Grad. Der Elementargeist des Holz-Elements, der Hun, ist wie der Wind. Emotionen sind wie der Wind. Sie sind dynamisch, von flüchtiger Natur und lassen sich erst im Ausdruck erfahren. Wenn der Wind dem Hun entspricht, dann entsprechen die durch den Wind bewegten Bäume dem Po, dem materiellen Ausdruck der bewegenden Energie. Der Hun ist die Psyche. Der Po ist Soma, der Leib. Der Po ist unsere psychosomatische Instanz. Er verkörpert Gefühle. Im Körper akkumulieren sich vor allem jene Gefühle, die uns tief geprägt haben. So wie ein Wind, der anhaltend aus einer Richtung bläst, einen Baum dauerhaft verformen kann, können uns hohe wie fortwährende Gefühlsintensitäten verformen, bis wir sie eben verkörpern. Eine gute Therapie sollte nicht nur den Hun, sondern unbedingt auch den Körper adressieren, besonders wenn es um Suchtverhalten geht. Es gilt festsitzende Altlasten loszuwerden und auszuscheiden, bevor man, ganz der Qualität des Metall-Elements entsprechend, zur traurigen Gestalt wird. Während der Po mehr mit der Lunge in Verbindung steht, sind Loswerden und Ausscheiden mehr Aspekte des Dickdarms.

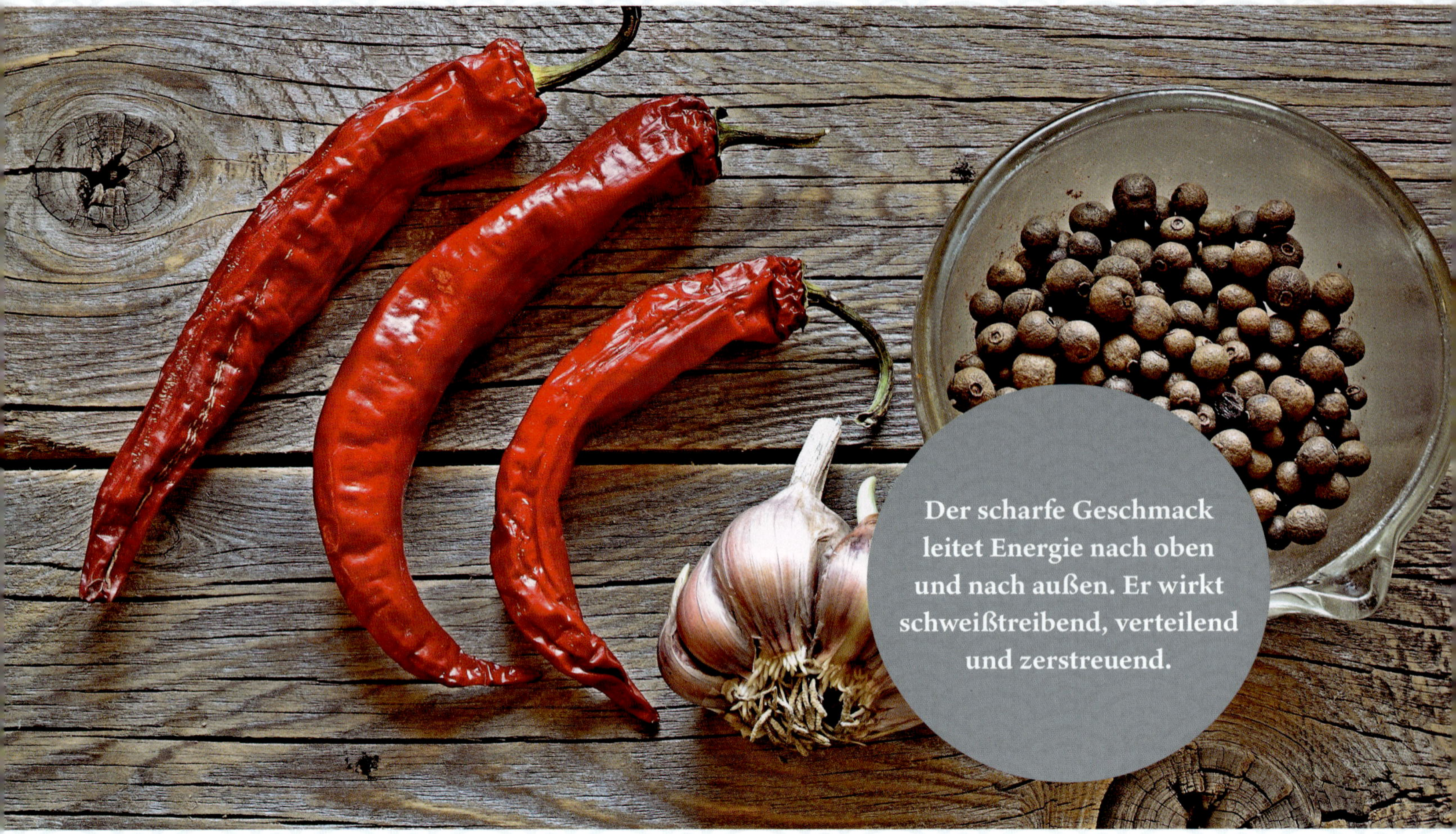

Der scharfe Geschmack leitet Energie nach oben und nach außen. Er wirkt schweißtreibend, verteilend und zerstreuend.

DER SCHARFE GESCHMACK

Der scharfe Geschmack ist der Botschaftsgeschmack des Metall-Elements. Die Wirkung des scharfen Geschmacks lässt sich leicht nachvollziehen, wenn man eine Chili-Schote verspeist: Es beginnt zu brennen. Im Mund, im Kopf, im Oberkörper. Man beginnt zu schwitzen. Das gesamte System kommt in Bewegung. Der scharfe Geschmack leitet Energie nach oben und nach außen. Er wirkt schweißtreibend, verteilend und zerstreuend. Durch diese dynamisierende Qualität erzeugen die meisten scharfen Nahrungsmittel Wärme. Bewegen wir uns, wird uns ebenfalls warm. Bewegt sich die Energie in uns, produziert sie Wärme. Wird die Energie stark bewegt, entsteht sogar Hitze. Siehe Chili-Schote.

Diese Eigenschaften des scharfen Geschmacks sind im Herbst gern gesehen und durchaus erwünscht. Nehmen Nebel und Kälte das Land in Beschlag, darf Scharfes öfters am Speiseplan stehen. Warum? Die generelle Wirkrichtung des Metall-Elements geht nach unten und nach innen. Das ist ebenso die Wirkrichtung der dem Metall-Element zugeordneten Lunge. Deren Funktion es ist, mit dem Ausatmen die Energie abzusenken und zu verdichten. Die Lunge hat jedoch ebenso eine ausdehnende Wirkrichtung, die Energie vom Zentrum zur Peripherie bringt. Diese zwei entgegengesetzten Richtungen entsprechen der Doppelnatur des Metall-Elements, das sich durch viele Gegensätze auszeichnet. Wie die zwei Seiten einer Münze, die aber doch zu einem großen Ganzen gehören. Wie das Ein- und Ausatmen zusammen den Atemprozess ergeben. Die Lunge kann beides: Sich verdichten. Sich Raum nehmen.

Mit ihrer expansiven Qualität versorgt die Lunge die unter ihrem Einflussbereich stehende Haut, die ebenfalls ein Atmungsorgan ist. Andererseits verteilt die Lunge mit der ausdehnenden Bewegung die sogenannte Abwehrenergie,

Die Lunge hat jedoch ebenso eine ausdehnende Wirkrichtung, die Energie vom Zentrum zur Peripherie bringt.

in der TCM Wei Qi genannt. Diese Abwehrenergie kann man sich wie einen Schutzschild vorstellen, der im Herbst gegen Wind und Kälte, aber auch gegen Krankheitserreger schützt. In der TCM spricht man diesbezüglich von den pathogenen Faktoren. Ohne dem von der Lunge aufrecht erhaltenen Schutzschild Wei Qi wäre der Körper hilflos

> Der scharfe Geschmack unterstützt die Lunge, den Energiefluss an der Peripherie aufrecht zu erhalten und pathogene Faktoren abzuwehren.

äußeren Einflüssen ausgesetzt, ohne diesen etwas entgegen stellen zu können. Was zu tun ist: Den Schutzschild aktiveren. Wie? Durch scharfes Essen oder Trinken. So wird der verteilende Aspekt der Lunge aktiviert, um der nach innen gerichteten und sich stetig verdichtenden Wirkrichtung des Metall-Elements einen Ausgleich gegenüber zu stellen.

Der scharfe Geschmack unterstützt die Lunge, den Energiefluss an der Peripherie aufrecht zu erhalten, pathogene Faktoren abzuwehren und diese im Fall einer beginnenden Krankheit wieder aus dem System zu vertreiben. Ist der pathogene Faktor von kalter Natur, dann verschließen sie nach dessen Eindringen die Poren. Die somit innerhalb des Systems konzentrierte Kälte bringt sukzessive den Energiefluss zum Erliegen: Die Lebensenergie verlangsamt sich, friert ein. Bei sich manifestierenden Erkältungen spürt man oft eine Form von Steifheit oder ziehenden Schmerzen in der Muskulatur. Vor allem im Kopf und Nackenbereit, also in den wetterexponierten und somit für pathogene Faktoren besonders anfälligen Körperteilen, wo sich durch die Verlangsamung des Energieflusses eine Stagnation aufbaut, die für diese Empfindungen verantwortlich ist. Zeigen sich die ersten Anzeichen einer Erkältung, sind Lebensmittel oder Getränke

> Die generelle Wirkrichtung des Metall-Elements geht nach unten und nach innen. Das ist ebenso die Wirkrichtung der dem Metall-Element zugeordneten Lunge.

mit scharfem Geschmack ideal. Von Lauch bis Kimchi, von Ingwertee bis Glühwein: Die Schärfe öffnet die Poren und vertreibt die pathogenen Faktoren. Man schwitzt die Kälte oder die Erreger hinaus. In einem Klassiker der TCM steht geschrieben: „Das Scharfe tritt als Geschmack in den Körper ein und verlässt ihn wieder über den Schweiß."

Der zerstreuende und dynamisierende Effekt des scharfen Geschmacks sorgt dafür, dass der Energiefluss im System aufrecht bleibt. Gerade weil der Herbst eine Jahreszeit ist, in der physische und andere Aktivitäten generell

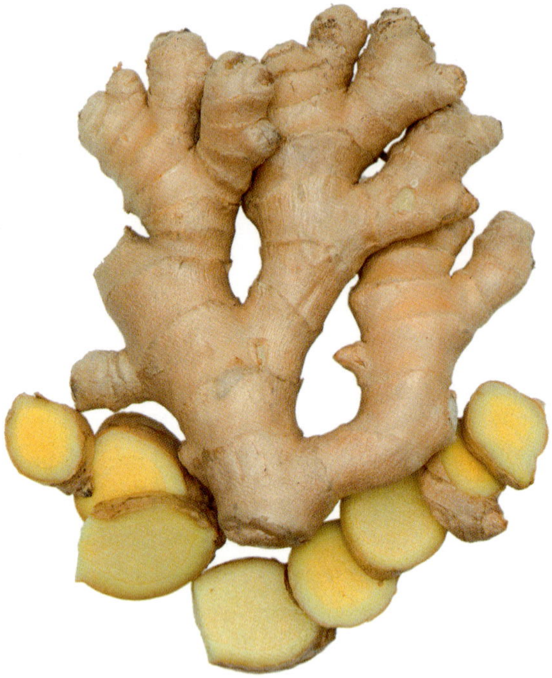

Ein weiterer Aspekt des scharfen Geschmacks ist seine verdauungsfördernde Wirkung. Viele Lebensmitteln mit scharfem Geschmack sind thermisch warm oder heiß.

abnehmen. Diese Abnahme führt schnell zu Stagnation in Körper, Geist und Seele: Man fühlt sich müde aber angespannt, erschöpft aber gestaut. Wie beim Eindringen eines pathogenen Faktors kann sich die Stagnation in Form von Steifheit und Schmerzen ausdrücken. Scharfes kann hier helfen, ob innerlich oder äußerlich angewandt: Die Energie wird wieder in Bewegung gebracht. Die Zirkulation von Blut und Körperflüssigkeiten wird angeregt. Die Lebensgeister werden angekurbelt. Dieser bewegende Aspekt des scharfen Geschmacks tut aber nicht nur dem Antrieb, sondern auch dem Trieb gut: Scharf macht scharf. Scharf steigert und fördert die Libido. Denn auch diese macht im Herbst des Jahres, im Herbst einer Beziehung oder im Herbst des Lebens hin und wieder einmal schlapp.

Ein weiterer Aspekt des scharfen Geschmacks ist seine verdauungsfördernde Wirkung. Viele Lebensmitteln mit scharfem Geschmack sind thermisch warm oder heiß. Scharf bringt Bewegung und Wärme ins Gedärm: Das Verdauungsfeuer wird angeregt. Der Verdauungsprozess wird lebendig gehalten. Das ist der Grund, warum in vielen heißen Ländern gerne scharf gegessen wird. Unser Schutzschild Wei Qi schützt nicht nur gegen Kälte. Es schützt auch gegen Hitze. In heißen Ländern befindet sich viel Energie an der Peripherie, um den Körper zu schützen. Wie ein energetischer Sonnenschirm. Das heißt allerdings, dass sich weniger Energie im Zentrum befindet. Scharfes Essen bringt das Feuer zurück in den Bauch und öffnet die Poren, um durch Schwitzen das System beim peripheren Abkühlungsprozess zu unterstützen. Mäßig scharfes Essen in der kalten Jahreszeit ist wie ein zweites Feuer im Inneren, das für zusätzliche Wärme sorgen kann.

> Scharf bringt Bewegung und Wärme ins Gedärm: Das Verdauungsfeuer wird angeregt. Der Verdauungsprozess wird lebendig gehalten.

Allerdings: Geht es um scharf, dann ist Mäßigung angesagt, außer im Akutfall, wie eben bei einer beginnenden Erkältung. Die öffnende und schweißtreibende Qualität des scharfen Geschmacks kann bei übertriebenem Genuss zu Trockenheitszuständen führen. Es ist eine

Kernqualität des Metall-Elements, das Überflüssige auszutrocknen, siehe die Blätter der Bäume und Pflanzen im Herbst. Zuviel Trockenheit ist in unserem Körper nicht erwünscht: Vor allem das Blut und die Körpersäfte können dadurch geschädigt werden. Wer vermehrt schwitzt, verliert Flüssigkeit. Auf der Blutebene können scharfe Lebensmittel durch die Beschleunigung der Energie und ihren primär warmen bis heißen Charakter einen Zustand hervorrufen, der in der TCM Bluthitze genannt wird. Diese Hitze führt zu einem Verdunstungsprozess: Das Blut dickt ein und fließt aufgrund seiner zähen Natur nicht mehr optimal durch unser System und kann seiner Versorgungsrolle nicht mehr gerecht werden. Die Folgewirkungen können trockene Haut, trockene Schleimhäute, trockener Stuhlgang, trockene Augen oder brüchige Fingernägel sein. In einem fortgeschrittenen Stadium kann die durch scharfe Lebensmittel hervorgerufene Hitze sogar zu Akne, Neurodermitis, Bluthochdruck oder Schlafstörungen führen. Vor allem geschwächte Personen sollten mit scharfen Lebensmitteln behutsam umgehen: Wer über wenig Energiereserven verfügt, sollte diese nicht auch noch zerstreuen. Das tut der scharfe Geschmack. Zusammengefasst ergeben sich daher folgende Kontraindikationen für den scharfen Geschmack: Blut-Mangel, Yin-Mangel, Säfte-Mangel oder Hitze-Zustände. Auf gut Deutsch: Eher dünnhäutige, ausgetrocknete, dünne, latent nervöse und innerlich angespannte Personen sollten die Finger von Scharfem lassen.

Auf gut deutsch:
Eher dünnhäutige, ausgetrocknete, dünne, latent nervöse und innerlich angespannte Personen sollten die Finger von Scharfem lassen.

Wirkungsweise des scharfen Geschmacks
verteilend
zerstreuend
schweißtreibend
bewegend
treibt pathogene Faktoren von innen nach außen
stärkt Libido
trocknet aus

Indikationen des scharfen Geschmacks
Erkältungskrankheiten
Verdauungsschwäche
Müdigkeit, Stagnation
Feuchtigkeitszustände

Kontraindikationen scharfer Geschmack
Trockenheitszustände (Säfte-Mangel)
wenig Energie
Bluthochdruck
Akne, Neurodermitis (Bluthitze)
Schlafstörungen (Yin-Mangel)

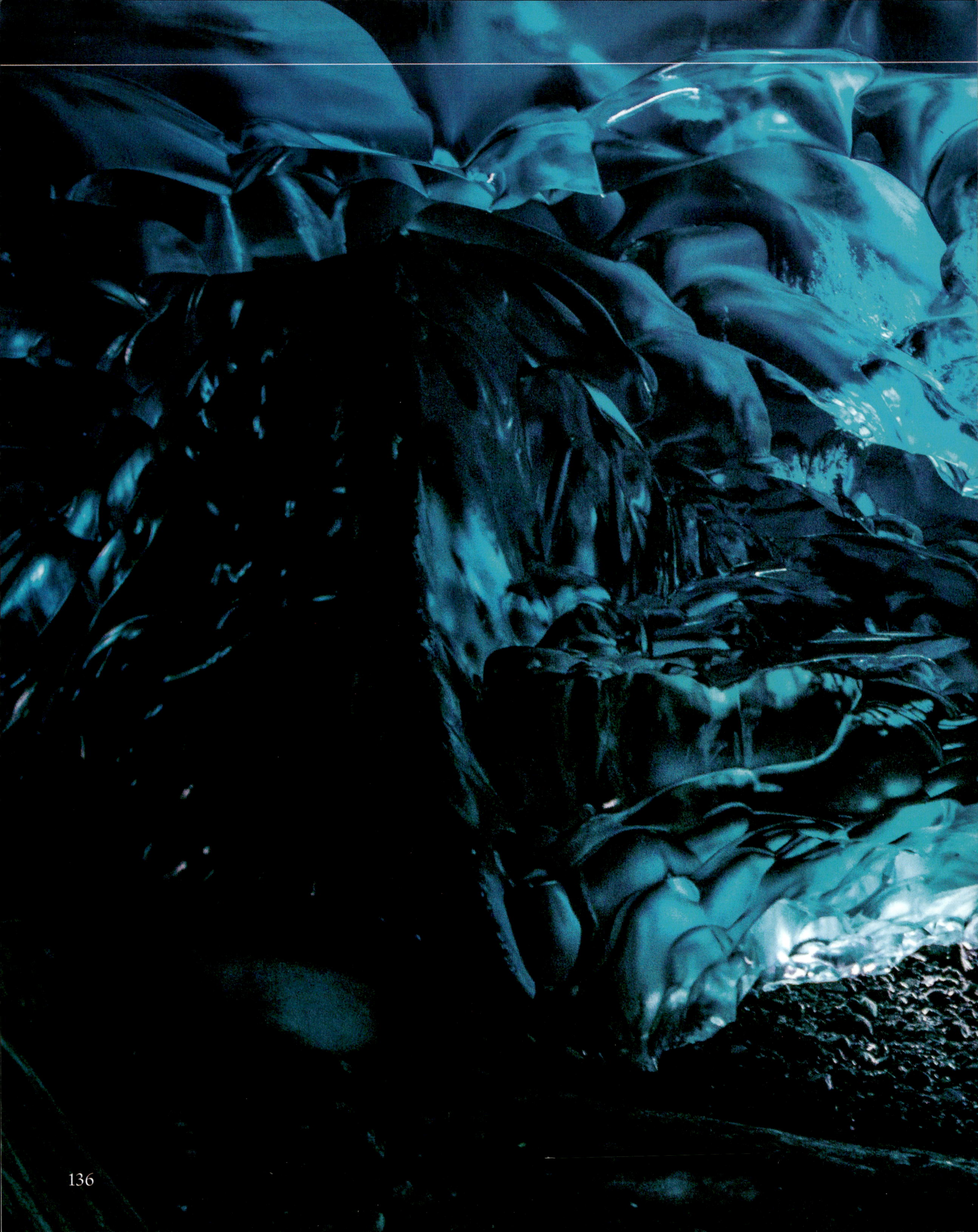

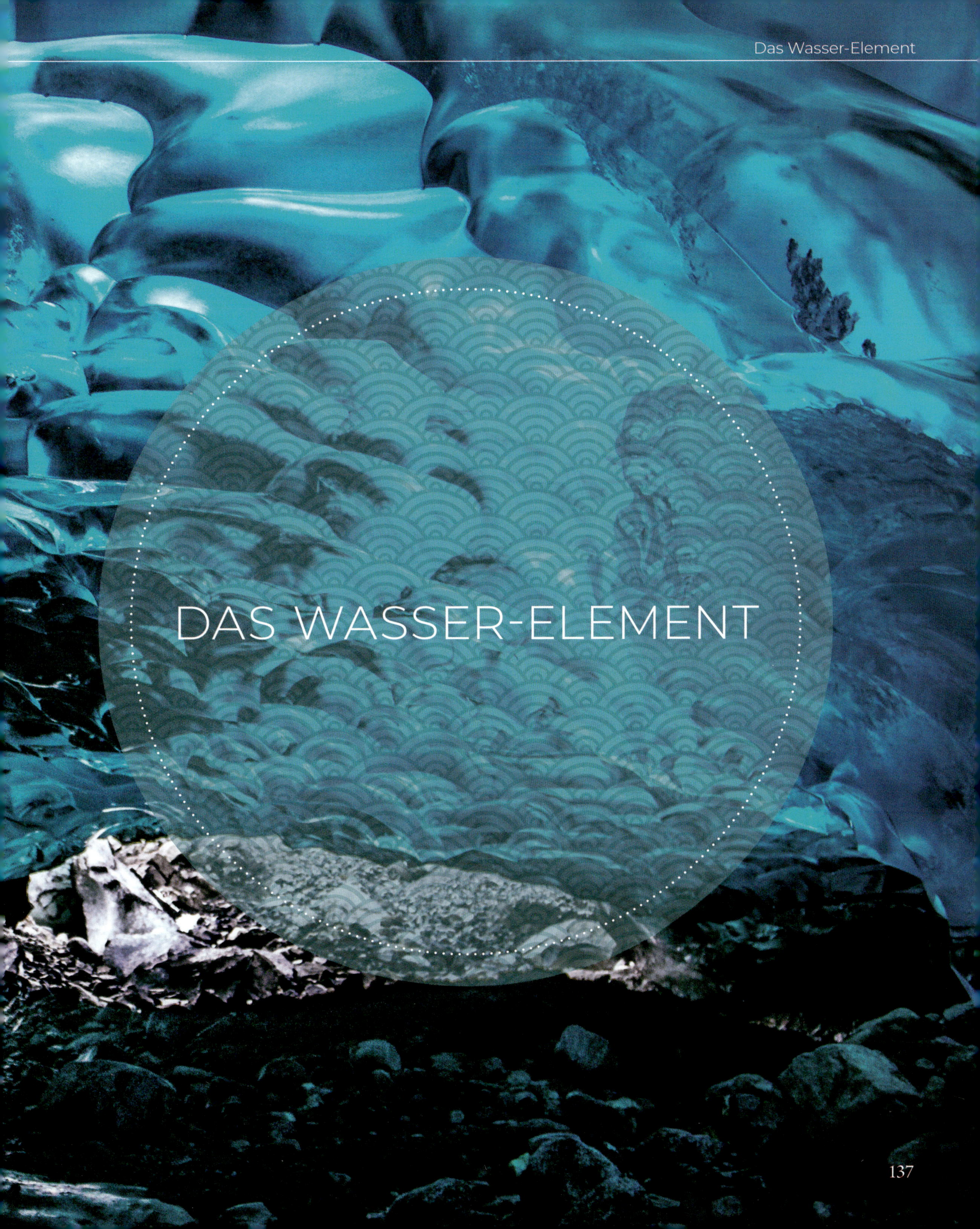

DAS WASSER-ELEMENT

DAS WASSER-ELEMENT

Jahreszeit: **Winter**
Tageszeit: **Nacht**
Lebenszeit: **Hohes Alter / Tod**
Wachstumsphase: **Speicherung, Abbau**
Energetische Wirkrichtung: **Nach innen, zusammenziehend, bewahrend**
Klimatischer Faktor: **Kälte**
Himmelsrichtung: **Norden**
Planet: **Merkur**
Emotion: **Angst**
Tugend: **Weisheit**
Farbe: **Schwarz, Dunkelblau**
Elementargeist: **Zhi**
Geschmack: **Salzig**
Sinnesorgan: **Ohren**
Sinnesfunktion: **Hören**
Geweben: **Knochen**
Körperregion: **Rücken**
Körperflüssigkeit: **Urin**
Symptom: **Rückenschmerzen**
Klang: S**töhnend, Ächzend**
Yin Organ: **Niere (17.00 - 19.00)**
Yang Organ: **Blase (15.00 - 17.00)**
Frage: **Wie**

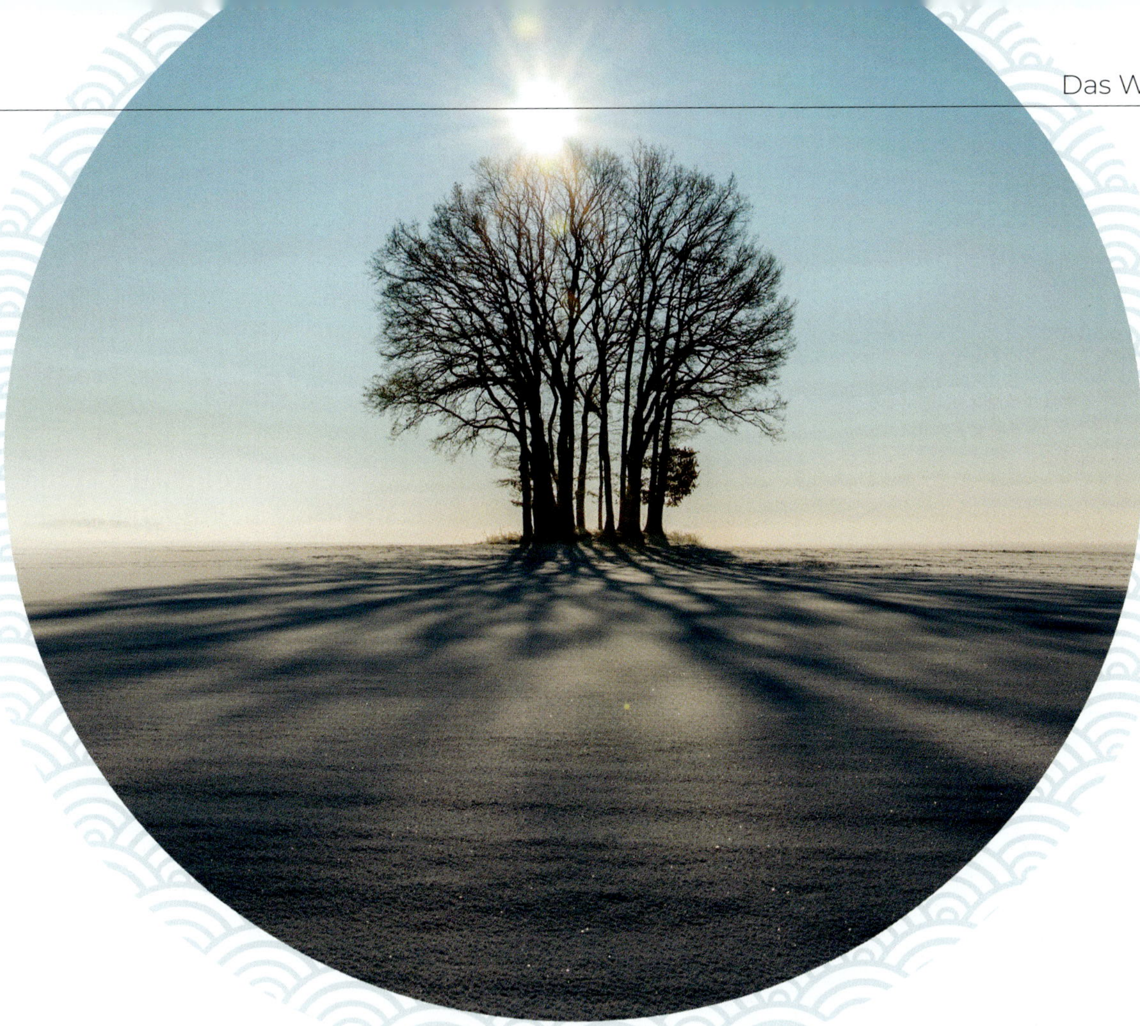

DIE JAHRESZEIT WINTER:

SPEICHERN UND BEWAHREN

Der Winter ist die Zeit, in der Kälte und Dunkelheit regieren. Die Nächte sind lang, die Tage kurz. Mit der endgültig schwindenden Kraft der Sonne hat sich auch der letzte Rest wohlwollender Temperaturen verabschiedet. Die Bedingungen vor der Haustüre: Herausfordernd. Wer raus muss, tut dies gut verpackt, von Kopf bis Fuß vermummt, versteckt, geschützt. Der Winter ist ein harter Knochen und das lässt er uns gerne wissen. Er steht in Opposition zur fröhlichen Leichtigkeit des Sommers. Im Sommer, da ist alles gut. Da regiert das Yang. Yang bedeutet: Licht, Wärme, Expansion. Im Winter regiert das Yin. Yin bedeutet: Dunkelheit, Kälte, Rückzug. Winter bedeutet die weitgehende beziehungsweise vollständige Abwesenheit der dynamischen Yang-Qualität in der Natur. Daher wird der Winter das Yin im Yin oder das große Yin genannt.

Im westlichen Denken beginnt der Winter am 21. Dezember mit dem Tiefststand der Sonne, der Wintersonnenwende. Im östlichen Denken sieht man das anders: Mehr Yin als am 21. Dezember kann es nicht werden. Der Nullpunkt des Niedergangs ist erreicht. Daher Wintersonnenwende. Ab jetzt geht es wieder bergauf. Langsam, aber doch. Zuerst mit dem Licht, dann mit der Wärme. Das Yang beginnt sich zu regen und wenn sich das Yang zu regen beginnt, kann das nicht der Anfang vom Winter sein, sondern wohl eher dessen Mitte, quasi die Mitternacht des Jahres. Bei den alten Nordgermanen sprach

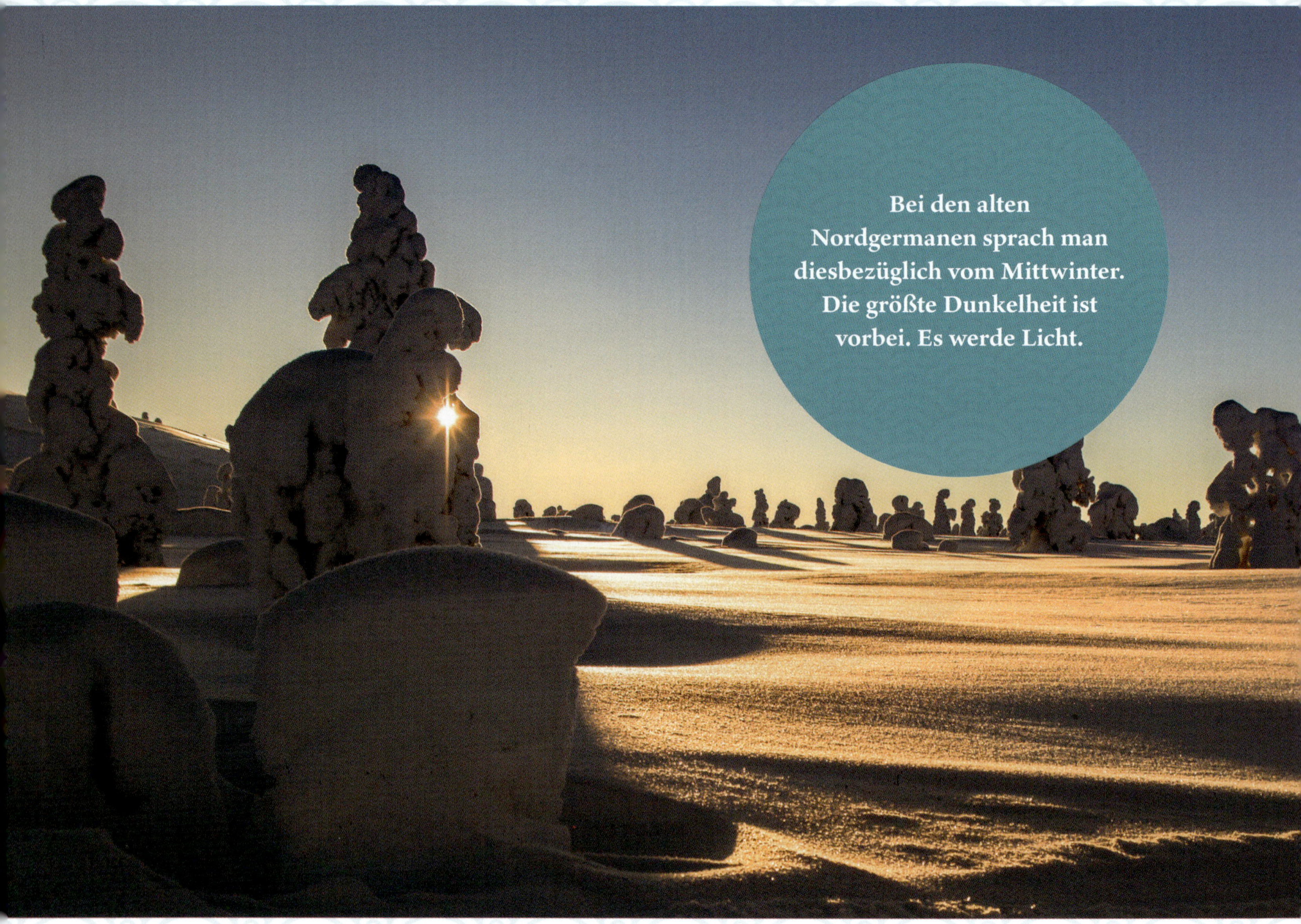

man diesbezüglich vom Mittwinter. Dieser wurde entsprechend gefeiert. Weil eben: Die größte Dunkelheit ist vorbei. Es werde Licht. Später wurde diese Wiederkehr des Lichts durch das uns bekannte Weihnachtsfest zum Ausdruck gebracht. Licht ist Hoffnung. Licht ist Zuversicht. Licht ist Leben. Die Idee von Christus als Symbol des lebensspendenden Lichts? Wer weiß?

Was man weiß: Der 25. Dezember ist der Christtag, der eigentliche Festtag anlässlich des Heillands Geburt. Der Tag, an das Weihnachtsfest ursprünglich gefeiert wurde. Der Tag, an dem die Wintersonnenwende ursprünglich gefeiert wurde. Erst durch die Kalenderreform von Papst Gregor XIII kam die ganze Sache ein bisschen durcheinander. Die Wiederkehr des Lichts wurde von der Geburt Christus und die Geburtstagsfeier Christus wurde vom Christtag getrennt. Sprich: Die Sonnenwende bekam den 21., das Weihnachtsfest den 24. Dezember. Und der 25. dient nun dem Besuch der Schwiegereltern. Der Natur sind solche Zahlenspiele herzlich egal. So oder so: Es tut sich etwas in diesem Zeitraum. Es ist energetisch der bedeutendste Wechsel im Zyklus der Jahreszeiten. Es ist der Wechsel von Yin zu Yang.

Es gibt natürlich auch im Sommer eine große Umkehr. Rund um die Sommersonnenwende gibt das bis dahin vorherrschende Yang dem in den Startlöchern harrenden Yin die Staffel in die Hand. Aber das ist ein wesentlich

Rund um die Sommersonnenwende gibt das bis dahin vorherrschende Yang dem in den Startlöchern harrenden Yin die Staffel in die Hand.

sanfterer Wechsel, fast ein bisschen wie Einschlafen. Das Yang verabschiedet sich müde und langsam durch die Hintertür und überlässt dem Yin ohne große Turbulenzen das Spielfeld. Der Wechsel von Yin auf Yang ist hingegen wie ein Aufwachen: Schwere Glieder müssen in Schwung gebracht werden. Verkrustetes und Gefrorenes muss in Bewegung kommen. Eis beginnt zu knacken, Berge schütteln ihre weißen Häupter, Lawinen donnern ins Tal, Vögel melden sich vorlaut zu Wort, Bäche und Flüsse treten über ihre Ufer. Bannt sich das Yang seinen Weg, dann tut es dies mit dem entsprechenden Punch. Auch wenn man von diesem Geschehen zum Zeitpunkt der Wintersonnenwende noch nicht viel merkt: Von Yin auf Yang birgt wesentlich mehr Dynamik in sich als umgekehrt.

Aber wenn schon nicht zur Wintersonnenwende, wann fängt der Winter dann eigentlich an? Der energetische Beginn des Winters findet im chinesischen Denken wesentlich früher statt, nämlich Mitte November. Das ist der Zeitraum, indem der erste Schneefall eine Vorahnung von dem liefert, was in den kommenden Monaten zu erwarten ist: Wenig bis Nichts. Zumindest was natürliche Aktivitäten betrifft. Mutter Erde deckt sich zu und schläft. Verwendet sie dabei nicht Schnee als jegliche Regung im Keim erstickende Decke, dann zumindest Reif oder Eis. Ist es auch dafür zu warm oder zu trocken, dann sorgt der eklatante Mangel an Licht für das Gefühl einer mehr oder weniger alles dominierenden Nacht. Keine Pflanze würde groß auf die Idee kommen, unter diesen Umständen neugierig ihren Kopf aus dem Boden zu stecken. Keine Knospe würde aufspringen, um sich am nächsten Morgen wieder abfrieren zu lassen. Keinem Tier würde es einfallen, sich einen Hauch mehr als notwendig zu bewegen. Denn Wachstum und Bewegung bedeuten Energieverbrauch. Das Energieangebot im Winter ist bescheiden. Keine Wärme, wenig Licht, wenig Nahrung. Vielmehr sind Ruhe und Beharrlichkeit angesagt. Ein Stillhalten. Ein nach Innen gehen. Ein in die Tiefe gehen, bis zu einem Ort, der Zuflucht und Sicherheit gewährleistet. Schließlich geht es darum, diese lebensfeindliche Zeit so gut wie möglich zu überstehen. Der Winter ist die Zeit des Speicherns und des Bewahrens. Der Winter ist die Zeit des Wasser-Elements.

> Ab jetzt geht es wieder bergauf. Langsam, aber doch. Zuerst mit dem Licht, dann mit der Wärme. Das Yang beginnt sich zu regen und wenn sich das Yang zu regen beginnt, kann das nicht der Anfang vom Winter sein.

Der Winter ist die Zeit des Speicherns und des Bewahrens. Der Winter ist die Zeit des Wasser-Elements.

Die energetische Wirkrichtung des Wasser-Elements unterstützt dieses Speichern und Bewahren. Die Natur des Wassers ist es, nach unten zu fließen und sich am tiefstmöglichsten Punkt zu sammeln. Diese Bewegung steht in Opposition zur pulsierenden Dynamik des Sommers, wo alles nach außen geht und sich zerstreut. Im Sommer ist das erwünscht: Fenster auf, Türen auf, Kleidung auf, Poren auf. Wir müssen ventilieren, lüften, abkühlen, loswerden. Im Winter jedoch: Fenster zu, Türen zu, Kleidung zu, Poren zu. Wir müssen Energie konservieren und behalten. Die Natur macht es vor. Die gesamte Lebenskraft der Pflanzenwelt schlummert unter der Erde. Kein Lebensfunken an der Peripherie. Eine Rückkehr zu den Wurzeln. Die Lebenskraft der Tiere wird geschützt von dicken Federn, dicken Fellen und dicken Bäuchen. Es wird in Höhlen geschlummert und in Unterschlüpfen ausgeharrt. Und wir Menschen? Wir schätzen die Geborgenheit eines kuscheligen Zuhauses und die schützende Funktionalität entsprechender Winterbekleidung.

KälteWasser kehrt immer zu seinem Ursprung zurück. Es sucht sich den Weg in die Tiefe, bis es vollständig zur Ruhe kommt. Alles kehrt zu seinem Ursprung zurück.

Wir erlauben uns vermehrt üppige Speisen und längeren Schlaf. Wir gönnen uns Müßiggang. Wir genießen Wärme und Nahrung. Eine Rückkehr in den tiefsten Winkel des Mutterleibs Zuhause.

Wasser kehrt immer zu seinem Ursprung zurück. Es sucht sich den Weg in die Tiefe, bis es vollständig zur Ruhe kommt. Wasser sinkt. Die energetischen Prozesse in der Natur verhalten sich im Winter so wie das Wasser: Alles kehrt zu seinem Ursprung zurück. Die äußeren Bedingungen fordern dies ein. Energie muss sich dort sammeln, wo sie am besten gespeichert werden kann. Es geht um angepasstes Ressourcenmanagement. Findet im Herbst eine Verlagerung der Ressourcen von der Außenwelt in die Innenwelt statt, so geht es in der Zeit des Wasser-Elements einzig und alleine darum, diese Ressourcen zu schonen und zu konservieren. Keine unnötigen Ausgaben. Kein Herumprassen. Das Geld aus der Brieftasche kommt auf das Konto und vom Konto kommt es auf ein Sparbuch. Das ist die Idee des Wasser-Elements.

Diese Idee drückt sich nicht nur in der Jahreszeit Winter aus. In allen Klimazonen können Phasen des Wasser-Elements auftreten. Das Wasser-Element steht für einen Zeitpunkt des Innehaltens, des Sammelns, bevor die Lebensenergie für einen Neubeginn wieder nach außen

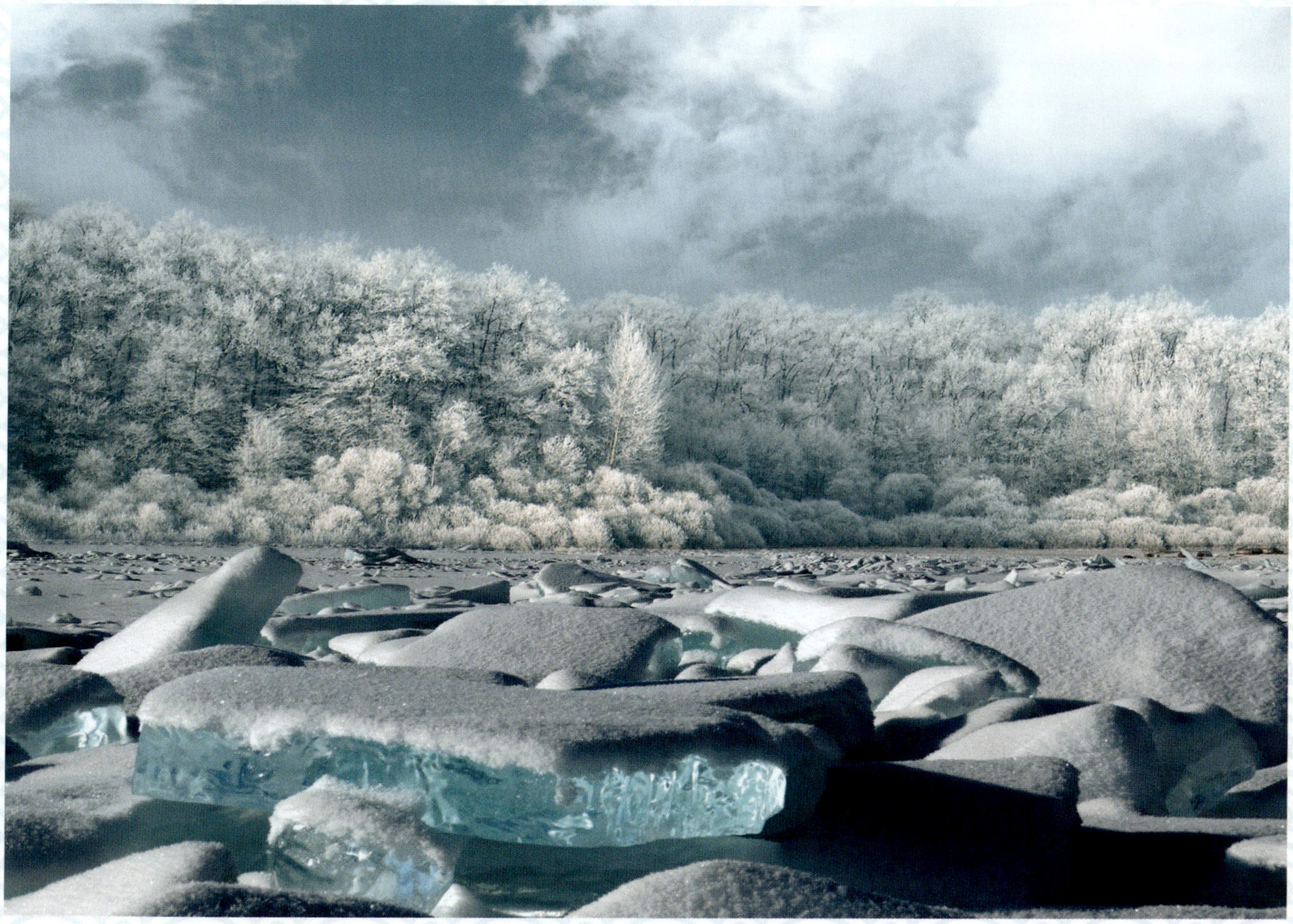

gebracht wird. Es ist der Zeitpunkt des Todes vor der Wiedergeburt. An den Polen, wo ein starkes Spannungsverhältnis zwischen Yin und Yang besteht, dauert diese Phase fast ein halbes Jahr. Rund um den Äquator, der sich eines ausgeglichenen und engen Zusammenspiels von Yin und Yang erfreuen darf, oft nur ein paar Tage oder Stunden. In gemäßigten Breiten zeigen sich Yin und Yang ausdrucksstark in allen Varianten, von leise bis laut, von dominant bis abwesend. Die Abwesenheit von Yang bedeutet aber überall: Es wird kälter. Kälte ist der dem Wasser-Element zugeordnete klimatische Faktor.

Ist uns kalt, ziehen wir uns zusammen, wir machen uns klein, um die Oberfläche zu verringern. Gleichzeitig sammelt sich die Energie im Inneren, um die Organe zu schützen. Der Kern und die Aufrechterhaltung dessen konstanten Temperatur sind wichtig. Auf einen Finger kann man verzichten. Auf ein Herz nicht. An der Peripherie wird gespart, um im Zentrum zu heizen. Abermals: Rückzug. Das ist der eine Aspekt von Kälte. Der andere: Kälte verlangsamt alle Lebensprozesse. Siehe Kühlschrank. In kalter Umgebung bleiben Lebensmittel länger frisch. Yin ist Kühlschrank. Yang ist Sauna. Yang ist schnell. Yin ist langsam. Auch auf molekularer Ebene. In gefrorenem Wasser bewegen sich dessen Bausteine langsam. Am absoluten Nullpunkt, bei exakt -273,15 Grad Celsius, bewegt sich nichts mehr. Das Leben: Komplett eingefroren. Ultimativer Stillstand. Quasi Tod. Der Tod lässt uns ja auch auskühlen. Und zählt wie die Kälte ebenfalls zum Wasser-Element.

Kernqualitäten des Wasser-Elements
Jahreszeit: Winter
Charakteristik: Sammlung
Wirkrichtung: nach unten, zusammenziehend
Klimatischer Faktor: Kälte

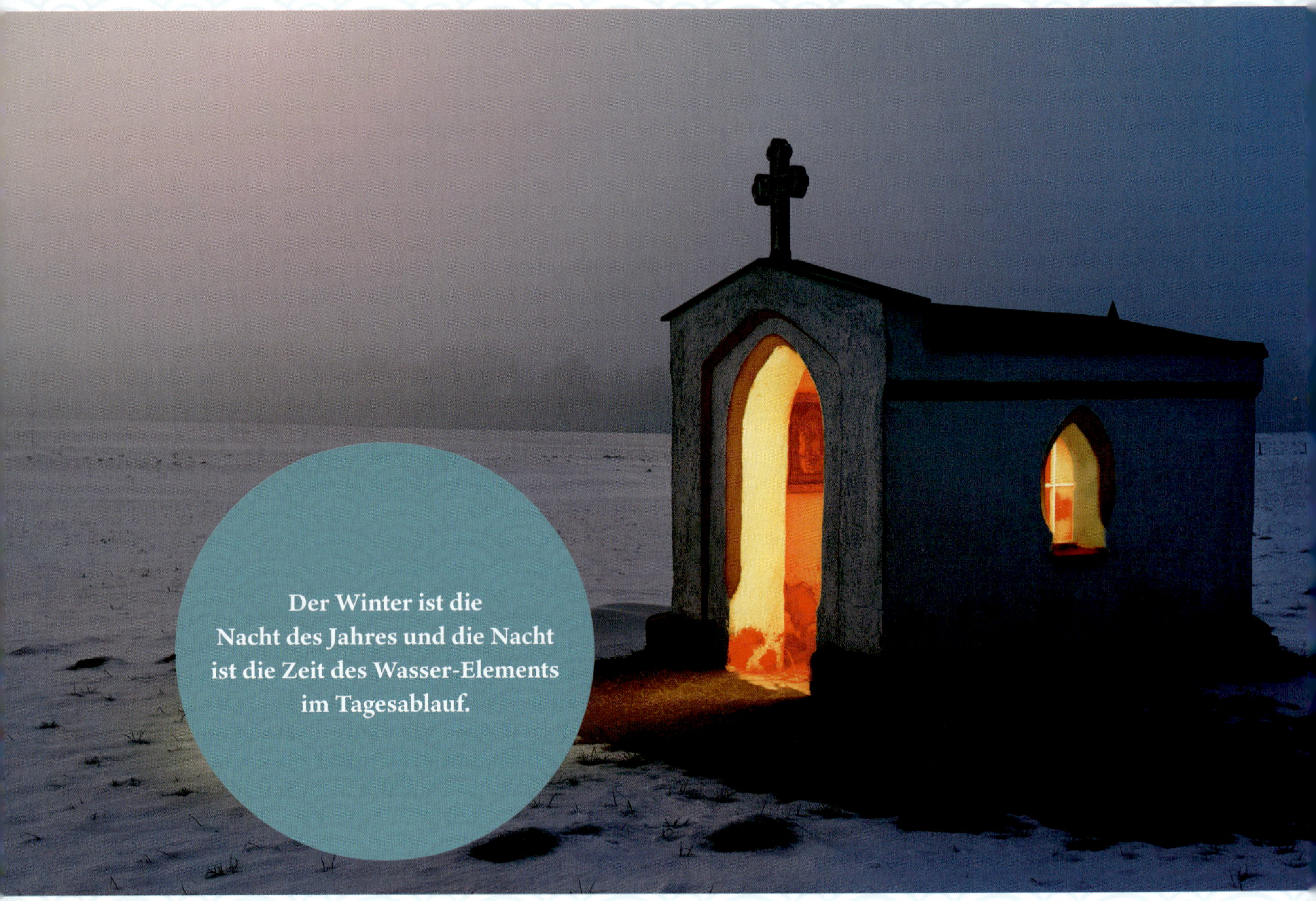

DER WINTER IM LEBEN

Der Winter ist die Nacht des Jahres und die Nacht ist die Zeit des Wasser-Elements im Tagesablauf. In der Nacht kommt alles zur Ruhe, einen gesunden Schlaf und einen natürlichen Lebensrhythmus vorausgesetzt. Wie im Winter macht das Yang in der Nacht eine Pause. Die Nacht ist die Mutter des Yin. Der Tag ist der Vater des Yang. Untertags gibt es Licht und Aktivität. Die Nacht ist das Gegenteil davon. Untertags streben wir nach draußen, da warten Beruf und Tätigkeiten, Interaktion und Aktion, Auf- und Erregung. In der Nacht ist Rückzug angesagt. Von der Arbeit nach Hause. Von der Küche in das Wohnzimmer. Vom Anzug oder Kostüm in die Jogginghose. Und schließlich, nachdem man die letzten Reste des Alltags vom Körper gewaschen und zwischen den Zähnen entfernt hat: Hinein in den wohl intimsten und heimeligsten Bereich überhaupt, in das eigene Bett. Der ultimative Rückzug. Die Rückkehr zum Ursprung. Dort, wo alles angefangen hat. Unter die Decke. In die heimelige Höhle der absoluten Geborgenheit. Augen zu. Lichtschalter aus. Yang aus. Yin ein.

Mit dem Schließen der Augenlider geht der Fokus des gesamten Systems nach innen. Untertags brauchen wir unsere Ressourcen an der Außenseite, zum Austausch, zur Abwehr, zum Wachbleiben. In der Nacht sammelt sich unsere Lebensenergie im Kern, um die inneren Organe

Durch die Sammlung der Ressourcen im Inneren findet eine umfassende Wartung und Wiederherstellung des Systems statt.

zu versorgen, um sie zu regenerieren und zu reparieren. Durch den Abzug der Energie von der Peripherie ist diese im Schlaf weniger geschützt. Das ist der Grund, warum man zum Beispiel leichter einen Sonnenbrand bekommt, wenn man in der Sonne einschläft. Zirkuliert die Energie im Inneren, dann gibt es keinen äußeren Schutzschild mehr. Instinktiv spüren wir das. Daher bevorzugen wir in der Nacht selbst bei wärmerer oder heißer Umgebungstemperatur zumindest eine leichte Decke oder einen Schlafanzug. Denn: Frischluft, ja. Steifer Nacken: Nein. In der TCM sagt man: Wind kann vor allem die oberen Körperregionen angreifen. Sind diese nicht geschützt, wie eben im Schlaf, dann sind sie besonders empfindlich. Die Rechnung bekommt man am Morgen serviert. Daher lieber etwas Stoff auf der Haut, als Ersatz für den ruhenden Schutzschild.

Durch die Sammlung der Ressourcen im Inneren findet eine umfassende Wartung und Wiederherstellung des Systems statt. Nicht ohne Grund ist der Schlaf eine der wichtigsten Quellen unserer Gesundheit. So wie ein intensiver Winter, in dem die Natur komplett zum Erliegen kommt und sich dementsprechend neu formatieren kann, ist eine gute Nacht unabdingbar für einen dynamischen Start in den Frühling des folgenden Morgens, für einen gleichmäßigen und gehobenen Energie-Level untertags. Im Schlaf wird das Yin wieder aufgefüllt: Der Kreislauf fährt herunter. Die Körpertemperatur sinkt. Wir verbrauchen wenig Energie. Wir werden Yin. Wie der Winter. Daher sollte man jede Nacht wie einen kleinen Winter zwischen den Tagen betrachten, es der Natur gleichtun und für ausreichend Ruhe und Regeneration sorgen.

> In der Nacht sammelt sich unsere Lebensenergie im Kern, um die inneren Organe zu versorgen, um sie zu regenerieren und zu reparieren.

Schließlich begibt sich in dieser Zeit sogar die stolze Sonne unters Radar. Zu Mitternacht erreicht sie ihren Tiefststand. Zu Mitternacht befindet sich die Sonne im Norden. Winter. Nacht. Norden. Das gehört zusammen, das ist alles Wasser-Element. Da geht es um die dunklen Seiten des Lebens, um das Unergründliche, um das

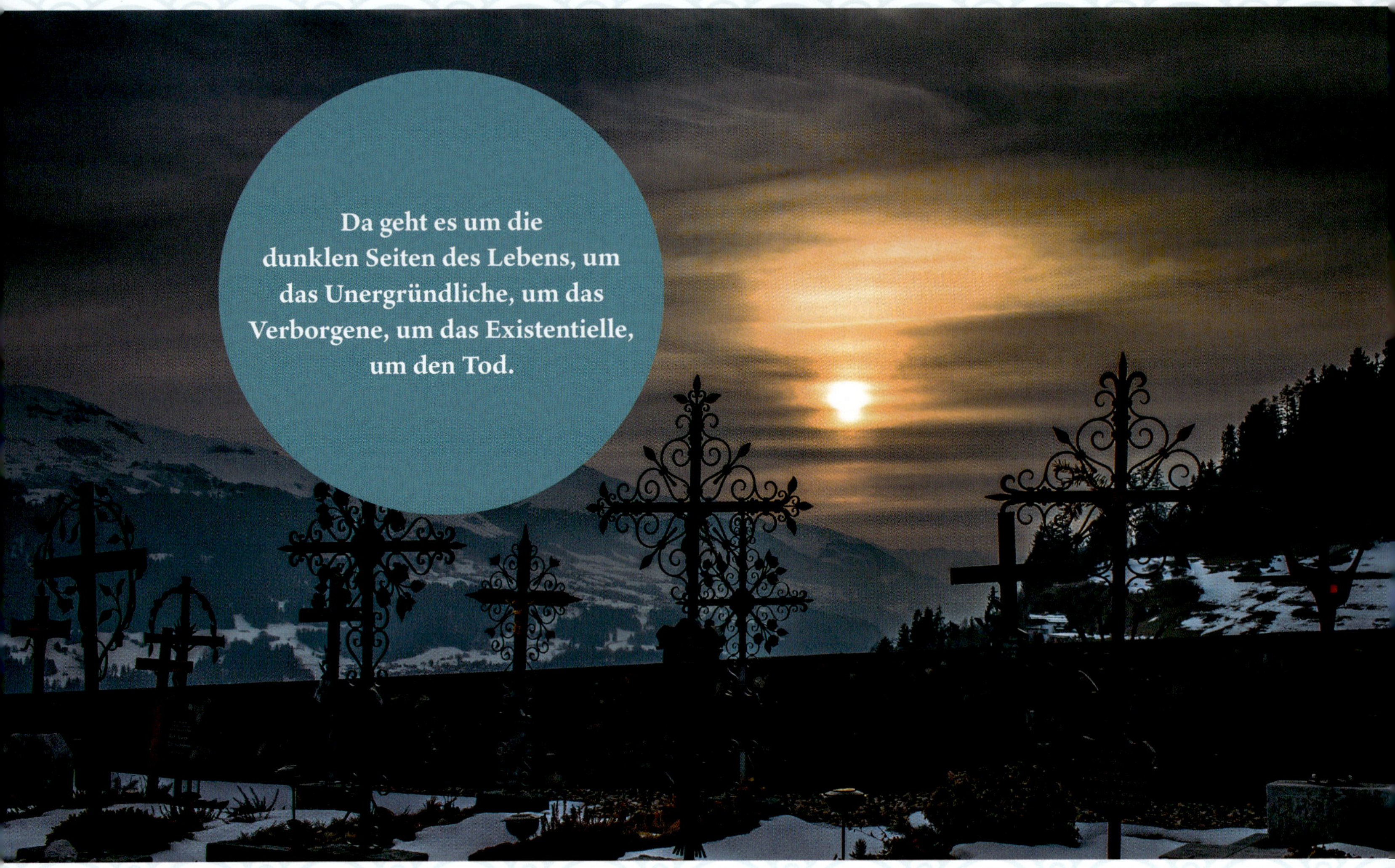

Verborgene, um das Existentielle, um den Tod: Erreichen wir den Winter unseres Lebens, dann steht das Finale bevor. Da braucht man sich nichts vormachen. Der Winter unseres Lebens ist das hohe Alter. Es tut sich nur mehr wenig an der Außenseite, die letzte Energie sammelt sich im Inneren, wie im Schlaf, wie in der Winterruhe. Bis dahin war es eine lange Reise. Man hat gelebt. Man hat gelernt. Die Ernte: Gelassenheit und Ruhe. Wie das Wasser, das nach dem Durchlaufen eines Kreislaufes, nach all den Turbulenzen von der Verdunstung bis zur Wiedervereinigung mit dem Meer, zurück zu seinem Ursprung gefunden hat und nichts mehr tun muss. Da ist es halb so schlimm, wenn man äußerlich zur Landkarte seiner eigenen Erfahrung wird. Wenn das Haupt wie mit Schnee bedeckt erscheint. Wenn die Gliedmaßen langsam steif werden, als wären sie gefroren. Wenn sich eine große Müdigkeit breit macht, wie im Winter, wie in der Mitte der Nacht. Alles hat seine Zeit. Das Wasser. Die Natur. Wir Menschen. Alles wandelt sich. Ein Zustand permanenter Übergänge.

Der Winter im Zyklus der Jahreszeiten markiert einen Übergang, eine Transformation. Mit dem Sprung vom Herbst zum Winter endet ein Zyklus. Das Wasser-Element steht für das Ende. Altes muss sterben. Mit dem Sprung vom Winter zum Frühling beginnt etwas Neues.

Um aus den Tiefen des
alles nach unten ziehenden
Strudels Krise wieder abzutauchen,
muss man als erstes Abtauchen.
Dazu braucht es Mut.

Bis dahin war es eine lange Reise. Man hat gelebt. Man hat gelernt. Die Ernte: Gelassenheit und Ruhe.

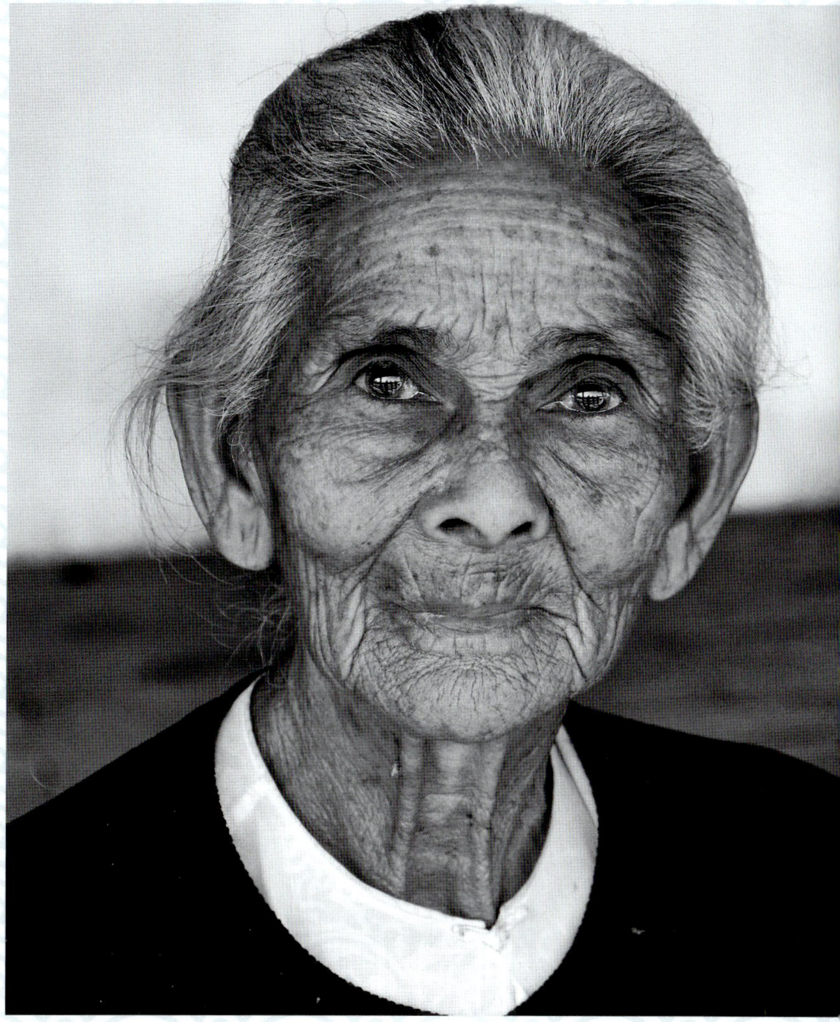

Daher fällt in der chinesischen Betrachtung der Beginn des neuen Jahres mit dem Erwachen des Frühjahres zusammen. Das Wasser-Element repräsentiert nicht nur das Ende, sondern auch die Vorbereitung für diesen Anfang. Oder besser: Die stille Vorbereitung. Die Prozesse im Winter finden im Dunklen statt. Wenn der Frühling die Geburt von neuem Leben ist, dann ist der Winter die Zeit in der Gebärmutter, die ebenfalls mit dem Wasser-Element in Verbindung steht. Das Zuhause im Ursprung. Ein Heranwachsen im Dunkeln, umgeben von Flüssigkeit. Alles gedämpft, alles ruhig, wie im Winter unter der Erde. In dieser Umgebung reift der Fötus heran, bis er ausgereift ist, bis der Geburtsvorgang beginnen kann, von innen nach außen. Der Durchbruch des Frühlings. Der Frühling folgt auf die Vollendung der Reifung. So schaut's am Anfang aus. Und am Ende?

Je näher man der Vollendung kommt, desto mehr verliert der Tod seinen Schrecken. Ist man jedoch noch weit davon entfernt, dann kann die nun offensichtlich unausweichliche Konfrontation mit der eigenen Endlichkeit schon eine gewisse Panik hervorrufen. Was es braucht, um die Sache Leben wirklich rund zu machen, ist individuell. Für die wenigsten ist es jedoch ein Pullover aus Paris oder ein Auto mit Stern. Weder kann man materielle Güter auf die nun anstehende Reise mitnehmen, noch garantieren sie Frieden in der Seele. Zudem bevorzugt das Wasser-Element seiner Natur entsprechend Tiefgang. Stilles Wasser ist tief. Es macht sich gerne auf die Suche nach Sinn. Das ist der Auftrag dieser Lebensphase: Die Sinnsuche, die Sinnfindung. Einsicht. Erkenntnis. Weisheit. Spiritualität. Nach dieser sollte man natürlich nicht erst am Ende seines Daseins trachten.

Das Wasser-Element repräsentiert nicht nur das Ende, sondern auch die Vorbereitung für diesen Anfang. Oder besser: Die stille Vorbereitung.

Dafür bietet sich im Prinzip jede Wasser-Phase im Leben an. Zum Beispiel jeder jahreszeitliche Winter. Nicht ohne Grund wird die Zeit vor der Wintersonnenwende, wenn die Energie in der Natur - und somit auch in uns - in die Tiefe geht, die besinnliche Zeit genannt. Es ist die Zeit, in der wir von der Umgebung am besten unterstützt werden,

> Zudem bevorzugt das Wasser-Element seiner Natur entsprechend Tiefgang. Stilles Wasser ist tief. Es macht sich gerne auf die Suche nach Sinn.

um nach innen zu schauen, um Ruhe zu finden. Mit Meditation. Mit einem Blick für das Wesentliche. Wir sollten entspannen, länger schlafen, uns sammeln, regenerieren. Was ist daraus geworden? Die stressintensivste Phase des ganzen Jahres! Schade eigentlich. Wir machen die stille Nacht zum blinkenden Tag. Die Zeit der Besinnung verkommt zum besinnungslosen Kaufrausch. Im Dezember stehen wir noch weniger still als in den anderen Monaten. Da braucht es mittlerweile schon große Krisen, um uns in unserem hochgeschwinden Lauf durch den Kreislauf der Jahreszeiten einzubremsen. Krisen sind die Winterphasen in unserem Leben und zählen vom Charakter her zum Wasser-Element, egal ob es sich dabei um eine existentielle Beziehungskrise, einen Bankrott oder eine schwere Krankheit handelt. Das sind alles Situationen, die uns den Sinn des Daseins und der eigenen Existenz hinterfragen lassen. Wo es um Leben und Tod geht. Wo man sich von der Außenwelt abschottet und Zuflucht im Innersten, wo man die Wurzeln sucht, die einem im sich rundherum auflösenden Leben Halt gewähren.

Um aus den Tiefen des alles nach unten ziehendem Strudel, namens Krise, wieder aufzutauchen, muss man als erstes Abtauchen. Dazu braucht es Mut. Die Reise muss bis auf den Grund gehen. Nur dort finden sich die richtigen Antworten. Eine davon ist gemeinhin gültig: Man

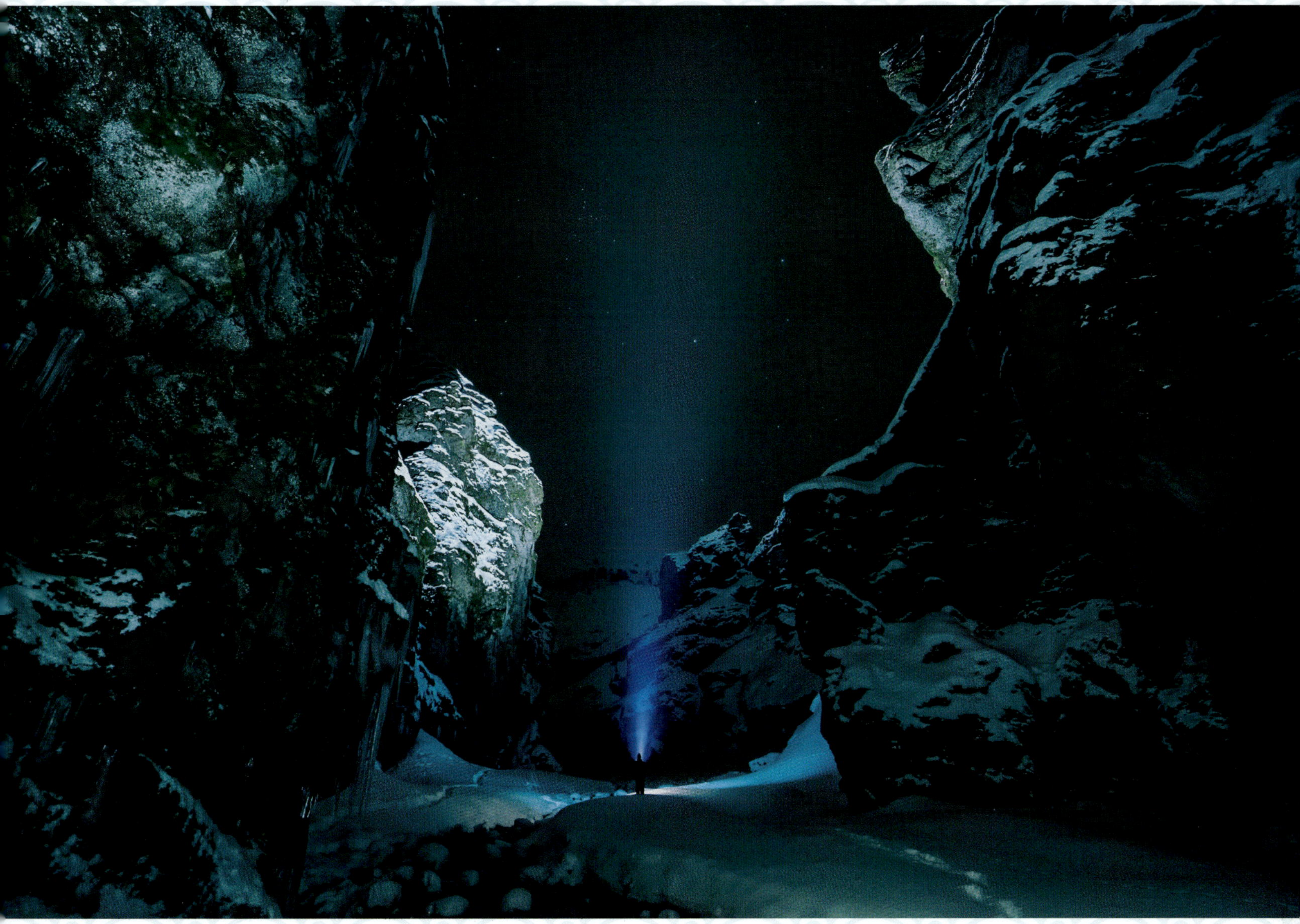

muss einen Teil in sich sterben lassen. Den Teil, der die Krise heraufbeschworen hat. Das ist der Deal für die Neugeburt, wie der Winter die Voraussetzung für die Transformation der Natur im Frühling ist. Es gibt keinen besseren Nährboden für tief gehende Erkenntnisse als Krisen, es gibt keine lehrreicheren Phasen im Leben als die Wasser-Phasen.

Das Metall-Element im Leben
Nacht
Spätes Alter
Ende, Tot

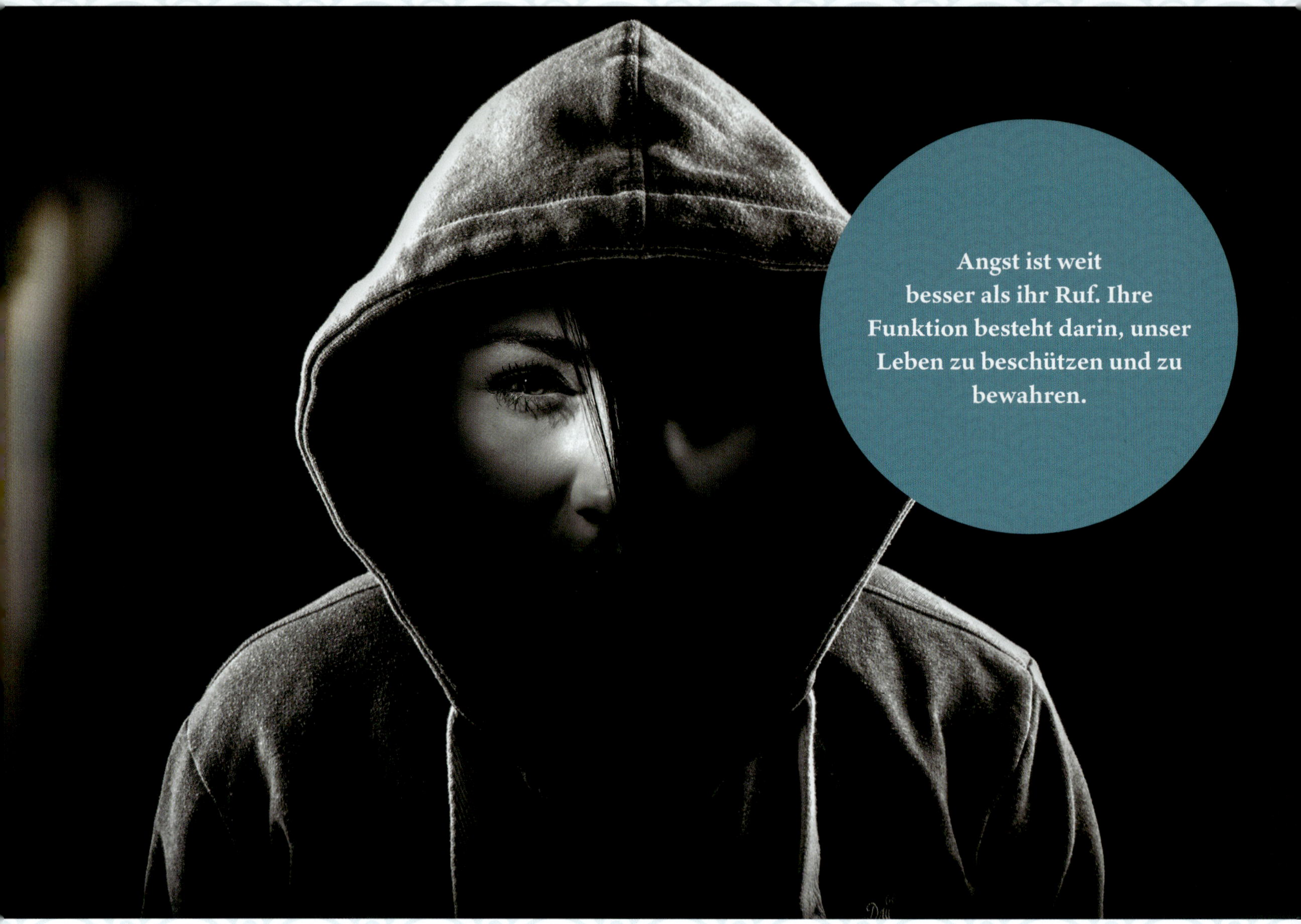

DIE EMOTION ANGST

Die Phasen des Wasser-Elements in unserem Leben sind existentiell. Der Winter des Lebens konfrontiert uns mit dem Tod. Der Winter des Jahresablaufs mit dem Überleben. Zumindest tat er dies einmal, bevor wir es uns leisten konnten, ihm eine ständig gesicherte Versorgung mit Nahrung, Wärme und medizinischer Rundumbetreuung gegenüberzustellen. Trotzdem: Der Beigeschmack der lebensfeindlichsten aller Jahreszeiten ist ihm geblieben. Und dann auch noch die Sache mit der Dunkelheit. Mit den langen Nächten. Mit der Mitternacht. Selbst wenn man weder an Hexen noch an Werwölfe glaubt, feststeht, dass es sich bei der Geisterstunde nicht um die Spaßzeit des Tages handelt. Das Wasser-Element fordert uns gerne heraus. Es kratzt nicht an der Oberfläche. Es geht direkt in die Tiefe. Es greift uns mit seinen frostigen Fingern bevorzugt in die Eingeweide und quetscht diese zusammen. Dass die Emotion des Wasser-Elements die Angst ist, liegt irgendwie auf der Hand.

Angst ist jedoch weit besser als ihr Ruf. Ihre Funktion besteht darin, unser Leben zu beschützen und zu bewahren. Das entspricht dem Kernauftrag des Wasser-Elements: Etwas zu bewahren. Angst will uns sagen: Aufpassen! Wir sind in Gefahr! Wir sollten handeln! Angst versetzt uns in erhöhte Alarmbereitschaft, in den Kampf- und Fluchtmechanismus: Entweder wir tun das eine. Oder das andere. Hauptsache, raus aus der Gefahrenzone.

Das entspricht dem Kernauftrag des Wasser-Elements: Etwas zu bewahren. Angst will uns sagen: Aufpassen! Wir sind in Gefahr! Wir sollten handeln!

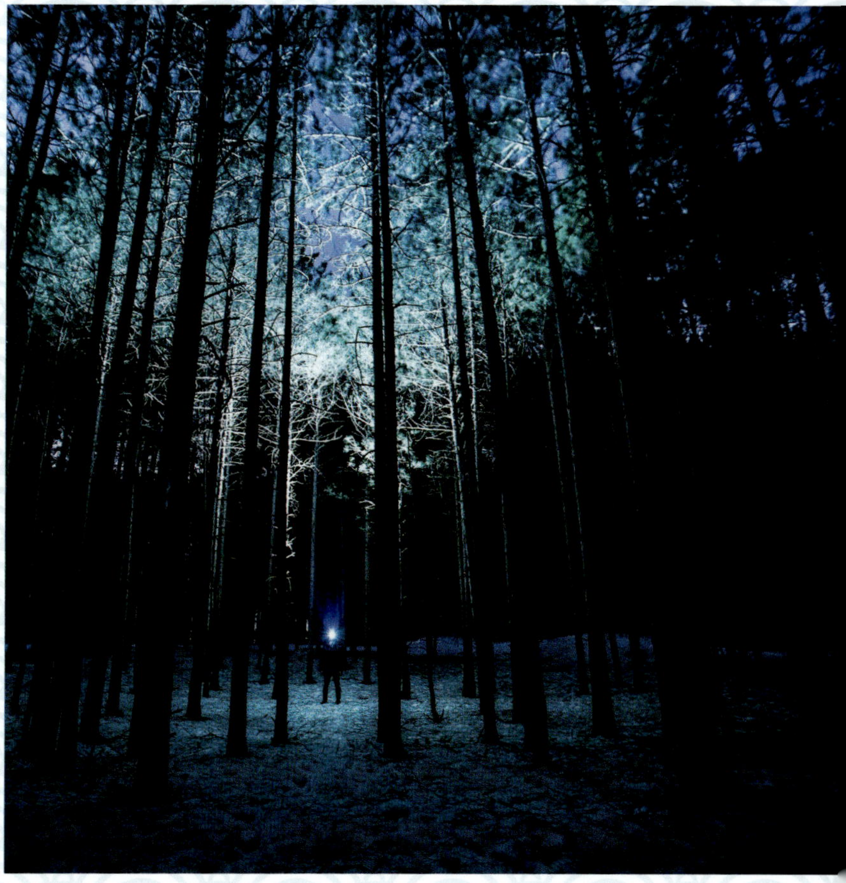

Wirklich lebensbedrohliche Situationen sind gemeinhin rar geworden, außer man sucht sie sich selber, wie zum Beispiel durch das Betreiben risikoreicher Sportarten oder durch das Kokettieren mit Situationen am Rande des Leichtsinns. Aber es muss nicht gleich Leib und Seele Gefahr drohen, um Angst zu empfinden. Das Wohl unseres emotionalen, finanziellen oder selbstbestimmten Lebens ist öfters in der Schwebe, als uns lieb ist. Hier kann uns angepasste Angst unterstützen, mutig die entscheidenden und notwendigen Schritte zu setzen, um die für uns relevanten Freiräume und Werte zu schützen. Zudem kann uns sinnvolle Ängstlichkeit davor bewahren, unnötige oder unverantwortliche Risiken einzugehen. Das Wasser-Element lässt grüßen: Im Winter schlägt die Natur keine Purzelbäume. Sie wartet auf den richtigen Zeitpunkt dafür.

Das Wasser-Element lässt grüßen: Im Winter schlägt die Natur keine Purzelbäume. Sie wartet auf den richtigen Zeitpunkt dafür.

Probleme mit der Angst gibt es dann, wenn sie ohne konkreten Anlass auftritt oder nach einem als bedrohlich empfundenen Ereignis unangebracht lange und intensiv anhält. Von Stress über Traumata bis zu Drogenkonsum oder Erkrankungen des Gehirns: Die Gründe für nicht situative Angst sind vielfältig. Vielfältig sind auch ihre Ausprägungen. Ob Existenzangst, Angst vor Menschenansammlungen oder Platzangst: Man kann vor mehr oder weniger allem Angst haben, sogar vor der Farbe Gelb (Xanthophobie). Das Problem: Durch die Entkoppelung der Angst von einem direkten und zeitnahen Auslöser, mutiert sie zu einem häufig anzutreffenden, bis mehr oder weniger omnipräsenten Begleiter, der die Lebensqualität beeinträchtigen und sogar zu schweren Krankheiten führen kann. Die energetische Dynamik der Angst haut direkt auf das Wasser-Element, speziell auf die Nieren.

Probleme mit der Angst gibt es dann, wenn sie ohne konkreten Anlass auftritt oder nach einem als bedrohlich empfundenen Ereignis unangebracht lange und intensiv anhält.

Die Wirkrichtung des Wasser-Elements ist nach unten und nach innen gerichtet, speichernd und bewahrend. Wie immer in der TCM, kann die dem jeweiligen Element zugeordnete Emotion dieses schwächen, wenn sie in einem Übermaß auftritt. Auf das Wasser-Element bezogen bedeutet dies: Es verliert dadurch seine bewahrende Kraft. Es hält uns nicht mehr zusammen. Wir lösen uns auf. Wir zerfließen. Die archetypischen Energien in unserem System verselbstständigen sich. Das Wasser kehrt zu seinem Ursprung zurück und sackt nach unten ab. Die Konsequenz: Kälte, schweißnasse Füße, weiche, zitternde Knie. Im Worst Case machen wir uns sogar in die Hose. Die Feuer-Energie unseres Systems schießt hingegen nach oben und zeigt sich durch Stottern, Herzklopfen oder Schwindel. Bis hin zum Blackout, sprich Ohnmacht, ganz einfach, weil es die Sicherungen durchgebrannt hat. In der TCM sagt man: Das Wasser ist bei großer Angst zu schwach, um das Feuer kontrollieren zu können. Je intensiver die Angst, desto deutlicher diese Symptome. Wir werden von der nicht mehr kontrollierbaren Wucht der inneren Wassermassen mitgerissen und überflutet. Wir gehen unter in der Gefühls- und Eindrucksintensität.

Natürlich geht es auch subtiler: Die schleichende Angst ist ein Tropfen, der den stärksten Stein zu höhlen vermag. Auf das Wasser-Element bezogen: Schleichende Angst trennt uns vom Fluss des Lebens. Auch wenn wir dabei nicht zur Salzsäule erstarren: Schleichende Angst kann uns steif werden lassen, angespannt, weniger flexibel. Wer sich vom Fluss des Lebens trennt, braucht mehr Energie, um durch den Alltag zu schwimmen. Die Speicherfunktion des Wasser-Elements leidet darunter.

Natürlich geht es auch subtiler: Die schleichende Angst ist ein Tropfen, der den stärksten Stein zu höhlen vermag. Auf das Wasser-Element bezogen: Schleichende Angst trennt uns vom Fluss des Lebens.

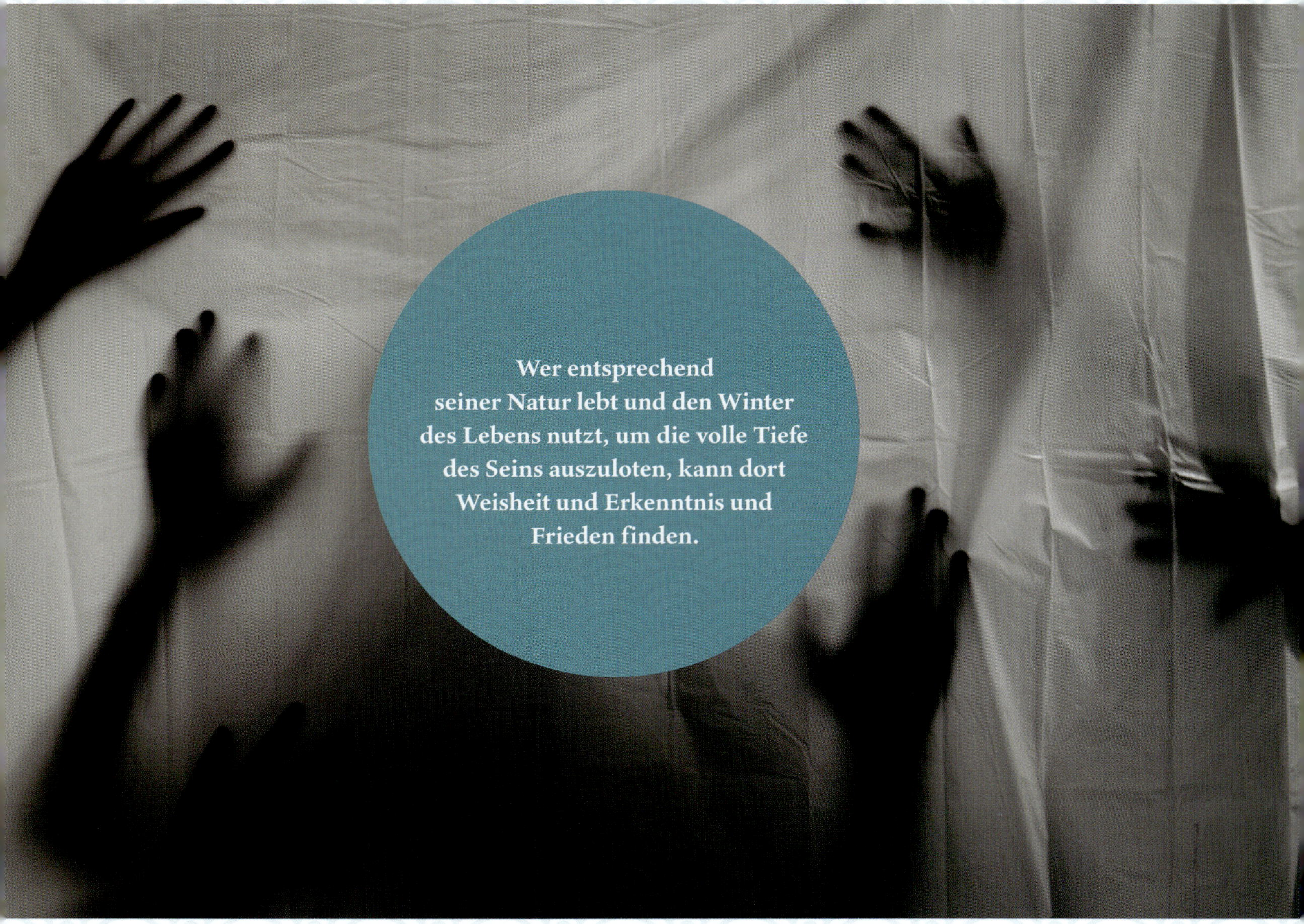

Wer entsprechend seiner Natur lebt und den Winter des Lebens nutzt, um die volle Tiefe des Seins auszuloten, kann dort Weisheit und Erkenntnis und Frieden finden.

Umgekehrt kann ein bewusstes Spiel mit der Angst das Wasser-Element stärken. Wer Ängste überwindet, kommt mehr zu sich, ist zentrierter, ist mehr in seiner Mitte, dort,

> Die Wirkrichtung des Wasser-Elements ist nach unten und nach innen gerichtet, speichernd und bewahrend.

wo die Lebensenergie bewahrt wird. Durch eine Stärkung des Wasser-Elements wird dessen nach innen gehende und bewahrende Qualität mitgestärkt. Das rechte Maß an Herausforderung ist entscheidend. Aber was tun, mit der ultimativen Angst, der Angst vor dem Sterben und vor dem Tod? Der Tod geht mit dem Wasser-Element einher. Gleichzeitig liefert das Wasser-Element die Antwort: Wer entsprechend seiner Natur lebt und den Winter des Lebens nutzt, um die volle Tiefe des Seins auszuloten, kann dort Weisheit und Erkenntnis und schließlich eine Form von Frieden finden, der an die Ruhe und die Stille einer ruhigen Nacht unter klarem Sternenhimmel erinnert.

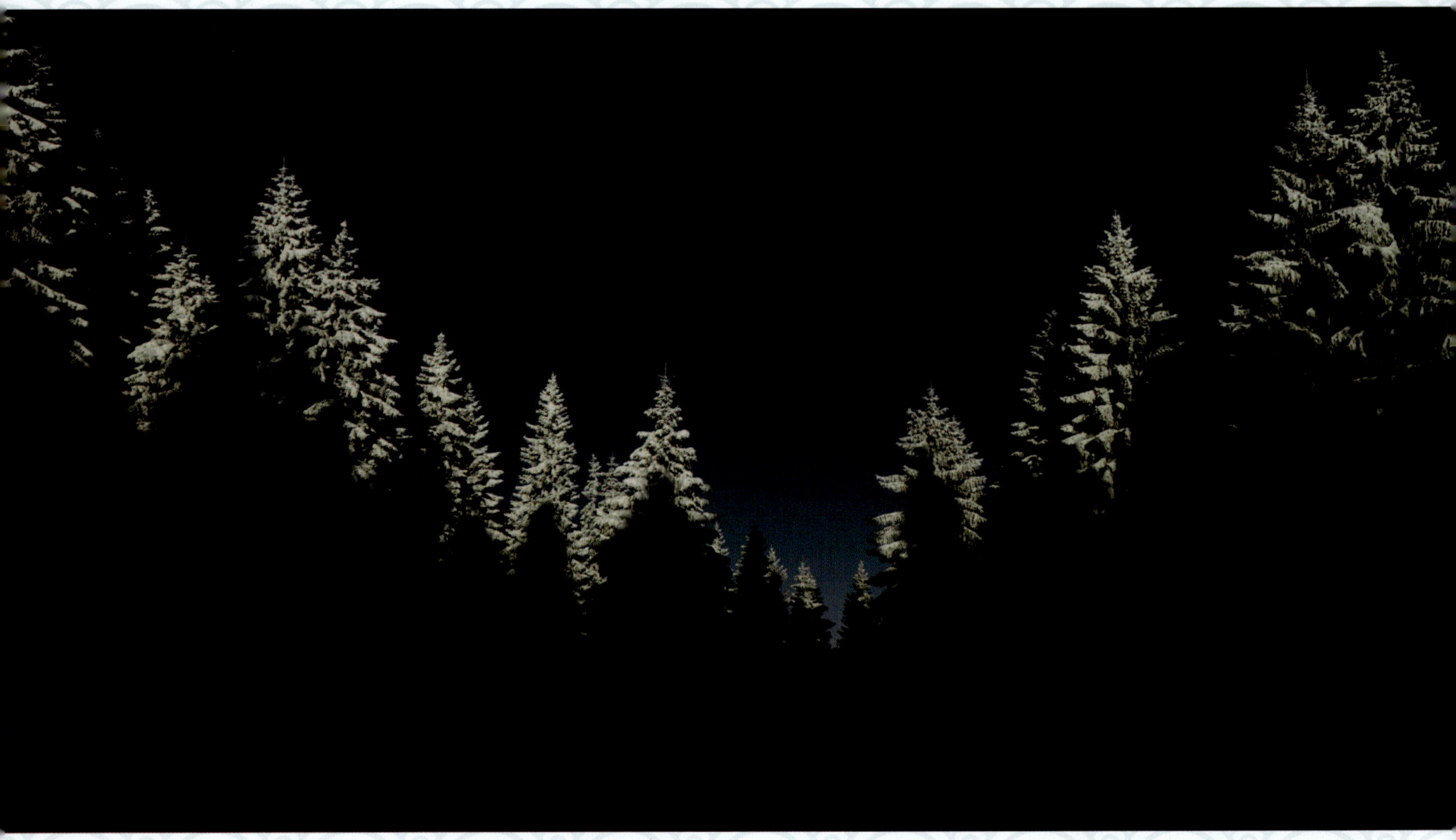

DIE FARBE SCHWARZ

Was das Wasser-Element ausmacht, ist die Abwesenheit des Yang, vor allem in Form von Licht. Die dem Wasser-Element entsprechende Farbe ist daher naheliegend: Schwarz. Präziser ausgedrückt ist Schwarz - wie auch Weiß oder Grau – eine Unfarbe. Schwarz weist keinen bestimmten Farbton auf. Schwarz bringt die völlige Abwesenheit von Farbe zum Ausdruck. Schwarz absorbiert die Frequenzen des gesamten Lichtspektrums und reflektiert wenig bis nichts. Daher werden schwarze Gegenstände in der Sonne wesentlich heißer als weiße oder farbige. Dieses Aufnehmen und Verschlucken der Energie entspricht der bewahrenden und speichernden Qualität des Wasser-Elements.

Dem existentiellen Charakter das Wasser-Elements entspricht hingegen das, was wir mit der Farbe Schwarz emotional verknüpfen. Schwarz kann sich ins Zeug legen was es will, die fröhlichste Wellness-Farbe wird es nicht werden. Schwarz ist es zur Geisterstunde. Schwarz ist es am Boden unergründlicher Gewässer. Schwarz ist es in den Gängen und Schlupfwinkeln enger Höhlen. Schwarz ist es dort, wo das Licht nicht hinkommt. Wo es schwarz ist, können wir nicht sehen. Schwarz raubt genau dem Sinn die Kraft, den wir am meisten (ver)trauen: Dem Sehsinn. Schwarz steht eng in Verbindung mit dem, was sich unter dem Wahrnehmungsradar befindet oder befinden soll, ganz der nach innen gehenden Wirkrichtung des Wasser-Elements entsprechend. Fahren wir schwarz, wollen wir dabei nicht erwischt werden. Arbeiten wir schwarz, sollte niemand davon etwas wissen. Schwarzgeld ist ein Geld, das offiziell gar nicht existiert. Am Schwarzmarkt gibt es Sachen, die nicht für das Licht der Öffentlichkeit bestimmt sind. Alles hat seine dunkle Seite. Jeder hat seine Abgründe. Yin und Yang. Aber das ist noch lange kein Grund, die Farbe Schwarz anzuschwärzen. Jetzt wird es erst richtig spannend: Keine andere Farbe wirft uns so sehr auf uns selber zurück wie Schwarz.

Was das Wasser-Element ausmacht, ist die Abwesenheit des Yang, vor allem in Form von Licht.

Schwarz ist die Farbe der Geheimnisse, des Tiefgangs, des Mystischen. Schwarz ist die Farbe der Angst. Oder besser: Der Ängste. Derer gibt es viele. Sitzen Sie im Flugzeug und das Triebwerk brennt, dann ist diese Form der Angst gerechtfertigt. Sitzen Sie im Flugzeug und alles läuft wie am Schnürchen und Sie haben trotzdem Angst, dann plagt Sie nicht die Angst vor dem konkret zu erwartendem Absturz, sondern vor dem, was sein könnte, auch wenn es höchst unwahrscheinlich eintritt. Es handelt sich um eine irrationale Angst. Ob Flugangst, die Angst vor tiefem

> Schwarz ist die Farbe der Geheimnisse, des Tiefgangs, des Mystischen. Schwarz ist die Farbe der Angst. Oder besser: Der Ängste.

Wasser oder die Angst vor engen Räumen, es gibt eine Gemeinsamkeit: Derartige Ängste arbeiten alle schwarz. Sie arbeiten im Unterbewusstsein. Sie wollen nicht gesehen werden. Sie wollen nicht erwischt werden. Sie haben sich in den tiefsten Abgründen der Seele versteckt. Dort fühlen sie sich sicher, denn auch Ängste haben Angst: Dass das Licht der Erkenntnis auf sie fällt. In diesem lösen sie sich meist schneller auf, als ihnen lieb ist.

Dieses Auflösen von Ängsten ist wichtig. Angst lähmt. Angst macht eng. Zum Wasser-Element zählt jedoch eine zweite Farbe: Blau. Blau steht in Opposition zu Schwarz. Blau öffnet. Blau, das ist die Weite des Meeres, Blau ist die Weite des Himmels. Blau steht für die Ferne, für die Unendlichkeit, für die Sehnsucht. Blau ist eine der beliebtesten Farben. Vielleicht auch deshalb, weil wir uns im Blau mehr erkennen können als in jeder anderen Farbe. Immerhin: Unser Körper besteht zum größten Teil aus Wasser. Aus dem Wasser kommen wir. Das ist unser Ursprung. Wir bewohnen einen blauen Planeten. Hier sind wir Zuhause. Blau schafft Vertrauen. Wie bei den Ängsten kann man es allerdings auch mit dem Vertrauen übertreiben, bis hin zur Blauäugigkeit, die von einem blauen Wunder zum nächsten läuft.

> Ein bisschen Vorsicht schützt vor blindem Vertrauen. Ein bisschen Vertrauen schützt vor unnötiger Angst.

Schwarz und Blau sind auch die Farben, die sich im Tagesablauf die Klinke in die Hand geben. Das Schwarz der Nacht verwandelt sich in das Blau des Tages und das Blau

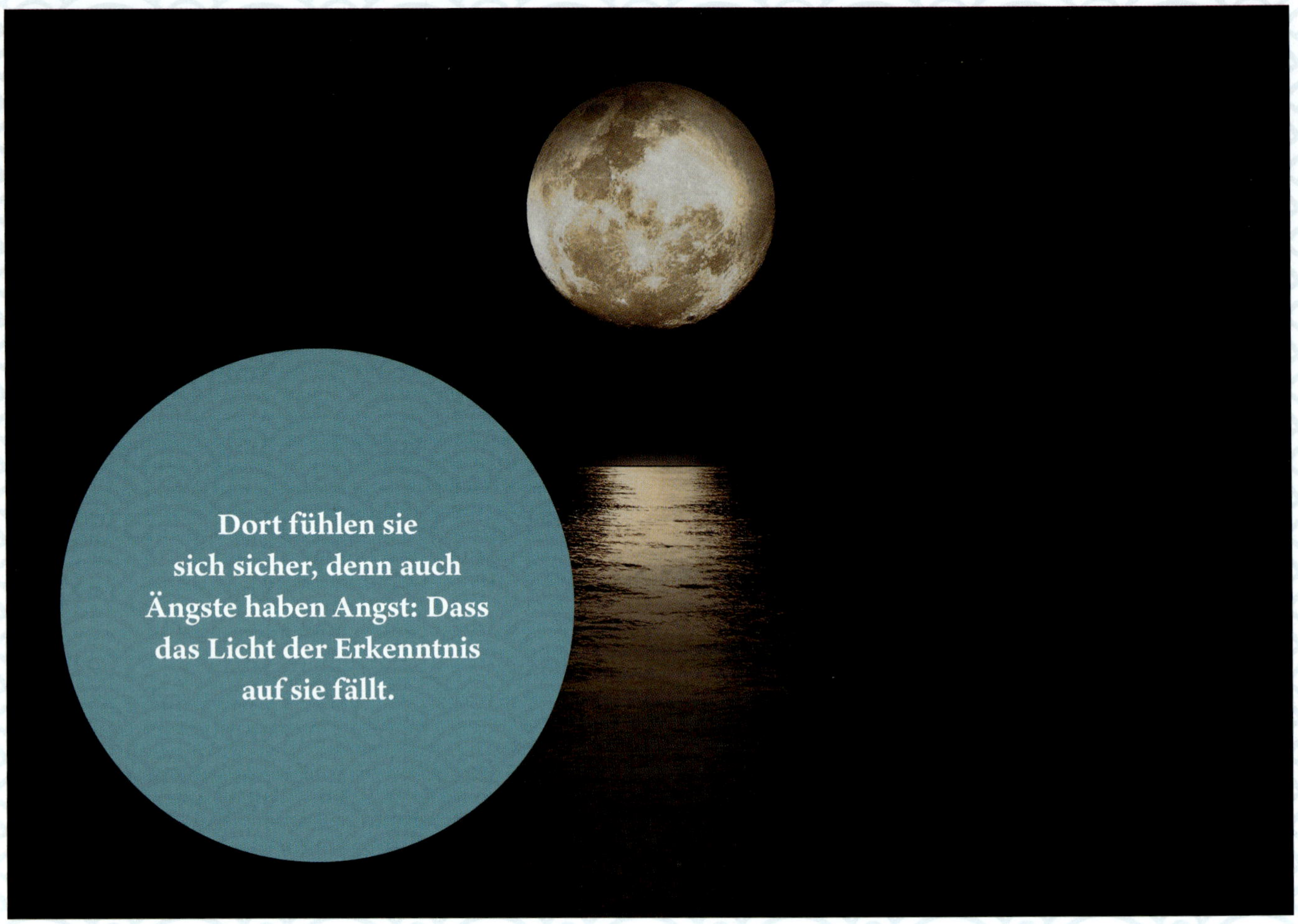

des Tages verwandelt sich in die Dunkelheit der Nacht. Schwarz und Blau sind ein ungleiches, aber kaum zu trennendes Paar, wie Angst und Vertrauen ein ungleiches, aber kaum zu trennendes Paar sind. Wir brauchen beides: Ein bisschen Vorsicht schützt vor blindem Vertrauen. Ein bisschen Vertrauen schützt vor unnötiger Angst. Wer mit diesen an sich konträren Aspekten umgehen kann, kann sich an die jeweilige Situation anpassen und diese selbst regulieren. Wer sich selbst regulieren kann, kann selber machen und wer selber machen kann, hat Eigenmacht. Das Wasser-Element gilt daher auch als das Element der Macht: Macht durch bewusste Kontrolle. Wer sich schwarz kleidet, möchte dadurch eine gewisse Souveränität zum Ausdruck bringen. Schwarz ist elegant. Schwarz ist edel. Schwarz ist überlegen.

Überlegen ist auch, wer das schwarze und das blaue Gold kontrolliert. Schwarz, das sind die Energiespeicher, auf denen unsere jetzige Kultur aufbaut: Kohle und Erdöl. Blau, das ist das Lebenselixier Wasser. Ohne Energiespeicher und Lebenselixier wird es schnell einmal eng. Krisengefahr. Aber das passt zum Wasser-Element. Es hat einfach eine Vorliebe für das Existentielle.

Energie Der Farben Schwarz / Blau:
Macht, Souveränität
Verborgenheit, Enge
Vertrauen, Weite
Tiefgang, Souveränität

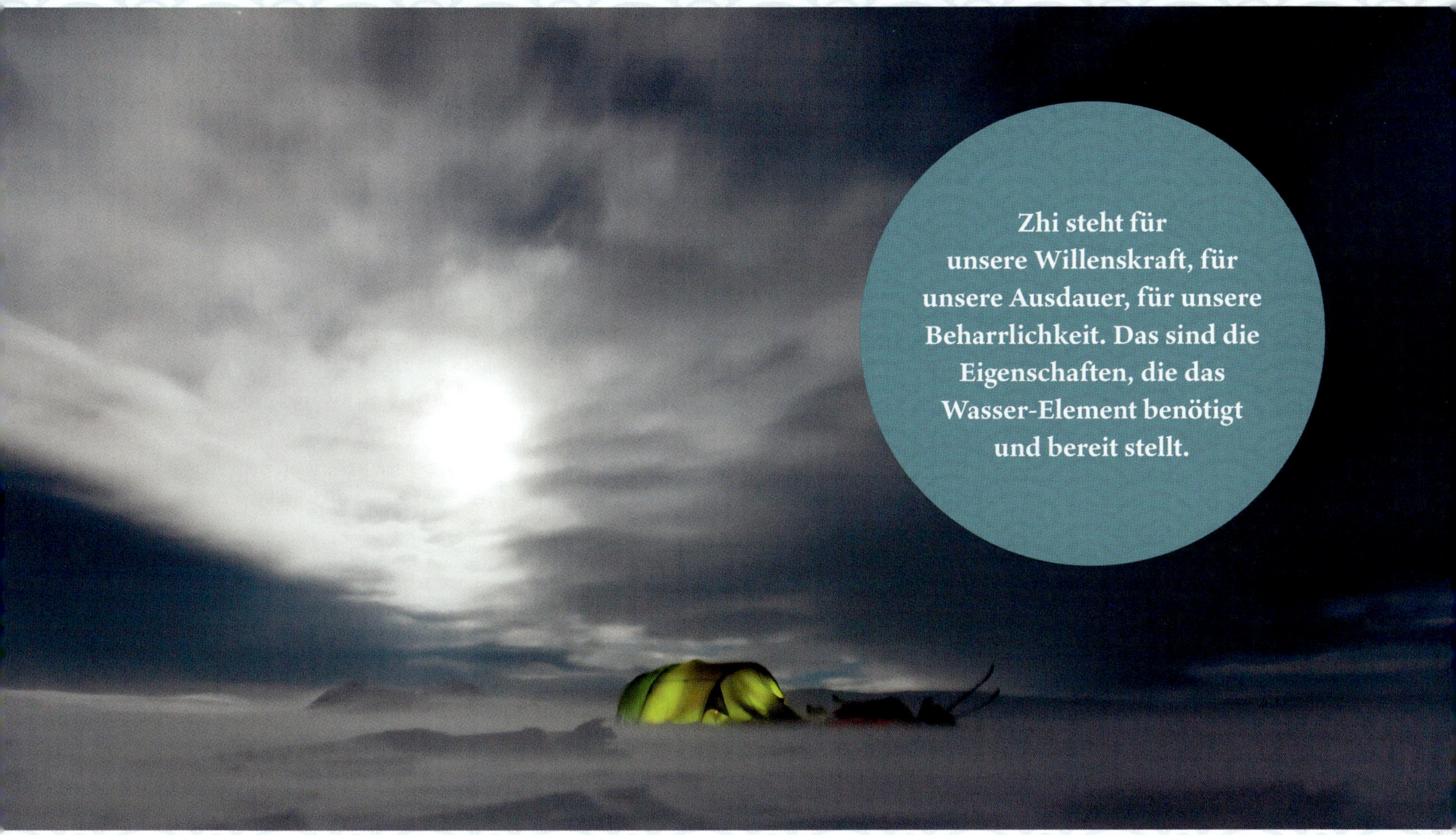

DER ELEMENTAR-GEIST ZHI

Zhi steht für unsere Willenskraft, für unsere Ausdauer, für unsere Beharrlichkeit. Das sind die Eigenschaften, die das Wasser-Element benötigt und bereitstellt. Begegnen wir Phasen des Wasser-Elements in unserem Leben, dann werden wir herausgefordert und geprüft, mal mehr, mal weniger, aber nie derart, dass wir nicht eine gute Portion Zhi benötigen würden, um diese zu meistern. Der Winter zum Beispiel: Fordert der nicht mehr Willenskraft von uns als jede andere Jahreszeit? Brauchen wir da nicht wesentlich mehr Willenskraft, um Morgen für Morgen das Bett zu verlassen? Warum sollte man denn das auch tun, wenn es nach dem Klingeln des Weckers noch mindestens zwei Stunden dunkel und vor der Tür zudem mehr als unwirtlich ist. Wir brauchen auch mehr Willenskraft, um das heimelige Zuhause wieder zu verlassen, sind wir nach einem langen Arbeitstag in dieses zurückgekehrt. Jetzt noch Joggen, Kino oder Restaurant? Nein danke. Und wer kennt das nicht: Meist so ab Mitte Jänner, da ist endgültig Schluss mit Antrieb, Action und Lebensenergie, da nagt dann eine tiefe Müdigkeit an den Knochen. Da kann man sie gar nicht mehr erwarten, die ersten warmen Tage. Um sich über die verbleibende Restzeit zu retten, braucht es definitiv mehr Willenskraft, als zum Beispiel für den Übergang von August auf September.

Während im Sommer die Leichtigkeit des Seins zum sich gehenlassen einlädt, braucht der Winter Zhi. Wer raus will, muss was wollen. Das Wasser-Element braucht Ziele. Das Wasser-Element symbolisiert existentielle Lebensphasen. Dazu zählen auch und vor allem Krisen. Schwere Lebenskrisen, ausgelöst durch was auch immer. Durch Unfälle, Krankheiten, einen Bankrott, eine nicht zu verdauende Scheidung. Das sind ja alles keine Situationen, die nach zwei Tagen gegessen sind. Nistet sich das Wasser-Element in unserem Leben ein, dann tut es das mit Wasser-Energie, mit Beharrlichkeit und Ausdauer. Um da

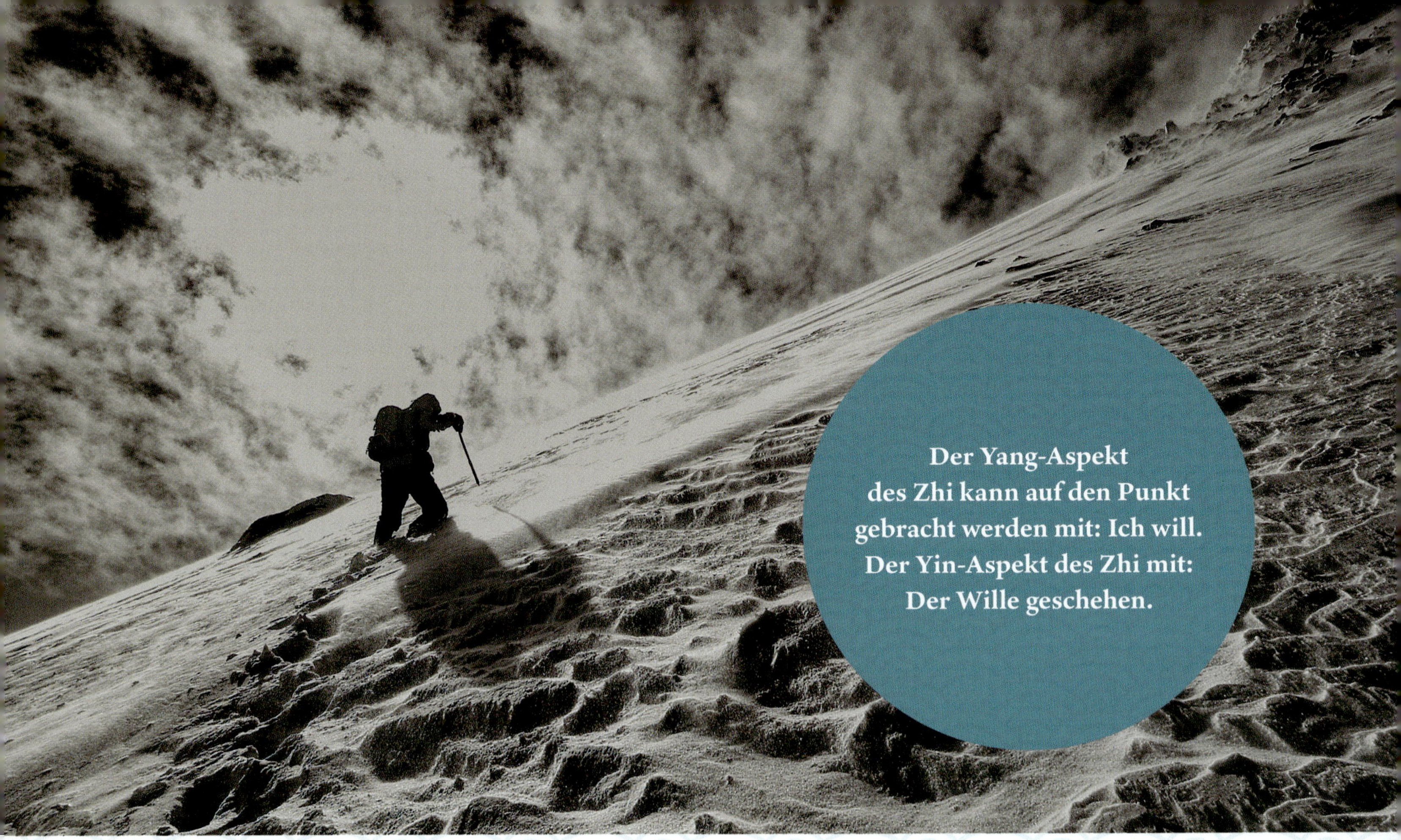

Der Yang-Aspekt des Zhi kann auf den Punkt gebracht werden mit: Ich will. Der Yin-Aspekt des Zhi mit: Der Wille geschehen.

durchzutauchen, braucht man Muskeln im Hulk-Format, vor allem im Kopf. Oder besser: In den Nieren, da wohnt er nämlich, der Elementargeist des Wasser-Elements.

Das ist ein interessanter Wohnort. In der TCM kontrollieren die Nieren das, was im Englischen „balls" und im Spanischen „cojones" genannt wird. Wir sprechen von den Eiern. Die müssen aus Stahl sein, geht es um Anliegen des Wasser-Elements. Das ist allerdings nur ein Aspekt der Geschichte. Der andere: Im chinesischen Schriftzeichen für Zhi ist auch das Herz enthalten. Das Herz stellt die Basis, aus dem Entwicklung und Fortschreiten stattfinden sollen. Ohne der wärmenden Kraft des Feuers wird der Wille rasch einmal kalt und hart wie Eis. An dem zerbricht dann nicht nur die Umwelt, sondern man oft selbst. Diesem Willen fehlen Flexibilität und Anpassungsfähigkeit, aber auch Konstanz, alles Qualitäten, die fließendem Wasser zuzuschreiben sind. So sollte sich der Zhi verhalten: Fließend. Dann ist er nicht mehr aufzuhalten. Hat es sich Wasser einmal vorgenommen, in den Ozean einzutauchen, dann tut es das. Da können die Berge an gefrorenem Eis nur neidvoll zusehen und warten. Zhi kann also zu rigide sein. Das ist nicht gut. Der Zhi kann sich aber auch zerstreuen, wie ein Bach, dem das Bachbett ausgeht, der sich hoffnungslos in der Umgebung verliert. Dann kriegt man gar nichts auf die Reihe. Das Bachbett hat eine wichtige Funktion: Es bündelt die Kraft des Wassers. Das Bachbett des Nachdenkens steuert den Willen. In der TCM sagt man: Das Erd-Element kontrolliert das Wasser-Element. Yi - das Denken - kontrolliert die Willenskraft. Das stimmt primär für den Yang-Aspekt des Zhi.

Der Yang-Aspekt des Zhi kann auf den Punkt gebracht werden mit: Ich will. Der Yin-Aspekt des Zhi mit: Der Wille geschehe. Der Yang-Aspekt geht von einem Subjekt aus, das sein / ihr Objekt unbedingt haben will, will, will. Alles dreht sich um das Ich, um dessen Wünsche, dessen Ziele, dessen Begierden. Das kann jemanden weit bringen. Das muss aber nicht immer fruchtbar sein. Weil der vom Elementargeist der Erde angepeitschte Zhi im Endeffekt nur in Übereinstimmung mit dem Ego handelt und die Bedürfnisse und Eigenheiten der Umgebung meist wenig bis gar nicht berücksichtigt. Bildet sich der Yang-Zhi ein, im Winter blühen zu müssen, dann tut er das auch. Koste es was es wolle. Das kostet vor allem: Ressourcen. Das

Der Auftrag des Yin-Aspekts des Willens ist es, die tiefste ihm zugängliche Bestimmung zum Ausdruck zu bringen. Das kann der Auftrag der Seele sein.

ist nicht die Grundidee von Zhi. Sagen wir so: Der Yang-Aspekt ist ein brauchbares Werkzeug. Eingesetzt sollte es jedoch vom Yin-Zhi werden. Der Auftrag des Yin-Aspekts des Willens ist es, die tiefste ihm zugängliche Bestimmung zum Ausdruck zu bringen. Das kann der Auftrag der Seele sein. Oder der Auftrag einer höheren Ordnung, wie auch immer man sie nennen möchte, ob Tao, Göttin, Gott oder Schicksal. Was es dazu braucht? Die Kernqualität des Wasser-Elements: Zurück zum Ursprung, eine Verbindung mit den Wurzeln seines Selbst, die Energie muss sich im Innersten sammeln können.

Die Impulse des Yin-Willens folgen allerdings nicht immer einer klar erkennbaren Logik, wie das beim zweck- und ergebnisorientierten Yang-Willen der Fall ist. Der Yin-Wille klopft gerne mit irrationellen Botschaften an unsere Tür. Er lässt uns spüren, dass etwas zu tun ist, auch wenn das, was zu tun ist, im krassen Gegensatz zum gerade vor den Sinnesorganen ablaufenden Leben zu stehen scheint. Den gut bezahlten Job aufgeben zum Beispiel. Oder wegen der Liebe ans andere Ende der Welt ziehen und neu beginnen. Oder endlich mit der Faust auf den Tisch hauen und die Wahrheit sagen. Der Sinn und die Zusammenhänge derartiger Aktionen erschließen sich oft erst im Nachhinein. Trotzdem: Der Yin-Wille weiß intuitiv, dass derartige Entscheidungen im Sinne des großen Ganzen sind. Ein gut integrierter Zhi setzt den Yang-Willen bewusst ein. Dazu braucht es Mut und Vertrauen. Mut und Vertrauen: Zwei weitere Eigenschaften des Wasser-Elements, ohne die beide Willenskomponenten so effektiv vorankommen würden wie ein Auto auf zwei Rädern.

Im Idealfall schaut es so aus: Zhi erzeugt einen Sog. Er verführt, er lockt, so dass ihm zu folgen leicht und spielerisch erscheint. Er macht uns Ziele schmackhaft, wo der Weg zum Ziel und jeder Schritt zum Erfolg wird. Er lässt uns wachsen. Das Tun bringt Energie. Das ist wichtig, weil das Thema Wasser-Element ein Thema der Bewahrung von Ressourcen ist. Das Wasser-Element speichert unsere wertvollste Lebensenergie. Am leichtesten verschwenden wir diese, wenn wir Tag für Tag mit Handbremse durch das Leben fahren und das noch dazu mit Höchstgeschwindigkeit. Wie es im Zeitalter 2.0 nun einmal üblich geworden ist. Das macht mürbe und müde. Ein schwer belastender Rucksack eines permanenten Muss lastet schwer auf dem Rücken. Zhi als Pusher. Zhi als Treter. Ich. Muss. Ich. Muss. Kein Wunder, dass sich eine kollektive Zhi-Müdigkeit breit macht, gemeinhin Burn Out genannt. Die wichtigste Zhi Frage überhaupt bleibt jedoch auf der Strecke: „Was will ich?" Sich dieser Frage zu stellen erfordert Mut und Vertrauen. Weil diese Frage Angst machen und handfeste Lebenskrisen heraufbeschwören kann. Es ist die Aufgabe des Zhi, die Suppe des Lebens ausreichend zu würzen. Versalzen soll er sie jedoch nicht.

Im Idealfall schaut es so aus: Zhi erzeugt einen Sog. Er verführt, er lockt, so dass ihm zu folgen leicht und spielerisch erscheint.

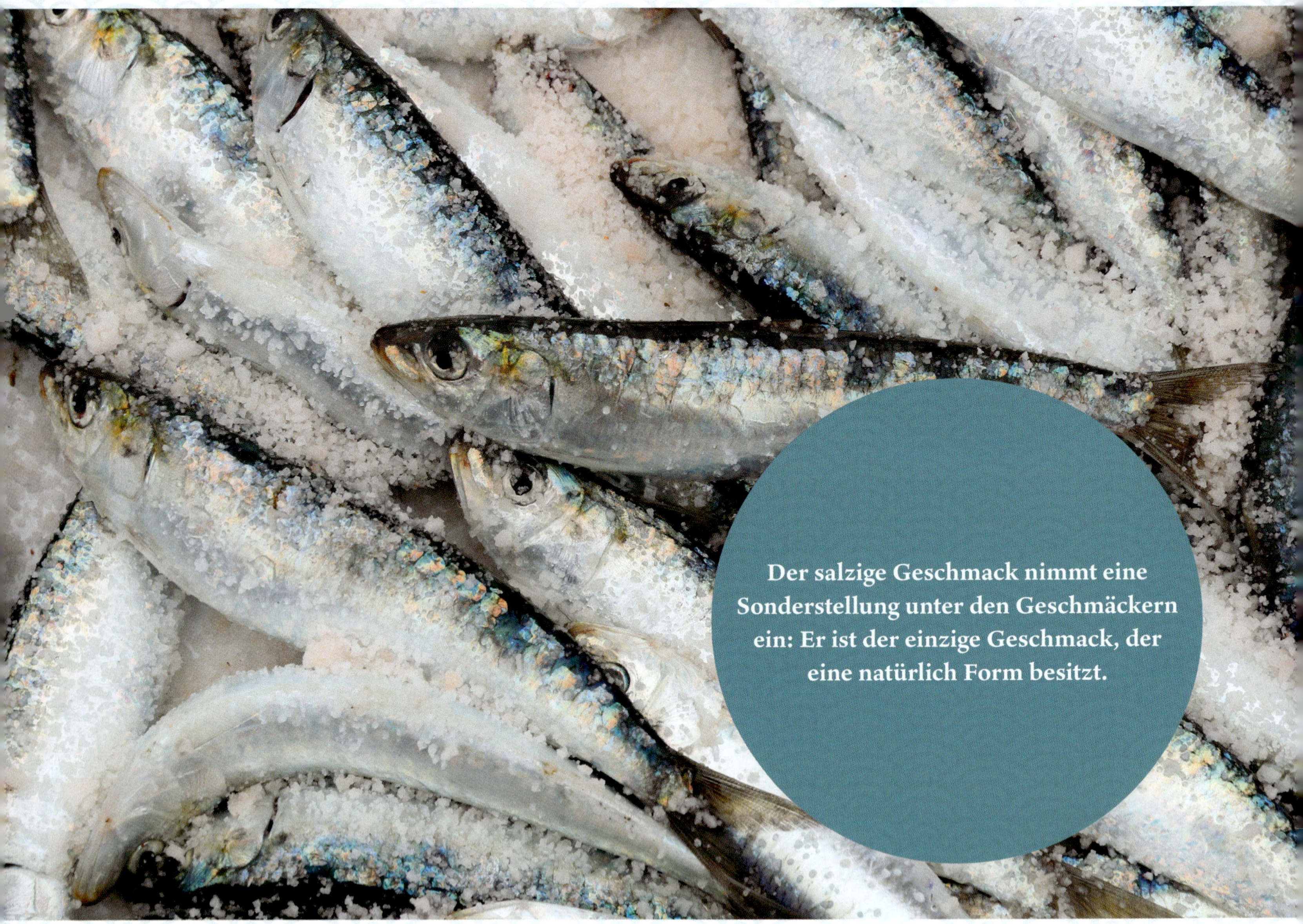

DER SALZIGE GESCHMACK

Der salzige Geschmack nimmt eine Sonderstellung unter den Geschmäckern ein: Er ist der einzige Geschmack, der eine natürliche Form besitzt. Alle anderen Geschmäcker existieren nicht als eigenständige Substanz. Bitteres und Scharfes findet sich zwar in einer Vielzahl von Lebensmitteln, aber es gibt weder Bitter- noch Scharfminen, wo man Bitteres oder Scharfes abbauen könnte, um den extrahierten Rest in einen schicken Bitter- oder Scharfstreuer zu geben. Süß kann man zwar streuen, in Form von Zucker, aber auch dieser wächst nicht einfach so in der Natur heran, sondern ist das Ergebnis eines teils komplexen Aufbereitungsprozesses unterschiedlichster Ausgangsprodukte, von Zuckerrohr bis Zuckerrübe. Selbst Honig ist ein von Bienen hergestelltes Produkt. Was gibt's sonst noch? Sauer, ja. Sauer schmeckt vieles, aber nichts für sich alleine, im Sinne von: Nun servieren wir das Saure. Salz hingegen, das kann stolz sein Haupt in die Höhe recken und verkünden: Hier bin ich. Ich schmecke salzig. Ich bin salzig. Ich bin Salz. Rein und für sich stehend. Abgesehen von diesem Alleinstellungsmerkmal hat Salz als Botschafter des Wasser-Elements einen äußerst existentiellen Beigeschmack: Wir brauchen es zum Überleben.

Nicht ohne Grund sprechen wir vom Salz des Lebens, vom weißen Gold, das früher so wertvoll war, dass es vielen Städten Reichtum brachte.

Nicht ohne Grund sprechen wir vom Salz des Lebens, vom weißen Gold, das früher so wertvoll war, dass es vielen Städten Reichtum brachte. Salzgewinnung. Salzstraßen. Salzhandel. Sogar der Lohn wurde in der Hochblüte der Salzmetropolen in Form von Salz ausbezahlt. Der Begriff Salär erinnert noch daran, wie auch, dass etwas gesalzen teuer sein kann, wenn wir es uns kaum leisten können. An materieller Wertigkeit hat Salz zwar stark verloren. Ein für uns Menschen lebenswichtiges Mineral ist es allemal: Ohne Salz würde unser Körper schwach und krank werden, bis hin zum Tod. Ohne Salz wären unsere Zellen nicht lebensfähig. Unsere Organe würden nicht funktionieren. Der Wasserhaushalt käme aus dem Gleichgewicht. Wir sind dem Salz verfallene Lebewesen. Wir sind salzige Lebewesen. Das schmeckt man, an den Tränen, am Schweiß: In Summe schleppen wir gut 200 Gramm Salz in unserem Körper mit, das ständig ergänzt gehört. Die generelle Empfehlung: Ein bis drei Gramm pro Tag. Die Realität: Wir nehmen ein Vielfaches davon zu uns. Weil sich Salz in den meisten Fertigprodukten als mehr oder weniger versteckte, meist jedoch üppig dosierte Beigabe findet. Auch das kann krank machen. Überall, wo Salz im Übermaß vorkommt, findet kein Leben mehr statt, ob in den Salzwüsten oder im Toten Meer. Salz hat also eine Doppelnatur. Wie das Wasser-Element für den Anfang und das Ende steht, kann auch Salz Leben geben und nehmen. Vor allem kann Salz je nach konsumierter Menge befeuchten oder trocknen. Das sind zwei der wesentlichsten Eigenschaften des salzigen Geschmacks in der TCM.

> Ohne Salz würde unser Körper schwach und krank werden, bis hin zum Tod. Ohne Salz wären unsere Zellen nicht lebensfähig. Unsere Organe würden nicht funktionieren.

Wie das Wasser-Element für den Anfang und das Ende steht, kann auch Salz Leben geben und nehmen.

Genießt man eine Speise, bei der in der Zubereitung nicht nur eine Prise, sondern ein Berg an Verliebtheit mit im Spiel war, sprich Salz ohne Ende, dann merkt man sofort, wie sich dies auswirkt: Man wird durstig. Man hat das Gefühl auszutrocknen. Man muss trinken. Salz zieht Wasser. Der Fachausdruck: Salz hat eine hygroskopische Wirkung. Daher eignet sich Salz als Konservierungsmittel. Durch einsalzen und Wasserentzug können Lebensmittel haltbar(er) gemacht werden. In unserem Körper passiert bei einem Übermaß an Salz dasselbe: Ein Zuviel entzieht uns Wasser, das wir durch die Ausscheidung verlieren, bis wir einem Stück Trockenfleisch gleichen. Ausgedörrt. Mumifiziert. Das führt zur zweiten unangenehmen Auswirkung von regelmäßigem Salzexzess: Verhärtungen können sich bilden. Körper und Geist können versteifen. Wie ein Stück Holz, das durch den Entzug von Feuchtigkeit seine Flexibilität einbüßt, das hart und spröde, aber auch leichter entflammbar wird. Der Gesamtzustand im System: Angespannt. So auch das Leitungssystem: Es steht unter Hochdruck. Das Blut dickt durch den Wasserentzug ein, sagt die TCM. Es fließt nicht mehr so frei. Es muss mit erhöhter Anstrengung durch die Gefäße gepumpt werden. Bluthochdruck und Herz-Kreislauf-Probleme können die Folge sein. Damit es nicht soweit kommt, suchen wir, sollten wir uns versalzen haben, instinktiv nach einem Ausgleich. Wir finden diesen bevorzugt in süßen Lebensmitteln, die in der TCM eine befeuchtende Wirkung haben. Oder wir greifen zu Alkohol, der eine energiebewegende Qualität besitzt. Das ist der Sinn von Salzgebäck in Bars. Das ist der Grund für Rotwein zum

Salz hat eine hygroskopische Wirkung. Daher eignet sich Salz als Konservierungsmittel. Durch einsalzen und Wasserentzug können Lebensmittel haltbar(er) gemacht werden.

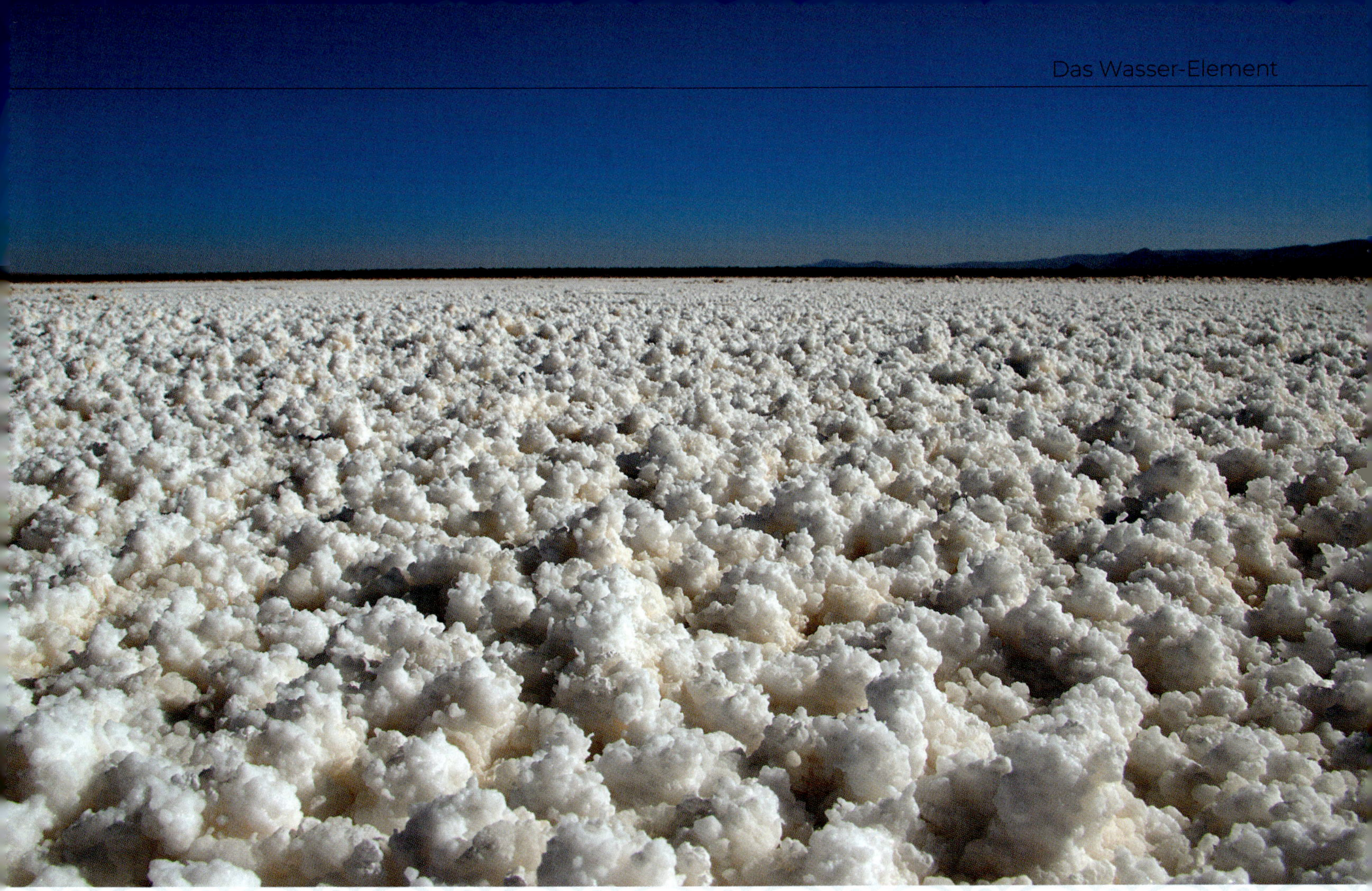

Käse. Auch der Schnaps als Grande Finale eines üppigen Menüs geht in diese Richtung. Wer den Kampf gegen Süßes und Berauschendes aufnehmen möchte, sollte den Hebel daher auch beim Salz ansetzen. Sonst wird der Weg ein schwerer, wenn nicht gar ein unmöglicher.

In angepasstem Maße eingesetzt, hat Salz jedoch eine aufweichende Wirkung, die wir in der Zeit des Wasser-Elements gut gebrauchen können und zwar nicht nur, um die Straßen von Eis und Schnee zu befreien. Was auf den Straßen funktioniert, funktioniert auch innerhalb unseres Systems, wo Blutgefäße, Nervenstränge oder Meridiane nichts anderes sind als Transportwege, um Information, Boten- und Nährstoffe sowie Abfallprodukte hin- und her zu transportieren. Kommt dieser Verkehr zum Erliegen, gibt es Stau. Dieser Stau kann sich in Form von Flüssigkeitsansammlungen, Schleim, Verhärtungen, hohem Muskeltonus, aber auch in Form von Knoten oder Tumoren zeigen. Hochwertiges Salz richtig eingesetzt kann unsere inneren Straßen zum Tauen und den Verkehr zum Fließen bringen. In vielen asiatischen Ländern werden die sowohl salzigen als auch dem Wasser-Element zugeordneten Meeresalgen als Prophylaxe oder zur Behandlung von Krebserkrankungen eingesetzt. Davon können wir lernen. Es kann ruhig mehr von diesem gesunden Meeresgemüse am Speiseplan stehen. Überhaupt: Was die Kunst des Salzens betrifft, lohnt es sich, einen Blick in den Osten zu werfen. Denn es ist ein Unterschied zwischen Räucherspeck und Miso, zwischen Hartkäse und Sojasoße. Unsere Traditionsküche salzt mit dem Vorschlaghammer. Die asiatische Traditionsküche salzt mit

In angepasstem Maße eingesetzt, hat Salz jedoch eine aufweichende Wirkung, die wir in der Zeit des Wasser-Elements gut gebrauchen können...

Was auf den Straßen funktioniert, funktioniert auch innerhalb unseres Systems, wo Blutgefäße, Nervenstränge oder Meridiane nichts anderes sind als Transportwege.

dem Skalpell. Wir verbinden Salz primär mit tierischem Fett und Eiweiß. Das fördert die Tendenz in Richtung Stagnation. Vor allem auch: Weil diese Speisen ungleich mehr Salz vertragen. Die Menge macht's. Wer zum Übersalzen neigt, sollte sich von Tierprodukten fernhalten, vor allem von Würsten und Hartkäsen aller Art.

Aber zurück zum Winter: In dieser Zeit sind wir besonders anfällig für einen Stau innerhalb unseres Systems, weil sich durch den Mangel an Licht der Stoffwechsel runter schraubt und es wesentlich schwerer ist, sich für Bewegung jeglicher Art aufzuraffen, wenn mehr oder weniger wirklich alle Signale der Natur auf Schlafen stehen. Gegen die Gefahr einer Sofainduzierten Generalversulzung von Körper, Geist und Seele hilft ein weiterer Effekt des salzigen Geschmacks: Dessen reinigende Kraft. In vielen Kulturen wurde und wird diese Qualität rituell eingesetzt, um zum Beispiel durch das Verstreuen von Salz einen Platz, einen Raum oder ein Gebäude zu reinigen. Durch das Werfen von Salz über die Schulter kann man sich sogar vom dort gerne sitzenden Teufel befreien. Nun zum Körper: Ein großer Klassiker, da extrem wirkungsvoll, ist die Spülung der Nase mit einer Salzlösung oder das Inhalieren von Salzwasser bei verstopften oder verschleimten Nasengängen oder Atemwegen. Innerlich ergibt sich der reinigende Effekt des Salzes durch seine absenkende Wirkung. Salziges fördert auf milde Art den Wasserfluss, also die Ausscheidung und Entgiftung über den Urin. Konzentriert angewandt und in Kombination mit einer weiteren absenkenden Geschmacksrichtung kann Salz sogar verhärtete Stuhlknoten und chronische Verstopfung beseitigen: Wir sprechen vom Bittersalz, einem hervorragenden Mittel zur Darmreinigung.

Das generelle Einsatzgebiet von Salz in der TCM ist jedoch der Aufbau von Yin. Neben seiner absenkenden, reinigenden und aufweichenden Wirkung, sind salzige Lebensmittel vorwiegend kühlend bis kalt sowie leicht befeuchtend, mit einer zusammenziehenden Bewegung. Ein bisschen kühl, ein bisschen feucht, das liebt das Yin, das durch den kontrahierenden Effekt gleich bewahrt wird. Das muss allerdings zum Typus passen. Das Yin muss wirklich fehlen. Sonst wird mit dem salzigen Geschmack zwar befeuchtet und bewahrt. Das Resultat sind jedoch Aufgedunsenheit und Wasseransammlungen, vor allem Ödeme an den Schlüsselzonen des Wasser-Elements wie den Sprunggelenken oder dem Knie.

Fazit: Die Wirkung des salzigen Geschmacks ist vielseitig. Der Einsatz sollte zielgerichtet und behutsam erfolgen. Der Grat zwischen heilsam und unheilsam ist bei einem so kraftvollen Mittel wie Salz äußerst schmal.

Wirkungsweise des salzigen Geschmacks
aufweichend
befeuchtend (in kleinen Mengen)
trocknend (in großen Mengen)
abführend
reinigend
Yin aufbauend
leitet Energie nach innen und nach unten

Indikationen salziger Geschmack
Verhärtungen und Knoten
Muskelverspannungen
Verstopfung
leichte Trockenheit, Yin Mangel

Kontraindikationen salziger Geschmack
starke Feuchtigkeitszustände (Ödeme)
starke Trockenheitszustände
Bluthochdruck
Herz-Kreislauf-Probleme

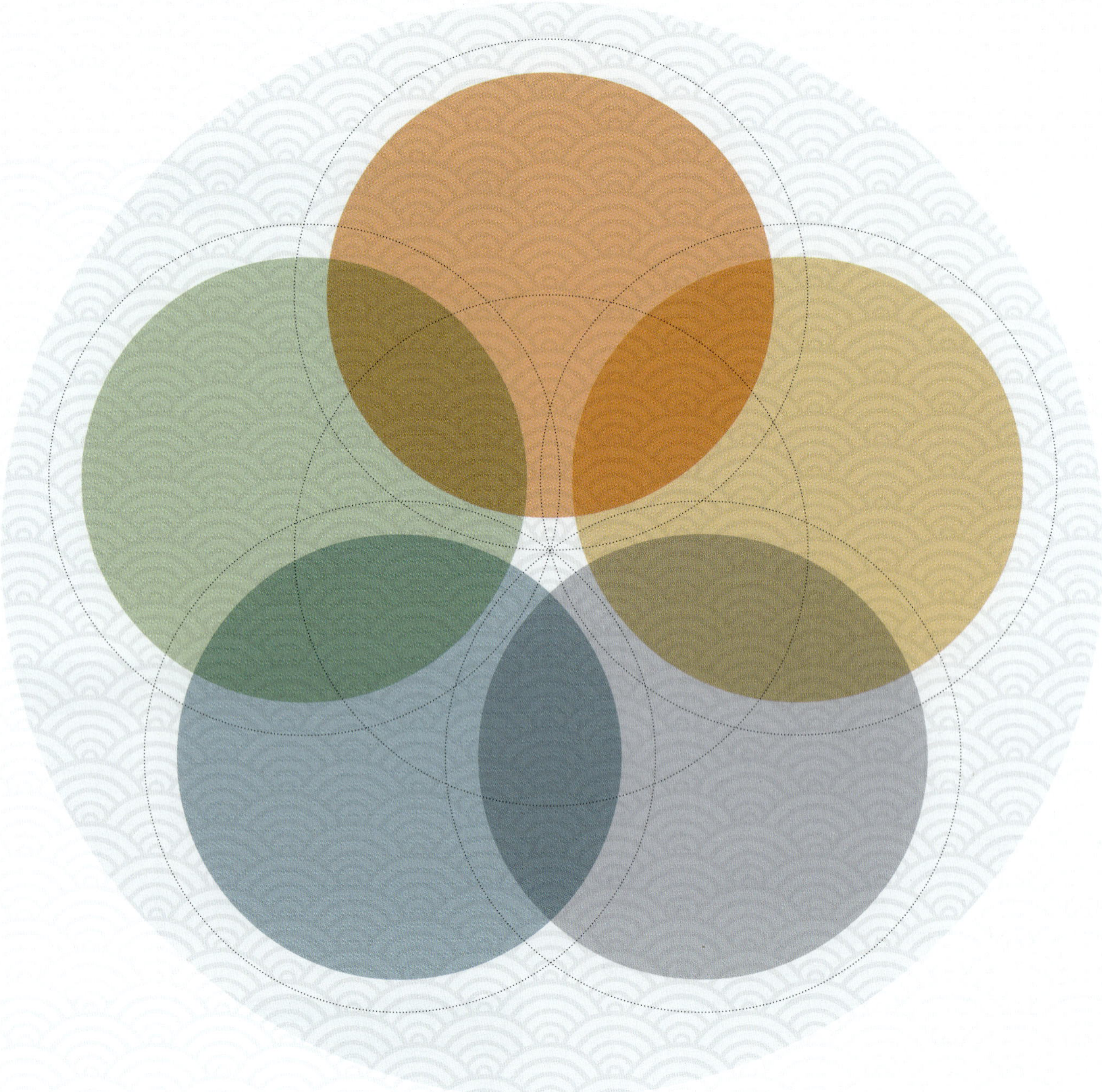

DIE ZYKLEN DER ELEMENTE

Alle Bauern wissen Bescheid: Ein guter Winter ist Voraussetzung für einen guten Frühling. Es braucht eine Phase der Regeneration, damit sich die Natur mit voller Kraft entfalten kann. Wasser ernährt Holz. Und je deutlicher sich der Frühling ausleben hat können, desto bunter und vielfältiger wird sich der Sommer gestalten: Die Natur hat sich optimal entwickelt und zeigt ihre Blüten. Holz ernährt Feuer. In den Wu Xing spricht man vom Ernährungszyklus. Ein Element ernährt das jeweils folgende. Der Ernährungszyklus wird Sheng-Zyklus genannt. Man spricht auch vom Mutter-Kind Zyklus: Eine Mutter ernährt ihr Kind.

Holz nährt Feuer.
Feuer nährt Erde.
Erde nährt Metall.
Metall nährt Wasser.
Wasser nährt Holz.

Es kann natürlich auch sein, dass ein Kind seine Mutter zu sehr strapaziert. Dass es die Mutter auslaugt. Die Mutter wird dann müde und erschöpft. Wie Pflanzen, die zu intensiv wachsen und dadurch den Boden auslaugen können. Wie ein Sommer mit großer Hitze und wenig Niederschlag die in der Holz-Phase des Jahres gewachsenen Pflanzen verdorren kann. Man spricht hier vom Erschöpfungszyklus oder Cheng-Zyklus.

Holz saugt Wasser auf.
Feuer verbrennt Holz.
Erde erstickt Feuer.
Metall zieht Mineralien aus der Erde.
Wasser korrodiert Metall.

Und dann gibt es Kinder, die brauchen etwas mehr Autorität, um ihre Lebenskraft gezielt zu kanalisieren. Ab und an braucht es einfach auch Kontrolle. Wie ein Garten, wo man mit der Gartenschere eingreift, um Wildwuchs einzudämmen. Diese Aufgabe übernimmt der Kontrollzyklus, auch Ke-Zyklus genannt. Hier spricht die TCM von der Großmutter-Enkel Beziehung.

Holz kontrolliert Erde.
Feuer kontrolliert Metall.
Erde kontrolliert Wasser.
Metall kontrolliert Holz.
Wasser kontrolliert Feuer.

Natürlich ist es nicht auszuschließen - und teilweise sogar wichtig - dass sich Kinder gegen Autoritäten auflehnen. Solche Reibereien können jedoch auch verletzen. Das bringt der Verletzungs- oder Auflehnungszyklus zum Ausdruck, der Wu-Zyklus.

Holz macht Metall stumpf.
Feuer verdampft Wasser.
Erde erstickt Holz.
Metall nimmt Hitze (Feuer) auf.
Wasser weicht Erde auf.

WEITERE PUBLIKATIONEN VON MIKE MANDL IM BACOPA VERLAG

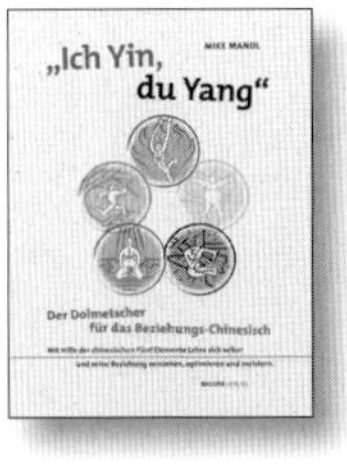

Mandl Mike

Ich Yin, du Yang –
Der Dolmetscher für das Beziehungschinesisch

8. Auflage, 288 Seiten, Abb., Lesebändchen, geb.
Flexoeinband

ISBN: 9783901618888 **€ 14,80**

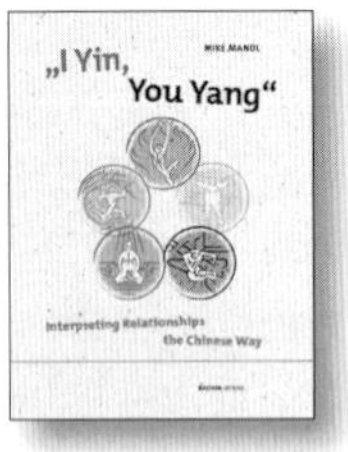

Mandl Mike

I Yin, You Yang:
Interpreting Relationships the Chinese Way

250 pages, Softcover

ISBN: 9783903071377 **€ 14,80**

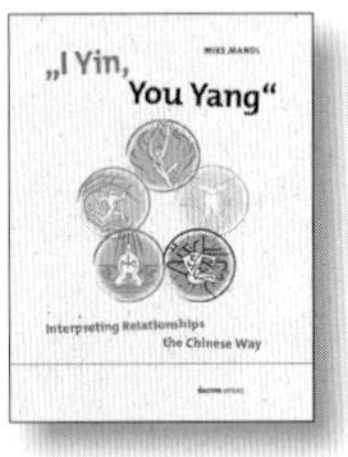

Mandl Mike

I Yin, You Yang:
Interpreting Relationships the Chinese Way
ePUB

250 pages, ePUB

ISBN: 9783903071605 12,99

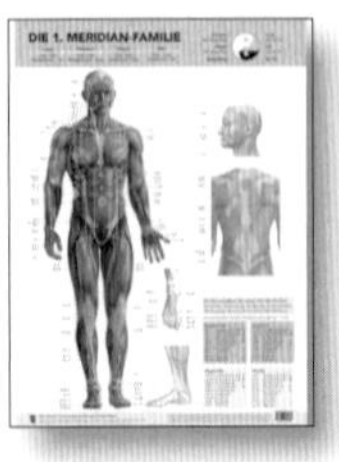

Mandl Mike

Die 1. Meridian-Familie von Mike Mandl.

Lunge, Dickdarm, Magen, Milz

A3 Lehr- und Lerntafel, vierfarbig, ca. 29,7 x 42cm

ISBN: 9783903071889 12,00

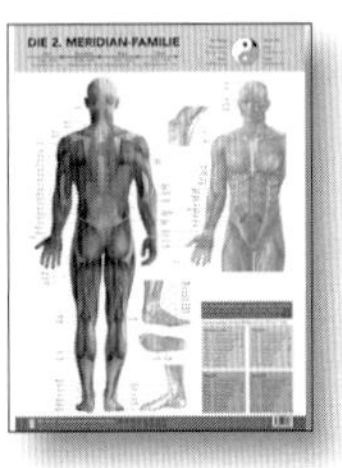

Mandl Mike

Die 2. Meridian-Familie von Mike Mandl.

Herz, Dünndarm, Blase, Niere

A3 Lehr- und Lerntafel, vierfarbig, ca. 29,7 x 42cm

ISBN: 9783903071896 **€ 12,00**

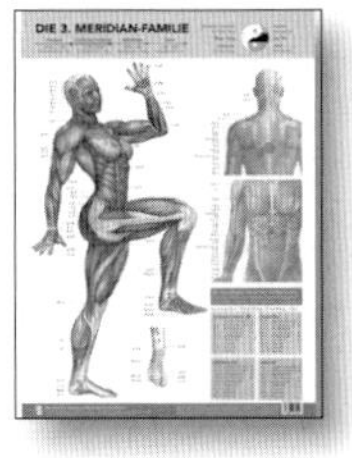

Mandl Mike

Die 3. Meridian-Familie von Mike Mandl.

Perikard, Dreifach-Erwärmer, Gallenblase, Leber

A3 Lehr- und Lerntafel, vierfarbig, ca. 29,7 x 42cm

ISBN: 9783903071902 **€ 12,00**

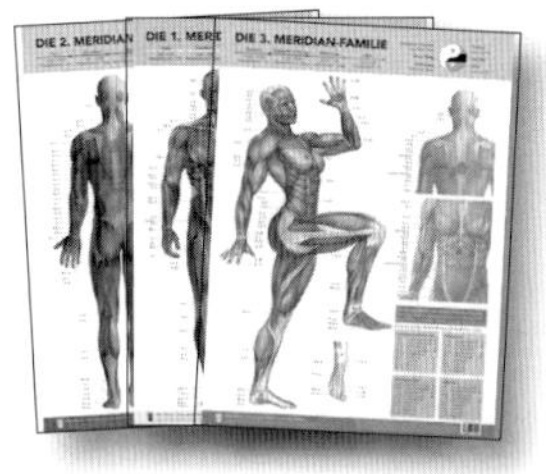

Mandl Mike

Die drei Meridian-Familien von Mike Mandl im Set

Drei A3 Lehr- und Lerntafeln, vierfarbig,
ca. 29,7 x 42cm

ISBN: 9783903071919 **€ 29,00**

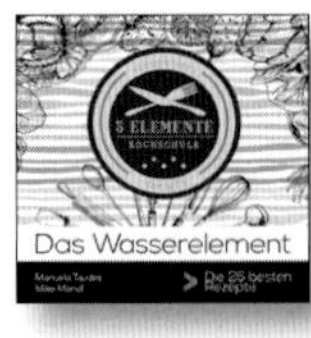

Taudes Manuela / Mandl Mike

Das Wasserelement. 5 Elemente Kochschule.

Die 25 besten Rezepte

76 Seiten, Format: 14,8 x 14,8cm, Fotos, brosch.

ISBN: 9783903071537 **€ 6,90**

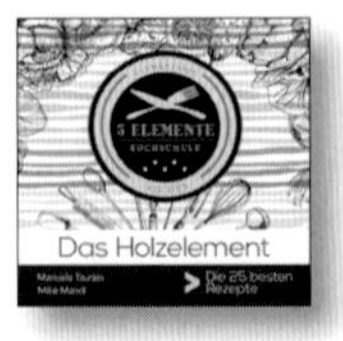

Mandl Mike/Taudes Manuela

Das Holzelement. 5 Elemente Kochschule.

Die 25 besten Rezepte

76 Seiten, Format: 14,8 x 14,8cm, Fotos, brosch.

ISBN: 9783903071735 **€ 6,90**

Alle Titel können direkt beim BACOPA Verlag unter versand@bacopa.at
oder in jeder gut sortierten Buchhandlung bestellt werden